筋伤手法治疗术

田纪钧 著

U0235636

人民卫生出版社

图书在版编目（CIP）数据

筋伤手法治疗术 / 田纪钧著. —北京：人民卫生出版社，2018
ISBN 978-7-117-26225-5

Ⅰ. ①筋⋯　Ⅱ. ①田⋯　Ⅲ. ①筋膜疾病－治疗
Ⅳ. ①R686.305

中国版本图书馆 CIP 数据核字（2018）第 064284 号

人卫智网	www.ipmph.com	医学教育、学术、考试、健康， 购书智慧智能综合服务平台
人卫官网	www.pmph.com	人卫官方资讯发布平台

筋伤手法治疗术

著　　者： 田纪钧
出版发行： 人民卫生出版社（中继线 010-59780011）
地　　址： 北京市朝阳区潘家园南里 19 号
邮　　编： 100021
E - mail： pmph @ pmph.com
购书热线： 010-59787592　010-59787584　010-65264830
印　　刷： 河北新华第一印刷有限责任公司
经　　销： 新华书店
开　　本： 710×1000　1/16　**印张：** 18
字　　数： 284 千字
版　　次： 2018 年 5 月第 1 版　2023 年 1 月第 1 版第 5 次印刷
标准书号： ISBN 978-7-117-26225-5/R·26226
定　　价： 45.00 元

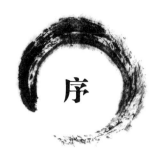

序

　　中医骨伤科手法治疗源远流长，是中医学的重要组成部分。在历代传承、发展中形成了众多流派，他们各具特色，至今仍在临床治疗方面发挥着举足轻重的作用。但是，随着社会的发展和科技的进步，尤其是国外手法治疗的快速发展，中医骨伤科手法治疗面临着严峻挑战，如何在传统特色和现代优势中找到结合点，形成现代中医骨伤科手法治疗的理论和技术，是我们面临的艰巨任务。

　　田纪钧先生师承刘道信、成业田二位中医骨伤科手法治疗名家，是少林派伤科的传承人。多年来，念念不忘骨伤泰斗尚天裕教授对他"在繁忙的诊疗工作之余，勤读笔耕"的期望，不停地对骨伤科手法进行临床实践和理论探索。在20世纪80年代开始研讨"错骨缝"学说，于1987年出版《错骨缝的诊断与治疗》；继而发掘"筋出槽"理论，于2007年出版《错骨缝与筋出槽治疗术》；最近又探索现代中医骨伤科手法治疗，即将出版的《筋伤手法治疗术》就是田纪钧先生的最新研究成果。该书以生物力学、解剖学和软组织外科学诠释传统理论为主线，以肌肉损伤、常见疾病的传统方法治疗为重点，研讨软组织损伤的手法治疗。理念前瞻、思路独到、术式精巧、疗效可靠，对探索传统和现代的契合点作了非常有益的尝试。《筋伤手法治疗术》一书值得一读，也希望涉足探索这个领域的同道愈来愈多。

　　田纪钧先生几十年坚持对手法治疗软组织损伤进行研究，对临床新的知识增长点有敏锐的捕捉能力，对传统的学说和技能又持之以恒地加以传承，为这一学科的发展作出了积极的贡献。我赞赏他的精神，钦佩他的工作，有幸先睹他的新作，付梓之际以微言为序。

董福慧

中国中医科学院

2017年8月

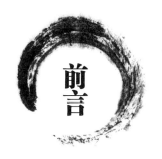

前言

中医作为中国传统文化的重要组成部分，在历经数千年的发展中，形成了自己独特的传承模式。最典型的有家传、自学、师承、继承班、工作室团队、学校教育，以及目前方兴未艾的"互联网＋四众（众创、众包、众扶、众筹）"中医传承传播新模式。

"读经典、跟名师、做临床"被称为是青年中医学习之路。作者从师承教育起步，先得刘道信、成业田恩师分别口传心授传统中医骨伤和筋伤诊疗技术，继而得鹿焕文、陈正光师兄分别把手而教，背经典和读解剖，后又得骨伤科泰斗尚天裕教授悉心指导中西医结合骨伤诊疗技术，并55年坚持临床、写作不辍，可说是实践了这一学习之路，也说明这是一条正确的路。但，这也是一条艰辛的路，需要不忘初心的定力、忍力、持力，需要"学如逆水行舟，不进则退"的数十年如一日，坚信水滴石穿，天道酬勤，功到自然成。

深深地感恩教导过我的老师，尤其是一如既往、至今仍鼎力帮助和支持我的董福慧教授、孙树椿教授，以及人民卫生出版社的编辑。没有他们，就不可能有《筋伤手法治疗术》这本书的出版。对董福慧教授为本书赐序，更是致以特别的感谢！

在本书写作的过程中，参考、借鉴或引用了多部著作的思路、方法或内容，谨向作者致以诚挚的敬意和衷心的感谢。

写作是一项充满遗憾的工作，本书瑕疵、不足、谬误之处定不可免，敬请专家和读者不吝赐教，以使本书更加严谨、完善和实用。

田纪钧

2017年8月24日

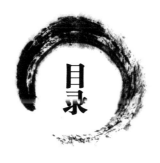

目录

第一章　概　　论

第一节　传统中医对筋的阐释

传统中医手法治疗的精华和独特的魅力，在于接骨、上骱、治筋和药物，加上从上骱中衍生出的"错骨缝"和从治筋中衍生出的"筋出槽"，使得这一传统疗法历经数千年而不衰，至科技发达的今天，仍能在临床中占有一席之地。

"筋"，相当于现代医学所称的软组织，传统中医是怎样认识的呢？

一、筋的概念

筋的概念广泛，有狭义和广义之分。

"筋者，肉之力也"（《说文解字》），筋，就是能够产生力量的肌肉。筋这个字，从竹、从力、从月肉旁。从竹，竹者节也，说明为筋之物有竹节样的外形变化；从力，力者，效能也，说明为筋之物在竹节样外形变化的同时，可以产生力量；从月肉旁，月者，肉也，说明为筋之物是肉性组织。在人体中，可随人的意志伸缩变形、产生力量并有牵拉肢体产生相应活动的组织，非骨骼肌莫属。所以，狭义的筋，是指骨骼肌；而广义的筋，则是指包括皮肤、皮下组织、肌筋膜、肌肉、肌腱、韧带、滑膜、关节囊、椎间盘、软骨、神经、血管等一切软组织的总称。

传统中医学中，还从筋衍生出以下诸种更细化的筋：

尽筋——又称作"筋纽"，是指肌末端的腱。

膜筋——指片状的肌肉，或包绕在肌肉外层的筋膜。

宗筋——宗，总也。一指诸筋总汇的粗大处，即多条大筋汇聚而形象高突、刚劲有力的肌肉；另是指髋腹腰背之大筋，如腹直肌、髂腰肌、竖脊肌。

束骨筋——关节囊。

大筋——分布于手足项背，直行而粗大的肌肉。

小筋——又称柔筋，是分布于胸腹头面的横行、细小、质柔的肌肉。

维筋——维者，网维，是维系网络之筋，多指腱膜。

二、十二经筋

在传统中医经络学中，有十二筋膜和十二经筋之分。中医内科和针灸科侧重经脉，而中医骨伤科则非常重视经筋，如强调"盖一身之骨体既非一致，而十二经筋之罗列序属又各不相同"（《医宗金鉴》），"十二经之脉，所以决死生，处百病，调虚实，不可不通。十二经之筋，虽不能察阴阳，理诸病，究于各部关节，有所系属，岂可置而不闻乎？"（《伤科汇纂》）

十二经筋，是十二经脉之气结聚散落于肌肉关节的体系，是十二经脉的外周连属部分。其主要作用为联结筋肉、骨骼，利于关节屈伸活动，保持人体正常的运动功能。其分布特点是联属于十二经脉，循行走向都是从四肢末端走向头身，行于体表，不入内脏，结聚于关节骨骼部（图1–1～图～12）。

经络学中的经筋范围，与骨骼肌的分布相近；它们循行皮下肉外的"分肉之间"，正是浅筋膜和深筋膜的间隙；而手足三阴三阳十二经筋的径路，也就是人体的十二条力线。

由于十二经筋的分布规律，是软组织损伤诊断和治疗的重要依据，它与现代解剖学异途同殊的结合，是软组织损伤手法治疗的核心。十二经筋的分布规律见表1–1：

表1–1　十二经筋的分布规律

经　筋	起	行	止	结　合
手三阳	手指	循臑外上行	角（头部）	在头部与足三阳结合；在肩、肘、腕、髋、膝、踝、颈、臀等关节或筋肉丰厚处与邻近其他经相联结

续表

经 筋	起	行	止	结 合
手三阴	手指	循臑内上行	贲（胸部）	在胸部与足三阴结合；在肩、肘、腕、髋、膝、踝、颈、臀等关节或筋肉丰厚处与邻近其他经相联结
足三阳	足趾	循股外上行	颀（音奎，面部）	在面部与手三阳结合；在肩、肘、腕、髋、膝、踝、颈、臀等关节或筋肉丰厚处与邻近其他经相联结
足三阴	足趾	循股内上行	阴器（腹部）	在腹部与手三阴结合；在肩、肘、腕、髋、膝、踝、颈、臀等关节或筋肉丰厚处与邻近其他经相联结；足厥阴经筋总络诸经

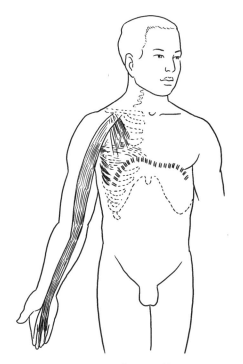

图1-1 手厥阴经筋

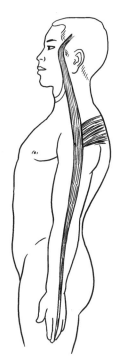

图1-2 手少阳经筋

3

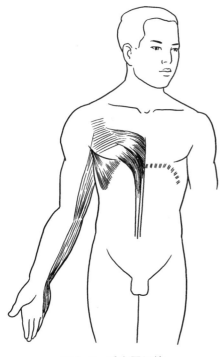

图1-3　手少阴经筋

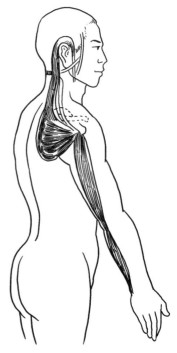

图1-4　手太阳经筋

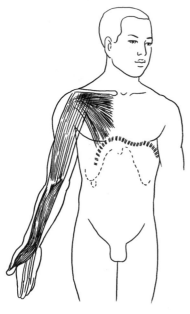

图1-5　手太阴经筋

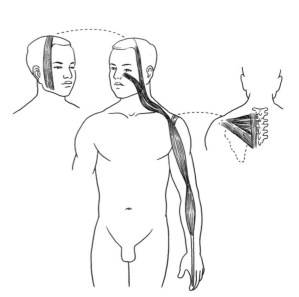

图1-6　手阳明经筋

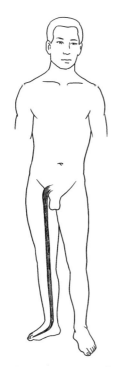

图1-7 足厥阴经筋

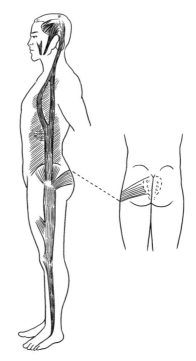

图1-8 足少阳经筋

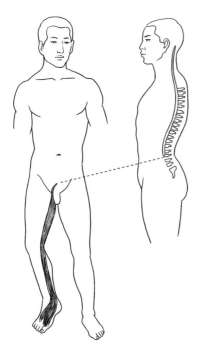

图1-9 足少阴经筋

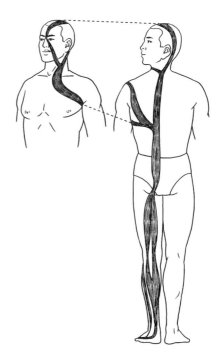

图1-10 足太阳经筋

5

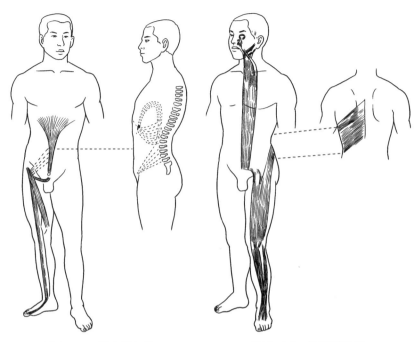

图1-11 足太阴经筋   图1-12 足阳明经筋

西方医学从西医的视角出发，研究人体肌肉和力线的关系，结果大大出乎我们的意料，竟然和中医经络有很多类似的地方。

据《解剖列车》一书称，肌筋膜经线与中医学中的经络，"有相当高度的对应性"（表1-2）。

表1-2 肌筋膜经线、缩写及相当高度对应性的经络

缩 写	肌筋膜经线	相应经络	备 注
SBL	浅背线	足太阳膀胱经	二者高度对应（Peter Dorshel博士）
SFL	浅前线	足阳明胃经	二者高度对应（Peter Dorshel博士）
LL	侧线	足少阳胆经	二者高度对应（Peter Dorshel博士）
SFAL	浅前臂线	手厥阴心包经	二者间有相当高度的对应性（Peter Dorshel博士）
DFAL	深前臂线	手太阴肺经	二者间有相当高度的对应性（Peter Dorshel博士）
SBAL	浅背臂线	手少阳三焦经	二者间有相当高度的对应性（Peter Dorshel博士）

缩 写	肌筋膜经线	相应经络	备 注
DDAL	深背臂线	手太阳小肠经	二者间有相当高度的对应性（Peter Dorshel 博士）
DFL	深前线	足厥阴肝经	深前线对应肝经，虽然腿内侧线和肾经似乎也有许多共通点，但和深前线同样终止于内侧足弓
ASL	前旋线	足阳明胃经	旋线系列类似胃经和膀胱经的组合，但一致性是延伸部分。另一方面，旋线并非"寄生"于与前、背、侧线共用的肌肉和筋膜，因此它可能并非此经线之延伸，应该也是由其他经线分出的（Peter Dorshel 博士）
PSL	后旋线	足太阳膀胱经	同上
FFL	前功能线		功能线延伸上臂线，跨过躯干的表面延伸到对侧骨盆和下肢（或从下肢向上到骨盆并跨越对侧肋廓、肩膀和手臂，因为我们的经线走向两侧的）。这些路线称做"功能"线，因为它们像其他的路线一样，鲜少可以对站立姿势的调控发挥作用。它们主要是在肢体借对侧互补力量而稳定、平衡的状况下执行功能
BFL	背功能线		同上

第二节　传统中医对筋伤的阐释

"今之正骨科，即古跌打损伤之证也"（《医宗金鉴》），在传统中医骨伤经典著作中，骨折、脱骱整复手法和固定方法，以及药物治疗的内容占据了大量篇幅，而筋伤即软组织损伤的内容相对少得多，现将有关重要经文摘录诠释如下。

一、有关病因病机的经文摘录诠释

1. "帝曰：愿闻人之五脏卒痛，何气使然？岐伯对曰：经脉流行不止，环周不休，寒气入经而稽迟，客于脉外则血少，客于脉中则气不通，故卒然而

痛。"(《素问·举痛论篇》)

举，列举、讨论之意。本篇主要讨论多种疼痛发生的原因、机制、基本特征、诊断方法等内容。故名"举痛论"。

黄帝说：我想听听人体的五脏突然作痛，是什么邪气造成的呢？人体经脉中的气血流行不止，如环无端，如果寒邪侵入了经脉，则经脉气血的循行迟滞，凝涩而不畅行，故寒邪侵袭于经脉内外，使经脉凝涩而血少，脉气留止不通，所以突然作痛。

首先，此段问答是说五脏突然作痛的病因病机，为何在谈到肢节疼痛时也被广泛引用呢？从内容看，叙述的是痹痛发生的原因和病理变化，痹即闭，风、寒、湿三气杂至合而为痹。所以，痹痛根据所痹部位不同，素有风痹、寒痹、湿痹、热痹、皮痹、肉痹、筋痹、骨痹、脉痹、内脏痹等多种，所以简约地以内脏痹中的五脏痛提问，其实也涵盖了其他诸种痹痛。

其次，寒邪侵袭于脉内和脉外也是不同的概念：客于脉内，则气滞血瘀、脉涩不通，而不通则痛，治宜以通止痛；客于脉外，则气虚血少、组织失养，而不荣则痛，治宜和营止痛。

这就是对痛证内因的定性和用药物内治的原则。

2. "风寒湿气，客于外分肉之间，迫切而为沫，沫得寒则聚，聚则排分肉而分裂也，分裂则痛……"(《灵枢·周痹》)

本段是说风、寒、湿三气侵入皮肤肌肉之间，将皮肤肌肉之间的津液压迫为涎沫，涎沫受寒后凝聚不散，进而就会排挤肌肉与皮肤之间使它分裂，分裂就会发生疼痛……

下面结合解剖学与病理学诠释其中的核心概念。

（1）"分肉之间"与深、浅筋膜之间的间隙："分肉之间"是指皮下肉外的皮肤与肌肉之间的部分，按解剖层次应包含皮下脂肪、浅筋膜、深筋膜和从它们形成的间隙中通过的神经、血管等组织，神经血管束行于浅筋膜内，而其主干在深筋膜内。

从解剖学和生物力学观点分析，各种因素引起的筋膜间室内压力增高，如炎性渗出、肌肉痉挛或筋膜挛缩，这种压力在引起肌肉发生缺血性痉挛之前就对各种神经末梢产生了病理刺激，筋膜表面张力的增高和筋膜间室内压的增高均可对分布于其表面或穿过其间的皮神经产生牵拉或压迫，致密的深筋膜表面形成一个封闭的系统，好像充满了水或空气的气球，各种感觉神经纤维的末梢分布在这个气球的表面，当气球内的气体或液体增多，压力加大时，气球的体积增大，表面张力也随之增大，分布在其表面的神经纤维末梢也被动受拉，产生各种疼痛及感觉异常。

近年经络学研究发现，十四条经脉还得不到解剖学的验证，但这些轨迹均可在人体皮下找到相应的组织间隙，从此组织间隙的走行也可以看到其大部分是与动脉、静脉、淋巴管和神经组织伴行的。而经络是一种存在于组织间质当中的、具有低流阻性质的、能够运行组织液、化学物质和物理量的多孔介质通道，基本位于皮下组织，主要位于脂肪层与肌肉层的结合部。

可以认为，发生在深、浅经膜之间间隙的病理改变，是由于炎性渗出、肌肉痉挛或筋膜挛缩等病理因素致使间隙内压力增高，影响经络功能和牵拉压迫动脉、静脉、淋巴管、神经而出现临床症状的。而"排分肉而分裂"的病理改变，是涎沫受寒后凝聚不散所致的高压影响经筋功能出现临床症状的。

可见，"分肉之间"与深、浅经膜之间的间隙，是中西医异途同殊对人体解剖部位的理解。

（2）"客于脉外"与"血少"：寒气"客于脉外"即"风寒湿气，客于外分肉之间"；"血少"是"迫切而为沫，沫得寒则聚，聚则排分肉而分裂"压迫经脉，致使经脉中血流量减少或流速减慢而为。

（3）"迫切而为沫"与炎性渗出："迫切而为沫"，即将分肉之间的津液压迫为涎沫，随着津液外渗而伴有致痛物质析出，产生充血和渗出的病理过程。经筋损伤后，即会并发气血不通，津液外渗，致痛物质析出和相应病理反应，虽然古今用词不同，但反映的客观事实和原理是相通的。

可见，"迫切而为沫"与炎性渗出，是中西医异途同殊对损伤病理改变的理解。

综上所述，与痛证内因相比，痛证外因的一种病理改变是：外伤或风、寒、湿三气客于"分肉之间"，导致"迫切而为沫，沫得寒则聚，聚则排分肉而分裂也，分裂则痛"，而非"寒气入经而稽迟，客于脉中则气不通，故卒然而痛"的痛证内因机制。

3. "一经上实下虚而不通者，此必有横络盛加于大经之上，令之不通。视而泻之，此所谓解结也。"（《灵枢·刺节真邪》）

这是说如果某一经脉出现了上实下虚而经气不通的现象，则必定有横络的壅盛之气加之于正经，才使得经气不得通畅。治疗时应找出横络，施行泻法，这就是所谓的解结的方法。

下面结合解剖学与病理学诠释其中的核心概念：

（1）病因：西医取向的理解是，过度使用、不良姿势及不正确的活动等超过习惯负荷，致使软组织动态平衡失调，是造成肌肉短缩的原因。中医取向的理解是，"阴阳平衡"失调。

（2）病理：西医取向的理解是，超过习惯负荷的肌肉，工作所诱发的延迟性收缩结构蛋白的解聚或降解优势（简称降解优势），导致了收缩结构的改变或解体，是造成肌肉短缩和压痛，以及硬结的病理改变。中医取向的理解是，"病在筋，筋挛节痛，不可以行，名曰筋痹"，"一经上实下虚而不通者，此必有横络盛加于大经之上，令之不通"。有一些横络是激痛点，而另一些则是由其他病变所致的压痛点。肌筋膜激痛点学说，强调骨骼肌系统失能而致的肌肉短缩是致痛原因的研究，拓宽了学术界对致痛原因的认识，给很多自然疗法增加了理论依据。

（3）中医与西医的认识对比：在以往中医手法治疗疼痛病症中，也强调肌肉挛缩是重要的病理因素，已重视到与"激痛点"近似的"横络"改变，并有中医经筋理论的依据及较规范的治疗方法和满意的疗效。但没有用肌筋膜疼痛学说予以阐释。

从两种不同哲学观和学术观的西医和中医研究的结果进行比对，异途同殊的结论是："激痛点"与"横络"关系密切，有一些横络就是激痛点（但不是全部）。

4. "夫跌打损伤，气血不流行"（《跌损妙方》），"凡遇击扑，气血壅塞，营卫乃滞"（《伤科汇纂》），"损伤之证，肿痛者乃淤滞凝结作痛也。"（《医宗金鉴》）

损伤的主要病机是气滞血瘀。《跌损妙方》一书，是现存最早的伤科少林派著作，是伤科少林学术流派的代表作。该书以经络穴位为诊疗依据，偏重手法，推崇"血头行走穴道"和"因时取穴论治"，开创"循穴治伤"和"按穴论治"的先河。与《正体类要》形成了中医伤科史上两大学术流派。

5．"凡跌打损伤坠堕之证，恶血留内，则不分何经，皆以肝为主。盖肝主血也，故败血凝滞，从其所属，必归于肝。"（《医宗金鉴》）

本书更加具体说明了气滞血瘀主要在肝经。

6．"手足久损，举动不能，损后伤风湿，支节挛缩，遂成偏废，劳伤筋骨，肩背疼痛"，"或劳役所损，肩背四肢疼痛，损伤中风，手足痿痹，不能举动，筋骨乖张，筋缩不伸。"（《仙授理伤续断秘方》）

这是说损伤后反复疼痛和肢节活动不遂的病因病机是瘀邪未尽，复感风寒湿邪形成痹证所致。

二、有关临床表现与诊断的经文诠释

1．"如伤筋者，寒则拘紧，热则纵弛，在手足所过之处，则支转筋而痛，在背则反折，在胸则息贲，在目宽则不开，紧则不合，在口急则牙闭，纵则颊脱，在舌非强则卷，在阴非挺则缩，在肩则不能举，在膝则膝不能屈伸，皆筋之病也，亦不可不明。况跌打损伤，有筋强筋歪、筋断筋走、筋翻筋粗、筋纵筋挛等症，乃伤科之当务也。"（《伤科汇纂》）

本段概括说明各部位伤筋的主要临床表现，以及筋受伤的力学、形态学和解剖位置的变化。此外，也从侧面强调了经筋的重要性，因为经筋肢节病的主要临床表现是"支，转筋痛"，而手太阴肺经筋的内脏病就是息贲症。

2．"筋之弛、纵、卷、挛、翻、转、离、合，虽在肉里，以手扪之，自悉其情。"（《医宗金鉴》）

本段从另外一个角度说明筋受伤后的力学、形态学和解剖位置的变化。此外，也强调了触诊的重要性。

3．"……必先切循其下之六经，视其虚实，及大络之血结而不通，及虚而脉陷空者……"（《灵枢·周痹》）

由于经脉"著藏于经筋之中"，"伏行分肉之间"，而"一经上实下虚而不通者，此必有横络盛加于大经之上，令之不通"。所以诊断时应沿经筋径路寻找横络（压痛、硬结）和上实（硬胀、浮起）以及下虚（松软、陷下）的异常改变情况，以资判断。

三、有关治疗的经文诠释

1. "夫手法者,谓以两手安置所伤之筋骨,使仍复于旧也。但伤有轻重,而手法各有所宜。其痊可之迟速,及遗留残疾与否,皆关乎手法之所施得宜,或失宜,或未尽其法也。"(《医宗金鉴》)

本段阐述手法的定义,是运用手的技巧和方法使病变的筋骨复原。同时说明手法所施得宜、未尽其法以及失宜的截然不同的疗效,强调手法治疗的重要性。

2. "盖一身之骨体既非一致,而十二经筋之罗列序属又各不相同,故必素知其体相,识其部位,一旦临证,机触于外,巧生于内,手随心转,法从手出。"(《医宗金鉴》)

本段说明手法治疗的基础是术者必须知晓体内解剖和体表解剖,并熟知体表标志及体表投影,这样才能达到触外知内,心明手动,视证定法,灵活运用的至高境界。

3. "按之经络以通郁闭之气,摩其壅聚,以散郁结之肿。"(《医宗金鉴》)

这是说按压类手法有行气血、散瘀结"以通止痛"的治疗作用,这与现代手法通过按压产生局部压反射原理,使兴奋的周围神经抑制而缓解疼痛的治疗作用,有异曲同工之妙。

4. "或拽之离而复合,或推之就而复位,或正其斜,或完其阙,则骨之截断、碎断、斜断、筋之弛纵卷挛,翻转离合,虽在肉里,以手扪知,自悉其情。"(《医宗金鉴》)

这段说明矫正手法的生物力学基础,是运用牵拉力和按压力恢复筋骨的正常的力学、形态学和解剖学状态。

5. "法之所施,使患者不知其苦,方称为手法也。"(《医宗金鉴》)

这是中医手法治疗对微创理念的最明确阐述,也是医学史上中医较早提出微创原则的例证。以最小的生理和心理干扰,取得最佳治疗效果的微创治疗理念,是医患共同追求的目标。近年来,微创概念、微创理念、微创技术已愈来愈引起医学界的重视,其意义已绝非是小切口就是微创,而是涉及诊断、治疗及康复过程中应注重解剖结构、生理功能、心理创伤与形态审美等各个方面。

同时，微创概念也不仅仅限于手术操作和手术技术，手法治疗和其他非手术疗法，例如各种刺入体内的疗法等也同样涵盖。此外，中医骨伤处理筋骨损伤准则的"筋骨并重"，强调治筋不能伤骨、治骨要对筋尽量少损伤的合理维护，也同样体现了微创理念。

运用特定的治筋手法进行微痛甚至无痛、微创甚至无创的操作，并取得满意疗效，是软组织损伤手法治疗的最高境界。

6. "肢体损于外，则气血伤于内，营卫有所不贯，脏腑由之不和。岂可纯任手法，而不求之脉理，审其虚实，以施补泻哉。"（《正体类要》）

肢体外在损伤，实质是伤及内在的气血，使气血循行受阻不畅，继而导致脏腑功能失调。为此，治疗时不能只用手法外治，还需辨证虚实，视其宜补宜泻，用药物内治。该书以八纲辨证论治、以补法治伤而自成一派，与《跌损妙方》形成了中医伤科史上两大学术流派。该派注重内治，强调以补气血、补肝肾为主，行气活血为次，兼用外治方药，但未涉及复位与固定术。《医宗金鉴》即以本书为蓝本编撰而成，其"专从血论，须先辩或有瘀血停积，或为亡血过多，然后施以内治之法，庶不有误也。夫皮不破而肉损者，多有瘀血，破肉伤胭，每致亡血过多，二者治法不同，有瘀血宜攻利之，亡血者宜补而行之，但出血不多，亦无瘀血者，以外治之法治之。更察其所伤，上下轻重浅深之异，经络气血多少之殊，必先逐去瘀血，和荣止痛，然后调养气血，自无不效"的用药原则，一直在临床上运用。

7. "夫十二经脉者，人之所以生，病之所以成，人之所以治，病之所以起，学之所始，工之所止也。粗之所易，上之所难也。"（《灵枢·经别》）

十二经脉，与人的生存，疾病的形成，人的健康和疾病的痊愈都有着密切的关系。所以，初学医者必须从十二经脉学起，就是知识渊博的医生，也要进一步研究它。粗劣的医生觉得经脉容易掌握，而高明的医生却认为经脉难以精通。其中"人之所以治"，说明治疗也与它密切相关。

8. "帝曰：不足者补之奈何？岐伯曰：必先扪而循之，切而散之，推而按之，弹而怒之，抓而下之，通而取之，外引其门，以闭其神。"（《素问·离合真邪论篇》）

不足的虚证怎样用补法呢？首先用手抚摸穴位，然后以指按压穴位，再用指按揉穴位周围的肌肤，继而用指弹其穴位，令络脉怒张，最后左手按闭孔穴，不让正气外泄。概括起来就是在穴位上，抚摸—按压—揉周围的肌肤—弹—按。

9．"帝曰：刺微奈何？岐伯曰：按摩勿释，著针勿斥，移气于不足，神气乃得复。"（《素问·调经论篇》）

怎样刺微邪呢？按摩的时间要长一些，针刺时不要向里深推，使气移于不足之处，神气就可以平复。微邪即"神之微"，指邪气仅客于形体的肤表，尚未侵入经络，症状是患者自觉寒栗起于毫毛。此处虽说是针刺之法，手法治疗也可借鉴。

10．"按之则气血散，故按之痛止。"（《素问·举痛论篇》）

以手按揉，则气血散行，故按之疼痛停止。

11．"按之则热气至，热气至则痛止矣。"（《素问·举痛论篇》）

这是说按揉能使热气来复，热气来复则寒邪消散，故疼痛即可停止。

12．"按之则气足以温之，故快然而不痛。"（《素问·调经论篇》）

这是说按揉可以致气，使气足能温煦营血，故按揉则卫气充实，营血畅行，便觉得爽快而不疼痛了。

13．"大抵按摩法，每以开达抑遏为义。""以按摩捼捺，令百节通利，邪气得泻。"（《圣济总录》）

这是说大多数按摩法，都是以疏通和阻止为内容；用按（按、捺法）、摩（摩法）、揉搓（捼法），让骨节气血通畅、活动自如，使邪气排出。

14．"按之经络以通郁闭之气，摩其壅聚，以散郁结之肿。"（《医宗金鉴》）

这是说按压经络，有行气、活血的治疗作用；而揉摩伤处，有散瘀、消肿的治疗作用。

15．"或推之就而复位，或正其斜，或完其阙。"（《医宗金鉴》）

这是说推法可以使脱离的筋骨回复原位，也可以使偏移的筋骨回到正常位置，还可以使有缺憾的筋骨恢复完善。三者程度不同，须复位的是骨折和脱位，须正斜的是半脱位、错骨缝和筋出槽，而须完阙的则是筋伤。

第三节　治疗筋伤手法的分类及作用原理

传统手法治疗包括骨折整复、脱臼复位、筋伤和脏腑疾患治疗等内容，本书只讨论筋伤（即软组织损伤）和与筋伤有关的脊柱相关疾病的治疗，故称软组织损伤手法治疗。

中医治疗筋伤的手法，经过漫长的历史沿革，逐渐去粗存精，删繁就简，在当今科技迅猛发展的推动下，形成了既源于传统手法，又提高、升华了的，更加符合现今社会全新的现代筋伤治疗手法。

一、中医手法分类的历史沿革

秦汉时代：按、推、扪、拭、切、摩、缠、揉、跻、掣、弹等。

隋唐时代：摩、擦、推、打、椊、捺、捻、抱、按等。

金元时代：掐、揉、搓、握、摆摇、搏按、屈伸等。

明代：推、拿、点、按、揉、摩、搓、摇、滚、拍、打、击、弹、拨、运、擦、捻、抹等。

清代：摸、接、端、提、按、摩、推、拿等。

近代：按、压、点、抵、掐、顶、戳、啄、扪、摩、抚、揉、搓、划、拭、挠、推、扫、托、拿、捏、拧、挤、捻、弹、擦、揪、叩、捶、捣、劈、振、抖、捋、摇、摆、扳等。

高等医药院校教材《推拿学》：摆动类（一指禅、滚、揉），摩擦类（摩、擦、推、搓、抹），振动类（抖、振），挤压类（按、点、捏、拿、捻、踩跷），叩击类（拍、击、弹），运动关节类（摇、背、扳、拔伸）等6类23法。

二、中医现代手法的分类

中医现代手法分类的思路，是要从繁杂的手法术式名称中解脱出来，探寻实质，并以此为纲具体辐射到作用的软组织、系统以及内在的微细变化上。从生物力学的角度，应力属性是手法作用的核心，在压应力和拉应力作用下机体发生的变化是手法分类的实质。有意义的是，中国骨伤科的奠基石、我国现存最早的骨伤科专著《仙授理伤续断秘方》中，也只叙述了两种手法，即"凡捺正，要时时转动使活"，"凡拔伸，或用一人，或用二人三人，看难易如何"，捺，即"用手按"，为压应力型手法；拔伸，"拔伸即牵拉"（《推拿学》），为拉应力型手法。

（一）按应力属性分类

1. 压应力型手法　运用按压应力，产生压反射原理的手法，简称按压法。

2. 拉应力型手法　运用牵拉应力，产生拉反射原理的手法，简称牵拉法。

（二）在按应力属性分类的总纲下，可分别作用于以下软组织和系统

1. 作用于肌肉

（1）应力集中点按压：在肌肉附着点、腱腹结合部等应力集中点按压。

（2）肌纤维轴向持续牵拉：与肌纤维走行一致方向的持续牵拉。

（3）肌肉瞬间牵拉：在与肌纤维走行一致方向持续牵拉状态下的瞬间牵拉。

2. 作用于肌筋膜

（1）附着点按压：在项筋膜、胸腰筋膜和臀筋膜的起、止点按压。

（2）肌筋膜垂直持续牵拉：与肌筋膜表面垂直方向持续牵拉。

（3）肌筋膜瞬间牵拉：在与肌筋膜表面垂直方向持续牵拉状态下的瞬间牵拉。

3. 作用于神经

（1）神经径路按压：在神经径路旁压迫神经的病变软组织上按压，起解除对神经卡压作用；或在神经干上按压，起刺激神经、调节神经功能作用。

（2）神经垂直方向持续牵拉：做与神经走行垂直方向的持续牵拉。

（3）神经轴向瞬间牵拉：做与神经走行一致方向持续牵拉状态下的瞬间牵拉。

4. 作用于血管

（1）血管特定部位按压：对动脉血管的特定部位进行按压，暂时阻断血液流动，使近端血液聚集、压力增高，而远端血液减少、压力减低。当阻断片刻突然放开时，近端高压力瞬间冲向远端，起到增加血液流动、改善血液循环的

作用。传统"束悗"法，即是开创此理念的先河之术，只是在现代临床应用时需要加以改进。

（2）血管径路连续按压：沿静脉回流方向保持按压力推动。

5．作用于淋巴

（1）淋巴径路连续按压：与淋巴回流方向一致的连续按压。

（2）淋巴径路连续牵拉：与淋巴回流方向一致的连续牵拉。

6．作用于关节囊

（1）牵拉关节囊：做与加大关节间隙方向的牵拉。

（2）连续牵拉关节囊：通过连续做关节各方向被动活动牵拉关节囊。

7．作用于经络系统

（1）穴位按压：根据经络治疗学原理，在特定穴位上按压。

（2）循经按压：根据经络治疗学原理，在特定穴位上不同顺序按压。

（3）循经牵拉：根据经络治疗学原理，在经络径路上不同顺序牵拉。

8．作用于信息传递系统

（1）循径路按压：对隐性循经传感线径路上病变的软组织按压，起解除压迫作用；或在隐性循经传感线径路上按压，起良性刺激作用。

（2）循径路牵拉：在隐性循经传感线径路上牵拉，起良性刺激作用。

（三）通过神经反射弧原理按压应力起补（兴奋）和泻（抑制）作用

对脏腑来说，按压应力的强或弱，通过神经反射弧原理，可以起到相反的作用。强刺激能抑制生理功能，即泻的作用；而弱刺激能兴奋生理功能，即补的作用。概括起来见表1-3：

表1-3 补泻操作要领表

法 别	点按顺序	按 速	放 速	压 力	时 间
补	顺经络循行方向	慢	慢	弱	长
泻	逆经络循行方向	快	快	强	短
平	顺逆均可	中	中	中	中

软组织损伤的手法作用原理，可以从中医学和现代医学两个方面探讨，希冀能在二者之间搭建起沟通的平台，这无疑将有益于中、外手法治疗的交流借鉴和共同提高。

三、中医学手法治疗伤筋的作用原理

（一）调整人体的阴阳平衡

"阴阳者，天地之道也，万物之纲纪，变化之父母，生杀之本始，神明之府也。"（《素问·阴阳应象大论篇》）这是说阴阳是宇宙间的一般规律，是一切事物的纲纪，万物变化的起源，生长毁灭的根本，其中蕴含有极为博大精深的道理。

中医学将人体视为一个对立统一的有机整体，以阴阳这一古老的哲学观念概括人体内部的一切变化，如《素问·阴阳应象大论篇》："阴阳者，天地之道也，万物之纲纪，变化之父母，生杀之本始，神明之府也"，并以"阴平阳秘"来表示人体内的阴阳处于相对平衡的状态。当病邪作用于人体，正气奋起抵抗，邪正斗争的结果若破坏了阴阳的相对平衡，人体便出现一系列的病理变化。阴阳相对平衡的破坏，常称为阴阳失调，即在人体发生疾病过程中的阴阳偏盛或偏衰。手法的不同动作均有其各异的性质特点，在阴阳概念支配下可将其按相当动静的不同而区分其阴阳属性，如推、揉、抖等手法相当为动而属阳，按、点、牵等手法相对为静而属阴，通过手法的不同阴阳属性，针对疾病过程中的阴阳失调，或泻其有余，或补其不足，从而纠正病变中的阴阳不平衡，重新恢复人体的"阴平阳秘"状态，使人体处于生机活泼的健康状态。如肠蠕动亢进者，可视为"阳有余"，若在其腹部和背部等相关部位施以点、按等属阴手法，泻其"有余"而抑制其亢进现象，便可使肠胃功能活动处于阴阳平衡状态，即恢复了肠的正常蠕动功能；当肠蠕动过缓时，视为"阳不足"而施以推、揉等属阳手法，补其"不足"便可使肠恢复正常蠕动速度。又如临床上对陈伤瘀血阻滞者，多施以推、擦等阳刚手法以取效；对新伤者则多以点、按等柔和手法求功。事实说明，手法作用原理之一便是调整阴阳。

（二）调和人体的五行生克制化

五行学说是中国古哲学的观点，中医学体系在朴素的唯物观支配下，用五行学说中的悟性特征来分析研究人体组织器官间的关系，从而指导临床实践。手法作为传统医学的组成之一，一样受五行学说的影响。通过取象比类，也将手法按五行属性归类。如摩、擦等手法，作用于表皮为环行或轻微的作用力而属金；推、抖等手法，作用于血脉为直行或散闪的作用力而属火；拿、捏等手法，作用肌肉为向上或相对的作用力而属土；拨、弹等手法，作用于筋腱为深透的作用力而属木；点、按等手法，作用于骨骼为强力直下的垂直用力而属水。通过五行归类后的按摩推拿手法，本着生克制化的关系，针对疾病过程中的相乘或相侮，按"虚则补其母，实则泻其子"等治则，采用不同属性的手法进行施治，使人体各个生理功能处于正常的生克关系之中。所以，调和五行生克制化也是手法的作用原理之一。

（三）调整经络系统

经络运行全身气血、联络脏腑肢节，沟通上下内外，如里出表、通上达下，相互络属于脏腑；奇经八脉联系沟通十二正经；十二经筋、十二皮部联络筋脉皮肉，从而使人体的各个组织器官构成一个协调共济的统一整体。同时，经络的传注使气血通达全身、濡养组织器官。所以，中医学认为疾病的发生、发展及转归与经络系统密切相关。手法施治时多通过一系列特定的动作直接在体表经络循环部位进行刺激，或推或点或按或摩，在经络系统的调节下收到消除疾患的医疗效果。如因邪客足阳明胃经而引起的胃脘胀、腹泻等病症，临床上可以点揉等手法作用在阳明胃经的足三里等穴位而消除胀满、缓解腹泻。因此，调整经络系统也是手法的作用原理之一。

（四）调整人体气血

中医学所谓的"气"是指维持人体生命的最基础物质，具有对人体生命活动的推动和温煦等作用。"气"流行于人体全身，有出、入、升、降四种基本运动形式。各种手法直接作用于机体，直接影响着气的运行，从而影响了人体的生命活动。

中医学所谓的血，是构成人体和人体生命活动的基本物质之一，具有营养和滋润作用。血在脉中循行，内至脏腑，外达皮肉筋骨。血的循行正常与否，直接关系到疾病的发生与否；同时，疾病的发生也影响着血的循行。当手法直接作用于机体时自然影响血的循行。针对不同的病变而施以不同的手法，血瘀则推而活之，血溢则按而止之，等等，从而达到治疗目的。

（五）调筋整骨

跌仆损伤可致筋伤骨错，或为筋歪、筋斜，或为骨断、骨错缝；手法通过各种动作直接作用加以纠正，使筋正骨接，从而恢复正常功能。

筋络损伤后，肌肉附着点和筋膜、韧带、关节囊等受损害的软组织，可发出疼痛信号，通过神经的反射作用，使有关组织处于警觉状态，肌肉的收缩，紧张直至痉挛便是这一警觉的反应，其目的是减少肢体活动，避免对损伤部位的牵拉刺激，从而减轻疼痛。这是人体自然的保护性反应。此时，如不及时治疗，或是治疗不彻底，损伤组织可形成不同程度的粘连、纤维化或瘢痕化，以致不断的发出有害的冲动，加重疼痛、压痛和肌肉收缩紧张，继而又可在周围组织引起继发性疼痛病灶，形成恶性疼痛环。但不管是原发病灶还是继发病灶，都可刺激和压迫神经末梢及小的营养血管，造成新陈代谢障碍，进一步加重"不通则痛"的病理变化。从实际经验中得知，凡有疼痛则肌肉必紧张；凡有肌紧张则势必疼痛。它们成为互为因果的两个方面。我们的治疗目标应针对疼痛和肌紧张这两个主要环节，打破恶性循环，以利于组织的修复和恢复。临床治疗中我们看到，消除了疼痛病灶，肌紧张也就解除；如果使紧张的肌肉松弛，则疼痛和压迫也可以明显减轻或消失，同时有利于病灶修复。

推拿是解除肌肉紧张、痉挛的有效方法，因为推拿不但可直接放松肌肉，并能解除引起肌紧张的原因，即既可治标又可治本，做到标本兼治。

推拿直接放松肌肉的机制有三个方面：一是加强局部循环，使局部组织温度升高；二是在适当的刺激作用下，提高了局部组织的痛阈；三是将紧张或痉挛的肌肉充分拉长，从而解除其紧张痉挛，以消除疼痛。充分拉长紧张痉挛肌肉的方法是强迫伸展有关的关节，牵拉紧张痉挛的肌束使之放松。例如：腓肠肌痉挛，可充分背屈踝关节；腰背肌群痉挛，可大幅度旋转腰椎关节或做与肌纤维方向垂直的横向弹拨，对于有些通过上法仍不能使之放松的患者，则可先令其关节处于屈曲位，在肌肉放松的位置进行操作。以腓肠肌痉挛为例：可先充分背伸踝关节，然后自上而下用力推、扳、按、揉腓肠肌的后侧。其他均可根据同理类推。上面两种方法，前者是直接牵拉肌肉，后者是先放后拉，目的都是为了让肌组织从紧张状态下解放出来，达到舒筋活络的目的。

推拿可以消除导致肌紧张的病因，其机制有三个方面：一是加强损伤组织的循环，促进损伤组织的修复；二是在加强循环的基础上，促进因紧张而引起的血肿、水肿的吸收；三是对软组织有粘连者，则可帮助松解粘连。在治疗中抓住原发性压痛点是关键。《灵枢·经筋》中就有"以痛为俞"的记载。一般损伤后的压痛部位可有肌纤维断裂、韧带剥离、软骨挫伤等病理变化，也可有因损伤而致的创伤性炎症所造成的软组织粘连、纤维化、瘢痕化等病理变化。推拿通过各种手法，给以恰当的治疗，这些病理变化大部分都能治愈。大多数压痛点是损伤的部位，也是推拿治疗的关键部位。因此，压痛点的寻找要认真仔细，力求定位准确，不要被大范围的扩散痛和传导痛所迷惑。一般来说，最敏感的压痛点在筋膜、肌肉的起止点，两肌交界或相互交错的部位，这是因为筋膜处分布的神经末梢比较丰富，肌肉起止点和交界、交叉部分则因所受应力大，长期摩擦容易发生损伤。通过对压痛点的治疗，消除了肌紧张的病理基础，为恢复肢体的正常功能创造了良好的条件。

舒筋通络可使紧张痉挛的肌肉放松，气血得以畅通，因此可以说是松则通，通则不痛。

必须说明：这里讲的"松"是建立在对损伤的病因病理及组织结构有充分认识基础上的，这与盲目地"松松筋骨"不可同日而语。对推拿医生来说，要行之有据，操之有理，一举一动恰到好处，方为上工。

综上所述，可以看出，中医学关于手法的作用原理不外乎调整阴阳、调和五行制化、调整经络系统、调整气血、调整筋骨等。毕竟，作为中医学体系的组成部分之按摩推拿手法，只能从临床角度，在朴素唯物的整体观下去认识其作用原理。

四、现代医学手法治疗软组织损伤的作用原理

（一）压应力手法的作用机制

局部压反射原理，又称"安－舒二氏定律"（Arrant Rudolf-School Sego）。是指通过按压力使局部兴奋的周围神经抑制，从而提高痛阈值，痛感减轻，紧缩的肌肉松弛，并有利损伤的修复。

（二）牵力型手法的作用机制

主要是产生腱反射器兴奋，使紧缩的肌肉松弛和产生吸吮，使椎间盘髓核向心性流动，缩小突出，恢复肌纤维的正常平行排列及肌肉正常的舒缩功能。

（三）神经调节

手法动作作用在人体时便产生相应的各种刺激作用，而这种手法的机械性刺激是通过作用分布在皮肤上的"触"和"压"感受器及肌肉和肌腱的牵张感受器、结缔组织的震荡感受器、大血管的压力感受器等机械感受器，经感受器换能作用转变成传入冲动，由感觉传入神经（粗纤维）传至中枢（主要是进入脊髓后角交换神经元），再上行到脑，感受器对恒定刺激所感受的强度常在刺激开始时最强，随后减弱，即所谓的适应。关于适应机制的解释有两种：一种是来自感受器的传入输入在其通向皮质途中的某驿站收到抑制而减少，即习惯化的最可能机制（习惯化是一种规律性的重复刺激在皮质引起越来越弱反应的现象）；另一种在刺激过程中感受器细胞的活动逐渐降低，引起传入冲动频率减少。因此，适应有中枢性机制和外周性机制，其中任意机制均可导致对一恒定刺激所感受到的强度降低，手法操作过程中，自然的不断改变的作用力量（机械刺激强度和频率），避免了感受器对手法刺激产生适应，同时可增强手法作用的传入冲动（粗纤维传导的冲动），在中枢抑制其他输入的伤害性冲动（细纤维传导的冲动）。这便是手法在施治时可以有很强的缓解疼痛效应。实际上手法刺激对疼痛的作用是通过两个基本生理机制来实现：一个是由传入产生的外周刺激；另一个是中枢下行系统，其主要的中枢位于脑干部，这两个机制作用在脊髓后角的胶质神经元上。疼痛冲动要到达高级中枢必须经过脊髓闸

门，脊髓闸门可以由传入冲动从外部关闭或经过由下行系统所行使的控制作用从内部关闭。

手法镇痛的神经调节机制尚可以用闸门控制学说来解释；按摩机制刺激通过粗纤维传入脊髓直接兴奋胶状质内的神经元和间接地激动脊髓上控制系统（该系统投射回到脊髓闸门控制系统），抑制传入冲动传递和关闭闸门；而传导疼痛细纤维的冲动抑制胶状质神经元，从而使闸门开放。实验研究表明，疼痛控制（抑制）系统脊髓、延髓和中脑组成。刺激脑干的激动在脊髓后外侧束中下行的传出纤维，下行控制选择性地作用在疼痛输入上。从脊髓后角 V 层神经元发现，粗纤维输入的传递亦受脑干刺激影响，而伤害性输入的传递则受到抑制。下行系统是一个特异的疼痛抑制系统，它选择性地控制传向高级中枢的伤害性输入。下行系统的纤维是从延髓中线形成中缝大核的富含5-羟色胺的神经元而来，终止于脊髓的边缘层、胶状质和 V 、VI 及VII层。中缝大核神经元通过其轴突终末强力地抑制疼痛冲动传递的神经元，而那些对非伤害性刺激起反应的神经元则亦受抑制，中缝大核神经元则受中脑导水管周围灰质在镇痛过程中起着非常重要的作用。此外，中缝大核神经元还受外周疼痛性刺激的强烈激动，中脑导水管周围灰质也接受来自伤害性感受器的大量输入。也就是说，疼痛本身是激动疼痛控制系统的一个重要因素。也就是所谓的"以痛治痛"。事实表明，脑干疼痛控制系统可由高级中枢（包括心理因素）激动，也可由外周性输入激动。

（四）体液调节

如软组织受损后，局部组织早期出现渗出、水肿、充血或出血等病理变化。由于组织细胞代谢障碍，在细胞内外积蓄了大量的毒性产物，致使组织细胞发生变性，但多数细胞在除去物质代谢的原因之后，细胞可完全恢复正常。任何一种软组织损伤，都伴随着一定的炎症过程，既有局部表现也有全身反应。当软组织损伤后，由细胞释放出的组胺、5-羟色胺、前列腺素等和由体液中生成的激肽等化学物质，都有使血管通透性升高，引起渗出增加的作用，同时又都具有较强的致痛作用。因此，这些化学活性物质是诱发炎症病理和引起炎症症状的基础。如果是较重的急性软组织损伤，将引起机体一系列复杂的全身反应等，这些反应都是机体生理功能调节的表现。

手法通过动作的机械刺激，作用于局部组织，改善微循环，增加局部血流量，有利于炎性物质的吸收，改善细胞供氧和物质代谢，减少有害性废物的产生，促使炎症消退。手法可以调节人体的免疫系统功能。非特异性免疫系统主要有中性粒细胞和调理素，特异性免疫系统主要有T细胞和巨噬细胞（如巨噬细胞能使骨骼肌的高能磷酸化物的含量增加，从而为肌细胞的存活与完整提供保障），维持机体防御功能的平衡，达到消炎和修复损伤的目的。手法刺激通过感觉神经纤维经脊髓传至下丘脑，其冲动引起下丘脑分泌和释放多种激素调节内分泌系统。如下丘脑分泌促皮质激素，释放因子作用于垂体前叶，促使垂体前叶释放促肾上腺皮质激素进入血液中，经血液循环作用于肾上腺皮质部分，导致分泌大量的肾上腺皮质激素（类固醇），具有抗炎作用和提高组织细胞对有害刺激的耐受性，保护组织细胞免遭严重损伤而死亡。手法刺激感觉神经，传入脊髓和脑干，通过导水管周围灰质和胶状质释放脑啡肽，具有很强的镇痛作用。

（五）心理调节

人体疾病发生后，除了疼痛外，常伴有忧虑和恐惧，这些情绪变化又影响疼痛感受的强度和性质。与其他感觉比较，疼痛更容易受期待、注意、提醒、认识过程以及过去体验的影响。当施行按摩推拿手法时，患者在心理上便已经做好接受手法的准备，并把注意力集中到对手法作用的感受上。此外，在施行治疗手法前，常规都或多或少地进行些准备手法动作，使病人感受到一定的舒适或欣快，于是患者的感觉注意便从疼痛转移到舒适或欣快感上。同时，手法能提高患者对刺激的耐受性。有资料表明，当患者获得安慰和放松，可使脑脊液中的内啡肽含量增高。可见心理调节与中枢控制机制调节神经、内分泌系统等密切相关，可视为手法的作用原理之一。

随着现代医学的不断发展，对按摩推拿手法研究的逐渐深入，对于按摩推拿手法的作用原理一定会有更精确的认识。

（六）手法治疗调节内脏功能的原理

推拿是通过手法作用于人体体表的特定部位来治病的一种疗法，因此研究体表与内脏的关系很重要，这也是手法治疗脊柱相关疾病的重要理论基础。

体表与内脏的关系包含两个方面的内容：内脏病变在体表所反映出的症状；以及刺激躯体的一定部位，对内脏功能活动的影响。

1. 内脏病变在体表的反应

（1）内脏病变在体表有4种相关体征

1）体表疼痛：当某些内脏发生病变时，常在体表的一定区域产生痛觉，这种现象叫内脏性牵涉痛。内脏性牵涉痛有时发生在与患者内脏邻近的体表，如胃溃疡发生疼痛常在胃脘部；有时也发生在与内脏相隔较远的体表（包括肌肉、筋膜等），如胆道疾患时，右肩出现牵涉痛；心肌缺血时除心前区绞痛外，同时可牵涉到颈部、左上臂内侧等。

2）体表的一定部位出现痛觉、触觉及感觉过敏区；内脏病变引起过敏的皮肤区——海德区（Head Zone）可涉及下列节段：①颈8至腰3皮节，为交感神经传入纤维的皮肤过敏区。②骶2至骶5皮节，为副交感神经（盆内脏神经）传入纤维的皮肤过敏区。③颈3至颈4（颈5）皮节，为膈神经传入纤维的相应皮肤过敏区。④刺激迷走神经纤维引起的皮肤过敏区，在三叉神经的面部分布及最上的颈皮节（颈2）内，这是由于迷走神经的传入纤维终止于三叉神经脊束核，并下达颈2节的后椎所致。

在推拿临床实践中，我们发现内脏疾病患者，可以在相应的部位上摸出大小软硬不一的结节样反应物，这也就是推拿治疗时所选用的部位——阿是穴。

3）自主神经反射，如出汗、竖毛或血管运动变化。

4）躯体反射，如肌强直等。

（2）内脏－体表反射的原理：内脏的传入冲动与皮肤的传入冲动集合在一起，传递至感觉传导通路某处的同一神经元，这种情况可发生在脊髓、丘脑或皮质内的神经元。这里首先涉及脊髓丘脑束，由此引起的冲动，上达于脑；而根据机体过去的生活经验，此束内的痛觉冲动经常是来自皮肤，于是把内脏来的疼痛冲动，也"理解"为来自皮肤。

有两种情况：①是病变内脏传来的神经冲动过多，提高了躯体感受接受区神经元的兴奋性，因而对来自躯体的轻微刺激也产生强烈的反应，从而引起相应的皮肤感觉过敏。②是内脏传入冲动，直接激发脊髓躯体感觉接受区的神经元，因而大脑皮质把来自患病内脏的感觉，"理解"为相应皮肤的感觉。

（3）内脏体表反应区，见表1-4。

表1-4 内脏体表反应区

内　脏	体表反应部位	脊髓节段	背俞穴所在节段
心	颈、胸肩部、上背部、左前臂尺侧	C_{3-5}，T_{1-5}	心俞 T_5
肺、支气管	上胸部、中背部	T_{1-7}（多见于T_{2-5}）	肺俞 T_3
肝	上腹部、下背上腰部（右侧）	T_{8-10}	肝俞 T_9
胆囊	右下胸、上腹部、右肩背	T_{8-9} 或 T_{5-7}	胆俞 T_{10}
胃	上腹部、下背部	T_{7-9}	胃俞 T_{12}，脾俞 T_{11}
肠	腰部、中下腹部	T_{9-12}	大肠俞 L_4
食管	胸及下胸部、中背部	主要在 T_5 或 T_{6-8}	
肾	下腹部、下腰部或腹股沟区上下及上臀部	多在 T_{10}，也可在 T_{11-12} 和 L_1	

2. 刺激体表对内脏功能的调节　在日常生活中用刺激体表某些特定的部位来调整体内内脏器官功能活动的事例并不罕见。例如因食积而引起胃脘腹痛时，人们会用手抚摩腹部来帮助胃肠的功能活动；当饮食过急而引起食管痉挛时，人们会在背部轻轻拍击来帮助解除症状。这些虽是人类在生活中积累的经验，不属于有意识的医疗活动，但却包含着刺激体表对内脏功能的调节作用。当人类有意识地把这种动作用于医疗实践，并不断地加以总结，就逐渐形成了推拿治疗内脏疾病的体系。

（1）躯体–内脏反射的通路：从解剖学观点来看，手法作用于体表，通过体表影响内脏活动的途径一般有三条。

1）刺激体表后，由体表末梢感受器经躯体传入神经至脊髓后角，在后角转换神经元后到达第Ⅶ板层，在经脊髓前角出椎间孔到交感神经节，然后支配相应的内脏。

2）由体表末梢感受器感受的体表刺激，经躯体神经传入脊髓后角，经脊髓丘脑束传至丘脑腹后外侧核，然后经内囊枕部，投射到中央后回，中央后回发出下行纤维经下丘脑（间脑）至网状结构，然后从网状结构分三路至内脏，第一条（主要）由网状结构到迷走神经背核，经迷走神经（副交感）到内脏。第二条从网状结构经孤束核到达迷走神经背核，再由迷走神经到内脏。第三条是从网状结构到孤束核，再到达交感中枢，然后由网状脊髓束到内脏。

3）在柔软体腔（腹腔）刺激体表可以直接影响内脏活动。

（2）几种主要器官的自主神经支配：内脏的功能是由自主神经支配调节的。交感神经中枢位于脊髓，副交感神经中枢在脑干和脊髓的第3～4骶段。自主神经的节前纤维离开中枢后分别进入有关神经节，转换神经元发出节后纤维支配有关脏器。其分布情况见表1-5。

表1-5　脏器自主神经支配

脏 器	神经性质	中枢部位	功 能
肺、支气管	交感 副交感	脊髓胸段1～5节 迷走神经背核	支气管扩大，抑制分泌、血管收缩 支气管收缩，分泌增多
心	交感 副交感	胸1～5节 迷走神经背核	心跳加强、加速，冠状动脉扩张 心跳减弱、减慢，冠状动脉收缩
食管	交感 副交感	胸1～6节 迷走神经背核	抑制食管蠕动及分泌 促进食管蠕动及分泌
胃肠（小肠、升结肠、横结肠）	交感 副交感	胸5～腰1 迷走神经背核	减少蠕动，降低张力，分泌减少 促进蠕动，张力加大，分泌增多
降结肠、直肠	交感 副交感	腰1～2 骶2～4	抑制蠕动，肛门内括约肌松弛 促进蠕动，肛门内括约肌收缩
胆囊	交感 副交感	胸7～9 迷走神经背核	肝糖原分解，抑制胆囊收缩，血管收缩 促进胆囊收缩

（3）刺激强弱对内脏功能的影响：从神经生理学的观点来看，缓和、轻微的连续刺激有兴奋周围神经的作用，但对中枢神经有抑制作用。急速、较重的且时间较短可兴奋中枢神经，抑制周围神经。当中枢处于抑制状态下，我们常根据这一生理特性，针对不同疾病的不同病例变化，采取相应的治疗措施。例如：

1）哮喘：取穴定喘（大椎旁1寸）、风门（胸2旁1.5寸）、肺俞（胸3旁1.5寸）、肩中俞（胸1旁2寸）。推拿治疗开始时用较轻的手法推、按，以后手法逐渐加重，加强刺激，一般来说，平喘的效果是好的。

原理：①开始时的轻柔手法，使周围（传入神经）组织兴奋增大，既提高了传入神经的传导性能，又提高了周围软组织对手法的适应性。②以后手法逐渐加重，使中枢兴奋提高，周围兴奋性抑制，交感神经兴奋性增加，症状得到缓解。

2）胃肠疾病

胃肠痉挛性疼痛：用较重的刺激点按$T_{6\sim12}$旁的压痛点（持续刺激2分钟以上），则立即止痛。

原理：重刺激对中枢起兴奋作用，中枢的兴奋状态下交感处于优势，而且选取的部位又是支配病变的脊髓节段，通过植物中枢反射，使胃肠交感神经兴奋性提高，这样，胃肠活动增强，平滑肌张力增高，症状得以逐渐缓解。

胃肠功能虚弱（胃下垂等）：推拿治疗及原理：推、按、揉或一指禅背部$T_{6\sim12}$穴，但手法要轻柔，治疗时间要长。因为较长时间的轻柔刺激可使交感神经中枢收到抑制，相对来说，副交感神经（迷走神经）兴奋性提高，这样，胃肠活动加强，平滑肠张力增高，症状得以逐渐缓解。

摩、揉腹部。因腹部为一柔软体腔，按胃肠蠕动的规律进行推拿可直接加强胃肠功能。

一般便秘：推拿治法及原理：以柔和手法刺激，用一指禅推、按八髎穴，通过反射，使中枢受到抑制，而$T_{2\sim4}$副交感兴奋；同时因直接刺激$S_{2\sim4}$，也促进了$S_{2\sim4}$副交感兴奋。由于降结肠、直肠的交感神经相对抑制，副交感相对兴奋，降结肠、直肠蠕动增加，肛门内括约肌松弛。

顺肠蠕动方向摩揉腹部，这直接加强了肠蠕动，促进了排便。

3）胆绞痛：疼痛是由于胆总管阻塞，在胆囊收缩时，胆汁排出不畅而引起的。推拿对缓解疼痛，促进胆汁顺利排出有效。

推拿治法及原理：用重刺激按、点 $T_{7~9}$ 压痛点及两侧胆囊穴（阳陵泉下1寸）。其作用是通过反射使胆囊交感中枢兴奋，从而抑制胆囊收缩，减少胆汁的排出，同时按、点两侧胆囊穴，使 Oddi 括约肌松弛，淤积的胆汁可顺利排出。

4）高血压症：推拿治法及原理：当各种原因引起血压升高时，病人的"桥弓"穴处有胀硬的感觉（桥弓穴：耳后翳风到缺盆一线），用拇指推桥弓（单程向下），可使血压下降。这是体表对内脏作用的一个有效实例。

"桥弓"穴的位置是在颈动脉窦的部位。颈动脉窦是一个重要的体表 – 内脏反射点，起着调节血压的作用，当血压增高时，颈动脉窦内压力也随之升高，血管壁内的压力感受器因而感受由于管壁扩张所产生的牵张刺激，引起神经冲动的释放，传递至延髓内的孤束核。自此核又经直接或间接的联系至迷走神经背核，经迷走神经及其心支到心脏，形成反射弧——心率减慢。同时自孤束核至延髓网状结构内的血管运动中枢的活动，并引起血管的扩张。

所以这一反射的作用是使心率减慢、血管扩张，以致血压下降。

推拿利用"桥弓"部位较浅、无骨阻碍的特点作为体表 – 内脏的反射点，来治疗高血压症。这里必须注意：推拿时只能单侧交替进行，不可两侧同时进行。

五、中医学与现代医学手法治疗软组织损伤作用原理的比对探讨

（一）现代手法概念

1. 传统手法与现代手法的区别 现代手法，是在传统手法的基础上，汲取现代医学的理念及方法，完善、提高使之更符合现代科技水平的，升华了的传统手法（表1-6）。

表1-6 传统手法与现代手法的区别

法 别	主要理论	诊断方法	手法分类	施术部位	治疗范围
传统手法	中医学	手摸心会，望、问、闻切合参	摸、接、端、提、按、摩推、拿	病灶、经穴、压痛点（阿是穴）	骨伤及内、妇、儿科病

续表

法 别	主要理论	诊断方法	手法分类	施术部位	治疗范围
现代手法	中医学、解剖学、运动学、生物力学、软组织外科学、脊椎病因治疗学	病理学诊断，神经推理诊断，影像学诊断，手摸心会，望、问、闻、切合参	压力型手法，牵力型手法，复合型手法	软组织损害处，骨纤维管，软组织与关节解剖位置紊乱处，经穴、压痛点（阿是穴）	骨伤及内、妇、儿科病，脊柱相关疾病，软组织损害性自主神经功能紊乱

2. 治疗肌肉损伤压应力手法作用机制

（1）局部压反射原理：是对周围神经施加影响的原理，其实质是抑制周围神经，见表1-7。

表1-7 局部压反射原理

操作特点	对神经的影响	作 用
压应力大（4~6千克）时间短（30~60秒）动作（索条—分筋、结状—按揉）	抑制周围神经	1. 痛阈值提高，疼痛减轻 2. 紧缩的肌肉松弛 3. 局部微循环加快 4. 病变软组织高内压降低，高能量释放

（2）神经反射弧原理：是对中枢神经施加影响的原理，其实质是兴奋中枢神经，见表1-8。

表1-8 神经反射弧原理

操作特点	对神经的影响	作 用
压应力大（4~6千克）时间短（30~60秒）动作（索条—分筋、结状—按揉）	兴奋中枢神经	各组织系统功能活跃，有利损害修复

（3）综合局部压反射原理和神经反射弧原理，可得出如下理解，见表1-9。

表1-9 综合局部压反射原理和神经反射弧原理

操作特点	局部压反射原理	神经反射弧原理	综合作用
压应力大（4～6千克） 时间短 （30～60秒） 动作（索条—分筋、结状—按揉）	抑制周围神经	兴奋中枢神经	1. 痛阈值提高——疼痛减轻 2. 疼痛减轻——痉挛的肌肉松弛 3. 病变软组织高内压降低，高能量释放 4. 各组织系统功能活跃，有利损害修复
压力小，时间长	兴奋周围神经	中枢神经抑制	相反

作用时间较短的重刺激，可抑制脏器的生理功能，可谓之"泻"，作用时间较长的轻刺激可活跃兴奋脏器生理功能，即谓之"补"。从这一意义上说，重刺激为"泻"、轻刺激为"补"，但这种因手法刺激量的轻重所起的补、泻作用，其补泻的压应力分界量，是随个人的体质以及各个不同刺激部位接受刺激的阈值而异，没有统一的标准。在临床运用上，则是以患者有较强烈的酸胀感或较轻微的酸胀感来作为分界量。因此，根据疾病选择适当的治疗部位，根据病情和患者的体质采用不同量的轻重手法，根据不同的治疗部位选用相适应的手法术式，这些术者的感觉和经验，是推拿补泻作用关键中的关键。

为此，软组织损伤手法治疗多运用压应力大、时间短的泻法，通过对周围神经和中枢神经施加的双重影响，从而取得治疗效果。

3. 软组织损伤拉应力手法作用机制

（1）持续牵拉兴奋腱反射器，使紧缩的肌肉松弛，需注意与肌肉纵轴方向一致，拮抗体重的力变和30～60秒的持续牵拉。

（2）持续基础上的瞬间牵拉，产生"密闭体内液体向心流动"的吸吮作用，适于椎间盘的膨出和突出，禁忌脱出和移出。

（3）持续牵拉中旋动矫正肌纤维解剖位置紊乱，恢复肌肉正常舒缩功能。

（二）点穴治疗的原理

中医认为在正常情况下，经络内联脏腑，外络肢节，网络全身，是运行营卫气血的通道，使人身成为一个完整的统一体。营卫气血运行通畅人体就健康，运行受到阻遏人体就患病。点穴，就是通过对经络上的腧穴施加按捺，使受阻遏的营卫气血通畅而治愈疾病。是多种"以通止痛"方法中，行之有效的外治法之一。

现代医学的研究表明，经络、腧穴部位的神经、血管都比较丰富，当受到压应力刺激时，神经的兴奋性改变，一方面调节神经的功能，另一方面反射性地改善病变部位的血液循环和新陈代谢，促进病变部位组织细胞的恢复或再生能力，从而产生治愈疾病的效果。

按与捺同义，"谓以手法往下抑之也"，所产生的压应力，压强大且直下而深透，可产生较强的刺激。

第四节　筋伤的诊断

一、软组织损伤诊断的基础

1. 骨骼肌解剖学　重点是骨骼肌的起点、止点、功能和神经支配。

2. 肌筋膜解剖学　重点是肌筋膜的起点、止点以及与骨骼肌的关系。

3. 体表解剖学　重点是骨骼肌和肌筋膜的体表投影，以及确定体表投影的体表标志。对于肌肉来说，体表触诊尤为关键，熟练掌握是疗效的重要保障。

二、肌肉损伤的诊断

（一）压痛和软组织异常改变

在肌肉体表投影范围内，同一个部位，二者均有才具临床意义。

1. 压痛　原来疼痛的部位，按压时因受到压应力的刺激使疼痛程度加重，称为压痛。

2. 软组织异常改变　是指软组织硬度、弹性、体积和解剖位置发生了变化，中医骨伤科称横络、结筋、筋结、索条、弛、纵、卷、挛、翻、转、离、合等；西医骨科称痛性结节、纤维性结节、阳性反应物等。

（二）被动牵拉试验

被动做与肌肉功能相反的动作，出现、加重疼痛或因为疼痛而不能完成时称阳性，提示该肌肉有损伤，损伤部位多在压痛和软组织异常改变处。

（三）主动抗阻力收缩试验

患者主动做与肌肉功能相同的动作，术者阻挡，出现、加重疼痛或因为疼痛而不能完成时称阳性，提示该肌肉有损伤，损伤部位多在压痛和软组织异常改变处。

（四）静态姿势评估

即在静止状态下，以三维六个自由度的正常姿势为标准，评估异常姿势，并以此判断出紧缩或松弛的肌肉，进行相应的手法治疗。（详见第八章第一节）

（五）动态姿势评估

即在运动状态下，以三维六个自由度的正常姿势为标准，评估异常姿势，并以此判断出紧缩或松弛的肌肉，进行相应的手法治疗。（详见第八章第二节）

（六）动诊评估

以关节正常功能角度为准，测试关节功能角度，对达不到正常角度的进行评估，并以此判断出紧缩或松弛的肌肉，进行相应的手法治疗。（详见第八章第三节）

三、肌筋膜损伤的诊断

筋膜损伤的临床表现与肌肉损伤不同，鉴别要点见表1-10。

表1-10　肌筋膜损伤诊断

损伤组织	疼　痛	压　痛	异常改变	针刺感觉
筋膜	范围大 符合筋膜分布	有 敏感	无 局部张力大	酸胀不明显
肌肉	范围小 符合肌肉体表投影	有 敏感	有 多与肌纤维一致	酸胀强烈

四、关节囊损伤的诊断

由于关节囊位于肌肉深层，上面又分布有丰富的感觉神经末梢和交感神经末梢，所以它的特点是症状重而体征不明显。症状除疼痛深、重外，尚有交感神经受累的强烈不适感，加之是在关节囊体表投影部位，临床上并不难诊断。

第五节 筋伤手法治疗的适应证和禁忌证

一、适应证

1. 一切急性筋伤及慢性劳损性筋伤而无皮肤破损及筋完全断裂者。
2. 急性筋伤后或因治疗不当而引起关节僵直的患者。
3. 骨关节错缝的患者。
4. 骨折、脱位后期关节僵直及肌肉萎缩的患者。
5. 因骨关节病及痹证而致的肢体疼痛、关节功能受限的患者。

二、禁忌证

1. 急性软组织损伤，局部肿胀严重的早期禁用手法。
2. 可疑或已明确的诊断有骨关节或软组织肿瘤的患者。
3. 诊断尚不明确的急性脊柱损伤伴有脊髓症状的患者。
4. 有严重心、脑、肺疾病的患者。
5. 有出血现象的血液病患者。
6. 有骨关节炎、骨髓炎、老年骨质疏松症的患者。
7. 施治部位有严重皮肤损伤或皮肤病者。
8. 妊娠3个月左右者。
9. 精神病疾患，不能与医生合作者。

第六节　筋伤手法治疗的原则

传统中医对治筋的原则，强调规范有创意，异曲而同工。是指在原则的熏陶下，经过长期临床实践，悟出手法的真谛，形成自己的"感觉"，灵活地运用。

一、治疗原则

《医宗金鉴》卷八十七"正骨心法要旨"中的"手法总论"，历来被中医手法治疗界视为治疗原则的总纲。

1. 原文

夫手法者，谓以两手安置所伤之筋骨，使仍复于旧也。但伤有重轻，而手法各有所宜，其痊可之迟速及遗留残疾与否，皆关乎手法之所施得宜，或失其宜，或未尽其法也。

盖一身之骨体既非一致，而十二经筋之罗列序属又各不同，故必素知其体相，识其部位，一旦临证，机触于外，巧生于内，手随心转，法从手出。或拽之离而复合，或推之就而复位，或正其斜，或完其阙，则骨之截断、碎断、斜断，筋之弛纵卷挛、翻转离合，虽在肉里，以手扪之，自悉其情，法之所施，使患者不知其苦，方称为手法也。

况所伤之处，多有关于性命者，如七窍上通脑髓，膈近心君，四末受伤，痛苦入心者，即或其人元气素壮，败血易于流散，可以克期而愈，手法亦不可乱施，若元气素弱，一旦被伤，势已难支，设手法再误，则万难挽回矣。此所以尤当审慎者也。盖正骨者，须心明手巧，既知其病情，复善用夫手法，然后治自多效。诚以手本血肉之体，其宛转运用之妙，可以一己之卷舒，高下疾徐，轻重开合，能达病者之血气凝滞，皮肉肿痛，筋骨挛折，与情志之苦欲也，较之以器具从事于拘制者，相去甚远矣。是则手法者，诚正骨之首务哉。

2. 领悟

（1）"夫手法者，谓以两手安置所伤之筋骨，使仍复于旧也。"

手法，是运用手的技巧和方法，使受伤的骨、关节及筋（软组织）恢复正常的一种治疗方法。它适宜的范围，包括骨、关节及筋（软组织）的损伤和疾患。

（2）"盖一身之骨体既非一致，而十二经筋之罗列序属又各不同……"

骨、关节的损伤，以骨骼为解剖学基础；而筋（软组织）的损伤，则以经筋（不是经脉）为解剖学基础。

（3）"故必素知其体相，识其部位……"

体相，应理解为骨、关节及筋（软组织）的体表投影和体表标志，属体表解剖学范畴；而部位，应理解为骨、关节及筋（软组织）的内部结构和层次，属运动系统解剖学范畴。

（4）"一旦临证，机触于外，巧生于内，手随心转，法从手出。"

知道了体表投影和体表标志，又认识了内部结构和层次，临证时才能在手摸心会、手随心转之中产生出精妙绝伦的手法。

（5）"骨之截断、碎断、斜断，筋之弛纵卷挛、翻转离合，虽在肉里，以手扪之，自悉其情。"

骨的损伤有横形骨折、斜形骨折和粉碎型骨折；筋的损伤有松弛、挛缩、卷曲、扭转、分离和粘连。能把这些体表以内的病变，通过敏锐的手感触摸出来，是正骨医生至高的境界。

（6）"法之所施，使患者不知其苦，方称为手法也。"

手法治疗的过程中，使患者的疼痛不适感降低到最低程度，才称得上是手法，这体现了极强的微创理念和人文关怀意识。

（7）"盖正骨者，须心明手巧，既知其病情，复善用夫手法，然后治自多效。"

阐明治疗能取得效果的保障是，心明，即对病情的明确诊断；手巧，即善于运用不同的手法。

（8）"是则手法者，诚正骨之首务哉。"

强调手法是正骨、调筋最主要的疗法，而器具外固定、药物内外用及导引练功等都是辅助疗法。

二、手法选择运用

（一）按、摩、推、拿四法的异同

按、摩、推、拿四法的异同，见表1-11。

表1-11　按、摩、推、拿四法的异同

法　别	释　意	作　用	属　性	适应证
按	"谓以手法往下抑之也"	"按而留之" "通郁闭之气"	静属阴	跌仆闪失，肿硬痛麻，骨缝开错，骨未折断
摩	"谓徐徐揉摩之也"	"摩而去之" "散瘀结之肿"	动属阳	同上
推	"谓以手推之"	"推则行之" "使回旧处也" "宣通补泻"	动属阳	伤后气血循行不畅，筋急转摇不利，筋纵动不自如，骨节错落不合
拿	"或两手、一手捏定患处，酌其宜轻宜重，缓缓焉"	"拿则持之" "以复其位也" "宣通补泻"	静属阴	同上

（二）手法五行属性归类

手法五行属性归类，见表1-12。

表1-12　手法五行属性归类

法　别	特　点	属　性	属　脏
弹、拨	作用于筋腱，作用力深透	木	肝
推、抖	作用于血脉，直行或散闪动作	火	心
拿、捏	作用于肌肉，向上或相对用力	土	脾
摩、揉	作用于皮表，力微或环形动作	金	肺
点、按	作用于骨骼，力强直下深透	水	肾

通过五行归类后的按摩推拿手法，本着生克制化的关系，针对疾病过程中的相乘或相侮，按"虚则补其母，实则泻其子"等治则，采用不同属性的手法进行施治，使人体各个生理功能处于正常的生克关系之中。

三、手法治疗的原则

手法治疗的原则是确立在整体观念和正确辨证的基础之上的治疗规律，治疗原则不同于治疗方法。治疗原则是用以指导治疗方法的准则，而治疗方法则是在治疗原则指导下制定的具体治法。

由于疾病的病理变化极为复杂，临床表现更是多种多样。即使同一病症，也有轻重缓急之分，而且不同的时间、地点和个体，对病情的变化也会产生不同的影响。因此，必须善于在复杂多变的疾病现象中，抓住病变的主要矛盾，处理好治本与治标的主次关系；同时要注意维护人体正气，即重视内在因素的主导作用，处理好扶正祛邪的辨证关系；另外，应按发病的不同时间、不同地点和不同病人，具体情况具体分析，做到因时、因地、因人制宜。

（一）治病求本

治病求本，就是在治疗疾病时，必须针对造成疾病的根本原因进行治疗。这是辨证论治的基本原则，故《素问·阴阳应象大论篇》说："治病必求其本。"

任何疾病的发生和发展，总是通过若干症状和体征显示出来。但这些只是显露在外的表象，还不是疾病的本质。必须透过现象寻找疾病的本质所在，亦即是找出发生疾病的根本原因，然后针对疾病的本质进行治疗。只有从根本上去除发生疾病的原因之后，疾病的各种症状才会得以彻底消除。如腰腿痛，可由椎骨错位、腰腿风湿、腰肌劳损等多种原因引起，治疗时就不能采取简单的对症止痛的方法，而应通过综合分析，找出最基本的病理变化，分别运用纠正椎骨错位、活血祛风、舒筋通络等方法治疗，才能取得满意的疗效。

1. 正治与反治

（1）正治：或称逆治法，是最常用的治法。寒者温之，热者寒之，虚者补之，实者泻之，均为正治法。

（2）反治法：或称从治法，是在特殊情况下采取的治法。这就是要通过病人在症候中所表现出来的寒热虚实的假象，而抓住其本质问题。如寒因寒用，热因热用，塞因塞用，通因通用，均为反治法。

2. 治标与治本　标本，是指疾病的主次本末和病情轻重缓急的情况。一般认为，标是疾病表现于临床的现象和所出现的症候；本是疾病发生的病机，即疾病的本质，或者相对的指先病的脏腑及其病理表现。在病情变化中，一般是根据"急则治其标，缓则治其本"和"间者并行，甚者独行"的原则，进行治疗。

急则治其标，是指出在疾病的发展过程中，如果出现了紧急危重的症候，影响到病人的安危时，就必须先行解决，然后再治其本的原则。如大出血的病人，不论何种出血，均应采取应急措施，先止血以治标，待血止后，病情缓和了，再治其本。

缓则治其本，是指一般病情变化比较平稳，或慢性疾病的治疗原则。如某些腰腿痛患者。由于病程较长，腰背肌肉痉挛或挛缩，治疗时应以治本为主。

间者并行，甚者独行，即在标本俱急的情况下，必须标本同治，以及标急则治标，本急则治本的原则。如腰部的急性扭伤，疼痛剧烈，腰肌有明显保护性痉挛，治疗当在放松肌肉、疼痛缓解后立即治疗本病，这就是标本兼治之法。

（二）扶正祛邪

扶正即扶助正气，祛邪即祛除病邪。"正气"与"邪气"是疾病过程中矛盾斗争的两个方面，其中起主导作用的是人的"正气"。如果正能胜邪，则病轻而逐渐向愈；正不胜邪，则病重而逐渐恶化。扶正与祛邪是密切相关的。扶正的目的是为了祛邪，即所谓"正复邪自去"；祛邪的目的也是为了保存正气，即所谓"邪去正自安"。在临床具体运用时，应根据邪正双方在病症中所处的地位，灵活掌控，或扶正，或祛邪，或扶正祛邪兼用。

扶正，适用于正气虚而邪气不盛，以正虚为主要矛盾的病症。祛邪，适用于邪气盛而正气未衰，以邪实为主要矛盾的病症。

扶正祛邪兼用，适用于正气已虚而邪气仍实，所谓"虚实夹杂"的复杂病症。此时若单纯扶正则容易留邪，如单纯祛邪又更伤正气，那就必须扶正与祛邪兼用。但应分清主次，根据邪正消长的实际情况灵活运用。总之，应以扶正而不留邪，祛邪而不伤正为原则。

疾病是错综复杂、变化多端的，正邪双方斗争的形式也是不断变化的。因此，必须根据正邪双方在矛盾中所处的地位，分清主次、先后、轻重、缓急，正确地处理好扶正与祛邪的辩证关系，灵活运用扶正与祛邪的治疗原则。

（三）调整阴阳

疾病的发生，从根本上说是阴阳的相互平衡遭到破坏，即阴阳的偏盛偏衰代替了正常的阴阳消长。所以调整阴阳，也是临床治疗的基本原则之一。

阴阳偏盛，即阴或阳邪的过盛有余。阳盛则阴病，阴盛则阳病，治疗时应采用"损其有余"的方法。阴阳偏衰，即正气中阴或阳的虚损不足，或为阴虚，或为阳虚。阴虚则不能制阳，常表现为阴虚阳亢的虚热证；阳虚则不能制阴，多表现为阳虚阴盛的虚寒证。阴虚而致阳亢者，应滋阴以制阳；阳虚而致阴寒者，应温阳以制阴。若阴阳两虚，则应阴阳双补。由于阴阳是相互依存的，故在治疗阴阳偏衰的病症时，还应注意"阴中求阳""阳中求阴"，也就是在补阴时，应佐以温阳；温阳时，适当配以滋阴，从而"阳得阴助而生化无穷，阴得阳生而泉源不竭"。

（四）三因制宜

三因制宜即因时、因地、因人制宜，是指治疗疾病应根据季节、地区以及人体的体质、年龄等不同而制定适宜的治疗方法。

1. 因时制宜　四时气候的变化，对人体的生理功能、病理变化均产生一定的影响，应根据不同季节的时令特点，以考虑具体治法。

2. 因地制宜　根据不同地区的地理环境特点，来考虑具体治法。

3. 因人制宜　在手法治疗中，更应注意因人制宜。根据病人年龄、性别、体质、生活习惯等不同特点，选择不同的治疗方法。

第二章　枕颈部软组织损伤

第一节　附着在枕部的肌肉损伤

附着在枕部的肌肉，主要集中在上项线，下项线以及上、下项线之间的骨面。这些肌肉损伤，除引发枕部疼痛、眩晕、耳鸣等外，还是造成颈、背、肩部疼痛和（或）功能障碍的重要病理改变。前者在本节讨论，后者则在以后章节介绍。

一、解剖复习

1. 附着在上项线上的肌肉，单侧由外向内分别是头最长肌、胸锁乳突肌、头夹肌、斜方肌上部。

（1）头最长肌

起　点	止　点	功　能	神经支配
上项线外侧颞骨乳突	上部胸椎横突	一侧收缩：使脊柱向同侧屈曲 两侧收缩：竖直躯干	$C_1 \sim T_4$ 脊神经

（2）胸锁乳突肌

起　点	止　点	功　能	神经支配
胸骨端：胸骨柄前面 锁骨端：锁骨中、内 1/3处上面	颞骨乳突外面 上项线外1/3	单侧收缩：头向同侧倾，面向 对侧旋仰 双侧收缩：头后仰	副神经 C_{2-3}神经前支

（3）头夹肌

起　点	止　点	功　能	神经支配
上部胸椎和第7颈椎棘突以及项韧带下部	枕骨的上项线和颞骨乳突	一侧收缩：使头转向同侧 双侧收缩：使头后仰	$C_{2\sim5}$颈神经后支

（4）斜方肌上部

起　点	止　点	功　能	神经支配
枕骨上项线和枕外隆凸	锁骨外端上缘	脊柱固定：使肩胛骨上提、上回旋、后缩（靠近脊柱） 肩胛骨固定：一侧上部肌束收缩，使头向同侧屈和向对侧旋转；两侧收缩，使头后仰和脊柱伸直	副神经

2. 附着在下项线上的肌肉，单侧由外向内分别是头上斜肌、头后大直肌、头后小直肌。

（1）头上斜肌

起　点	止　点	功　能	神经支配
第一颈椎横突	单侧下项线外侧	单侧收缩：头向对侧旋转，寰枕关节侧屈 双侧收缩：头后仰	枕下神经（$C_{1\sim2}$）后支

（2）头后大直肌

起　点	止　点	功　能	神经支配
第二颈椎横突端部侧面	单侧下项线中部	单侧收缩：头向同侧旋转 双侧收缩：头后仰	枕下神经（$C_{1\sim2}$）后支

（3）头后小直肌

起　点	止　点	功　能	神经支配
第一颈椎棘突（后凸起）	下项线中部	头后仰	枕下神经（C_{1-2}）后支

3. 附着在上、下项线之间的肌肉，是头半棘肌。

起　点	止　点	功　能	神经支配
第1～6胸椎横突	上、下项线之间骨面	单侧收缩：头伸直并使面部稍微转向对侧 双侧收缩：头后仰	脊神经（T_{1-11}）

二、辨证要点

1. 枕部疼痛和（或）头顶、颞部疼痛。

2. 眩晕和（或）恶心、耳鸣、耳聋、视物不清、鼻塞、咽部不适、失眠、记忆力减退等。

3. 压痛和异常改变在上项线，下项线和（或）上、下项线之间，以及相应肌肉的另一附着点和（或）肌腹部。

4. 被动牵拉试验，旋转或前屈头颈部时，出现或加重疼痛，甚至因疼痛而不能进行。

5. 抗阻力主动收缩试验，后仰或旋转头颈部时，出现或加重疼痛，甚至因疼痛而不能进行。

三、手法治疗

（一）神经按压阻滞

1. 副神经按压阻滞　在下颌角与同侧颞骨乳突连续中点处按压，以局部和枕、颈部酸麻胀痛感为度，持续20秒。

2. 枕下神经按压阻滞　在第1颈椎横突、第2颈椎棘突和同侧下项线中点围成的三角形中心处按压，以局部和枕、颈部酸麻胀痛感为度，持续20秒。

（二）起、止点按压

在上项线，下项线，上、下项线之间，颈椎横突和棘突，以及上段胸椎横突和棘突的压痛和异常改变处按压，有索条状异常改变者加分筋法。

（三）肌腹按压

在颈椎和上段胸椎棘突旁的压痛和异常改变处，按压、分筋及理筋。

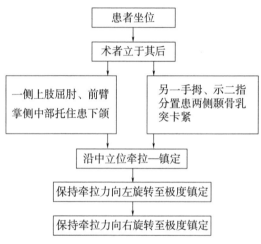

图2-1 枕部肌肉损伤手法治疗操作流程

（四）牵拉

患者坐位，术者立于其后，一上肢屈肘、前臂掌侧中部托住患下颌，另一手拇、示指分置患两侧颞骨乳突卡紧，先沿中立位牵拉—镇定，即持续10～20秒，然后保持牵拉力向左旋转至极度镇定，再保持牵拉力向右旋转至极度镇定。操作流程如图2-1所示。

四、辅助治疗

1. 刃针微创治疗 对按压疗效不甚理想、病程长或病情重的病例，可于压痛和软组织异常改变处，用刃针微创治疗。

2. 中药外用治疗 外用药物的理论依据是，中药学有"外治之理，即内治之理，外用之药，即内治之药，所异者法耳"的说法。外用药物通过皮毛、经穴、经脉起作用，达到以肤固表、以表托毒、以经通脏、以穴除邪、扶正强身的目的。现代医学也证实，外用药物可通过皮肤附属器和角质渗入，发挥治疗作用。

对于治疗有效但容易复发的病例，用"枕颈熨药"（萆薢、红花、海藻、合欢皮、紫荆皮、黄芪、甘草、麻黄、苍术、海桐皮各等份，共研粗末），分装数个白布袋内，蒸热，熨枕、颈部。

第二节　颈椎旁软组织损伤

颈椎旁软组织很多，最容易引起颈椎部疼痛和活动受限的是头夹肌、项筋膜和颈椎后关节囊。其他软组织的损害，单列章节讨论。

关于病因病机的第一种阐释是，由于长时间屈颈体位，复受风寒或劳损，造成头夹肌紧张性收缩，肌紧缩又压迫血管、神经，继发肌营养障碍，进一步加重了肌紧缩，引起颈枕部疼痛、僵硬及活动受限，符合"风寒湿气，客于外分肉之间"的论述。此外，各种精神因素引起持续性肌紧缩，进而肌痉挛、肌缺血，导致化学性致痛物质如缓激肽、乳酸、K^+ 等释放，刺激感受器产生疼痛。同时，从感受器来的有害刺激，通过脊髓使交感神经兴奋，致头颈部肌肉紧缩，更加重肌肉循环障碍，形成肌紧缩与疼痛的恶性循环链。

关于病因病机的第二种阐释是，肌紧缩引起深筋膜和浅筋膜之间的间隙内压增高，挤压从中通过神经、动脉和静脉等，引发临床症状，符合"迫切而为沫，沫得寒则聚，聚则排分肉而分裂也，分裂则痛……"的论述。此外，病程过长还可继发肌间筋膜增生，产生条索和硬结。

关于病因病机的第三种阐释是，部分肌肉紧缩以及相应的另一部分肌肉被牵张，导致肌肉静态和动态平衡失调，发生"错骨缝"，造成关节间相对位置变化、运动失常，正常的生物力学关系改变，关节囊受到异常应力而损伤，符合"若骨缝叠出，俯仰不能，疼痛难忍，腰筋僵硬"的论述。

一、解剖复习

（一）头夹肌

头夹肌位于斜方肌和菱形肌深面。

起　点	止　点	功　能	神经支配
上部胸椎和第7颈椎棘突以及项韧带下部	枕骨的上项线和颞骨乳突	一侧收缩使头转向同侧 双侧收缩使头后仰	第2～5颈神经后支

（二）项筋膜

上方附着	下方附着	内侧附着	覆　盖	深　面
附着于枕骨上项线	移行于胸腰筋膜	项韧带、第七颈椎和上位胸椎的棘突	头夹肌、颈夹肌和头半棘肌的表面	向项部各肌之间，伸出许多筋膜隔，构成各肌的纤维

（三）颈椎后关节囊

　　左右各一，自第2颈椎起，由上位颈椎的下关节突（在后）与下位颈椎的上关节突（在前）咬合而成。关节面较平坦，表面有透明软骨覆盖，向上约呈45°倾斜。关节囊内衬滑膜，薄而松弛，有丰富的感觉神经末梢和交感神经末梢分布。

二、辨证要点

　　1. 颈枕部不适、紧张疼痛、活动不利、僵硬、酸胀沉重、劳累或受凉后加重。

　　2. 可引起许多相关症状，如胸背上肢疼痛不适、平衡失调、视觉障碍和系统性症状等。

　　3. 头夹肌起、止点和项筋膜上方附着处压痛，二者共同的附着点——枕骨上项线处尤为明显和多见，常可切循到硬结或条索。关节囊病变，在颈椎棘突旁深层有压痛，但一般体位切循不到硬结或条索。

　　4. 由于疼痛，颈部呈抗痛性体位。头夹肌损伤，呈向患侧侧屈位；项筋膜损伤，呈头后仰位；关节囊损伤，呈头旋向患侧位。同理，头夹肌损伤向健侧旋转受限；项筋膜损伤头前屈受限；关节囊损伤，头稍前屈向健侧旋转受限。

三、手法治疗

1．甲切按压　指甲与后正中线方向一致，放于上项线，保持按压力，做与后正中线垂直方向的连续推动，从中间向两侧移动操作。

2．关节囊按压　患者仰卧，术者双手分置于患椎棘突两侧，中指向上顶起，按压力通过放松的筋膜、肌肉达到关节囊，顶起后稍向上、下、左、右推动。

3．牵拉镇定　拉长软组织并持续片刻，为牵拉镇定。患者坐位，术者立于其后，一上肢屈肘以前臂掌侧中部托住患下颌，另一手拇、示指顶住患头下项线，若头夹肌损伤，向健侧旋转牵拉镇定；若项筋膜损伤，顶住下颌、头前屈牵拉镇定；若关节囊损伤，头稍前屈向健侧旋转牵拉镇定。操作流程如图2-2所示。

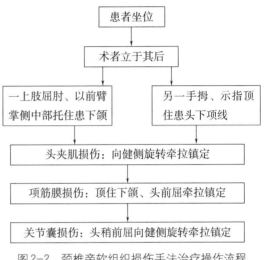

图2-2　颈椎旁软组织损伤手法治疗操作流程

四、辅助治疗

1．刃针微创治疗　对按压疗效不甚理想，病程长或病情重的病例，可于压痛和软组织异常改变处，用刃针微创治疗。浅层为项筋膜，中层为肌肉，深层为后关节囊。

2．中药外用治疗　对于治疗有效但容易复发的病例，用"葛根二藤膏"（葛根、钩藤、鸡血藤），颈项痛重加僵蚕；颈肩挛痛加白芍、甘草、姜黄。各等份，共研细末，制成膏药，贴于颈侧或项部。

第三节 胸锁乳突肌损伤

从中医取向诠释，胸锁乳突肌是足少阳经筋走行中的一段；胸锁乳突肌损伤，属痹证范畴。

从西医取向诠释，胸锁乳突肌损伤与肌腱炎、纤维组织炎（或称肌筋膜炎）一样，同属于一种临床综合征。由 Gower P 于1904年定名，指组织的一种非特异性炎性变化，其病理却一直未能用组织学证实。

关于病因病机的第一种阐释是：肌腱与骨附着处外伤性部分撕裂—局部压痛及周围弥散性肿胀—慢性损伤—遇受凉、睡姿不良等诱因—血运差、代谢缓慢、肌肉痉挛—出现临床症状。

关于病因病机的第二种阐释是：肌腱局限性非特异性炎性反应—分解或退化—出现临床症状。

关于病因病机的第三种阐释是：自身免疫反应—局部水肿—出现临床症状。

关于病因病机的第四种阐释是：体内缺乏胞浆素（plasmin）—不能清除慢性刺激引起的组织渗出中的纤维蛋白—纤维蛋白积聚—组织粘连—产生对疼痛传入神经的持续刺激—出现临床症状。

关于病因病机的第五种阐释是：中医按"一经上实下虚而不通者，此必有横络盛加于大经之上，令之不通。视而泻之，此所谓解结也"（《灵枢·刺节真邪》）来理解；并按"故刺痹者，必先切循其下之六经，视其虚实，及大络之血结而不通，及虚而脉陷空者而调之，熨而通之。其瘈坚转引而行之"（《灵枢·周痹》）来治疗。

一、解剖复习

（一）胸锁乳突肌（图2-3）

起 点	止 点	功 能	神经支配
胸骨端：胸骨柄前面。锁骨端：锁骨中、内1/3处上面	颞骨乳突外面；上项线外1/3	单侧收缩：头向同侧倾，面向对侧旋仰 双侧收缩：头后仰	副神经 $C_{2\sim3}$神经前支

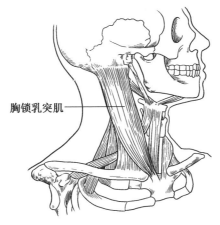

胸锁乳突肌

图2-3 胸锁乳突肌

（二）胸锁乳突肌体表触诊

名称	体表定位
胸骨端起点	患头向对侧旋转，并轻微侧屈；在胸骨柄的胸锁连接处，可触及坚韧的肌腱。有时分为两束：胸骨—乳突肌束，位于内侧；胸骨—枕骨肌束，位于外侧
锁骨端起点	患头大幅度向对侧旋转、侧屈，并轻微同侧前屈；在锁骨中、内1/3处上面，可触及浅而斜行的肌腱（覆盖了其深层的、垂直方向的锁骨—乳突肌束）。在锁骨上小窝处，内侧为胸骨端肌腱，外侧为锁骨端肌腱
止点	通过4个肌腱附着于颅骨、并在顶部汇合，两个枕骨部肌腱附着在上项线的外侧部；两个乳突部肌腱附着在颞骨乳突部

二、辨证要点

（一）一般症状

急性发作或有既往外伤史、劳损史或疼痛史再次发作。晨起突发或缓慢颈侧疼痛，转侧不利。

（二）可引起以下相关症状

包括相关疼痛、平衡失调、视觉障碍和系统性症状等。

1. 相关疼痛　头顶、头前部、面部、下颌、眼眶后部、吞咽时舌痛、眼上方、耳后、颞下颌关节以及三叉神经痛。

2. 平衡失调　头晕、恶心、听力下降、失聪、走路不稳，甚至意外摔倒。

3. 视觉障碍　眼花、眼充血、视力模糊、复视、过度流泪伴流涕、眼睑下垂或痉挛，以及阅读时觉字迹跳动。

4. 系统性症状　鼻塞、流涕、喉内黏痰、持续干热或冷战、持续干咳以及压抑感。

（三）压痛及软组织异常改变

1. 颞骨乳突及上项线外端，伴有硬块。
2. 胸骨柄前面或锁骨内端上面，伴有硬结或与肌纤维走行一致的索条。
3. 肌腹紧张或呈肌束异常隆起状。

（四）肌肉的被动牵拉试验

头被动向对侧倾、向同侧旋仰时出现或加重疼痛，甚至因疼痛而不能进行；主动抗阻力牵拉试验，向同侧倾、向对侧旋仰时出现或加重疼痛，甚至因疼痛而不能进行。

（五）常可引起脊椎节段不稳及其周围软组织受累

1. 起点肌腱炎　$T_{5～7}$ 范围内节段不稳，甚至微小移位，以及向对侧旋转痛限。
2. 止点肌腱炎　$C_5～T_1$ 范围内节段不稳，甚至微小移位，以及前屈痛限。

（六）应与痉挛性斜颈鉴别

该症多由于颈丛分支或 C_2 神经受刺激而致的反射性肌痉挛，主要累及胸锁乳突肌，不应按胸锁乳突肌肌腱炎所致的肌痉挛治疗，应以解除对颈丛分支或 C_2 神经的刺激进行治疗。

三、手法治疗

（一）副神经按压阻滞

按压胸锁乳突肌前缘线上 1/4 与下 3/4 交点，胸锁乳突肌后缘线中点稍上，以及锁骨外端与肩胛冈外端交叉点等处的副神经，以局部和肩部酸麻胀痛感为度，持续20秒。

（二）按压

1. 在斜方肌上部、冈上肌内端及肌腹部，用掌面和拇指按揉。

2. 在痉挛的胸锁乳突肌条索或结节处，沿肌纤维走向行横拨分筋手法。

3. 点按完骨、翳风、天牖、天鼎、天突、囟会、耳根等穴。

（三）侧压牵拉镇定

患者坐位、挺胸，术者立于患侧，一臂屈肘压患肩、手置患枕部，另一手将患头压向健侧稍后方，以胸锁乳突肌感到牵拉和疼痛来判定，镇定片刻。操作流程如图2-4所示。

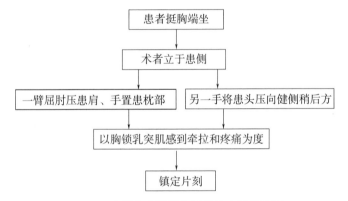

图2-4 胸锁乳突肌损伤手法治疗操作流程

四、辅助治疗

1. 刃针微创治疗 对按压疗效不甚理想，病程长或病情重的病例，可于起点、止点和（或）肌腹部上的压痛和软组织异常改变处，用刃针微创治疗。

2. 中药外用治疗 对于治疗有效但容易复发的病例，用"葛根二藤膏"（葛根、钩藤、鸡血藤），加白芍、甘草。各等份，共研细末，制成膏药，贴于颈侧或项部。

3. 拔罐、刮痧 风寒湿重或陈旧性损伤适用。

第四节　斜方肌上部损伤

斜方肌分上、中、下三个部分，上部损伤比较多见，是引起枕、颈、项部症状的主要病理改变。

一、解剖复习

斜方肌解剖见图2-5。

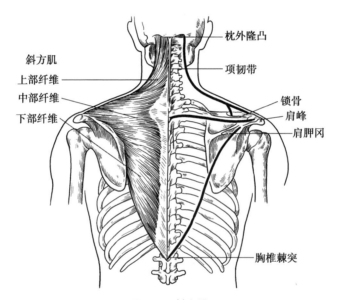

图2-5　斜方肌

起　点	止　点	功　能	神经支配
枕骨上项线和枕外隆凸	锁骨外端上缘	脊柱固定：使肩胛骨上提、上回旋、后缩（靠近脊柱） 肩胛骨固定：一侧上部肌束收缩，使头向同侧屈和向对侧旋转；两侧收缩，使头后仰和脊柱伸直	副神经

斜方肌上部体表触诊：抗阻力主动上提肩部并使头部向同侧侧屈，在项部和肩部之间凸显斜方肌上部肌肉。

二、辨证要点

1．局部疼痛不适、活动不利，以及可以引发枕部、颈部、颞部、眼眶后部、咬肌、下颌和牙齿疼痛，头晕和头痛等相关症状。

2．压痛和异常改变在起点为枕骨上项线和枕外隆凸，止点为锁骨外端上缘或肌腹部。

3．肌肉的被动牵拉试验，头被动向健侧稍前侧屈时出现或加重疼痛，甚至因疼痛而不能进行。

4．主动抗阻力牵拉试验，上提肩胛骨时出现或加重疼痛，甚至因疼痛而不能进行。

三、手法治疗

1．副神经按压阻滞　在斜方肌上部前缘线的上2/3与下1/3交点处按压，持续20秒。

2．夹挤按压　双手十指交叉，指掌关节屈曲90°，呈夹子状，夹住患者颈后两侧和颈肩之间的肌肉，反复夹挤—放松—夹挤—放松，6次。注意，夹挤时要带下压之势，切忌上提，以免造成疼痛。

3．起、止点按压　在枕骨上项线和枕外隆起点处，用甲切按压；在锁骨外端上缘止点处按压，并与肌纤维走行垂直方向推动。

4．侧压牵拉镇定　患者坐位、挺胸，术者一臂屈肘压患肩、手置患枕部，另一手将患头压向健侧稍前方，以斜方肌上部感到牵拉和疼痛来判定，镇定片刻。操作流程如图2–6所示。

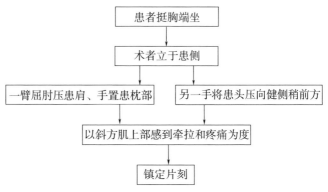

图2-6　斜方肌上部损伤手法治疗操作流程

四、辅助治疗

1. 刃针微创治疗　对按压疗效不甚理想，病程长或病情重的病例，可于起点、止点和（或）肌腹部上的压痛和软组织异常改变处，用刃针微创治疗。

2. 中药外用治疗　对于治疗有效但容易复发的病例，用"跌损妙方"加味（归尾、生地、槟榔、赤芍、乌药、威灵仙），疼痛重，加桃仁、红花；肿胀，加泽兰叶、血竭。各等份，共研细末，制成膏药，贴于颈侧或项部。

第五节　斜角肌损伤

斜角肌损伤是引发颈部和上肢症状的重要病理改变之一，在临床上却容易被忽略。

一、解剖复习

斜角肌是颈深肌的外侧群，位于斜方肌上部之前、胸锁乳突肌之后，由前斜角肌、中斜角肌和后斜角肌三块组成。

斜角肌解剖见图2-7。

肌　名	起　点	止　点	功　能	神经支配
前斜角肌	第3~6颈椎横突前结节	第1肋骨上面的斜角肌结节	颈椎固定：上提肋骨，助吸气。肋骨固定：两侧同时收缩，使颈前屈；单侧收缩，使颈向同侧屈	颈神经前支（C_{5-7}）
中斜角肌	第2~6颈椎横突的后结节	第1肋上面锁骨下动脉沟后方的骨面	颈椎固定：上提肋骨，助吸气。肋骨固定：两侧同时收缩，使颈前屈；单侧收缩，使颈向同侧屈	颈神经前支（C_{2-8}）
后斜角肌	第5~7颈椎横突后结节	第2肋外侧面	颈椎固定：上提肋骨，助吸气。肋骨固定：两侧同时收缩，使颈前屈；单侧收缩，使颈向同侧屈	颈神经前支（C_{5-6}）

前斜角肌体表触诊：坐或仰卧位，先触到胸锁乳突肌锁骨端，其稍后方即是前斜角肌肌腹，重复做短促吸气，能感觉到前斜角肌肌腹收缩。

中、后斜角肌肌腹体表触诊：坐或仰卧位，重复做短促吸气，能在胸锁乳突肌与斜方肌上部之间的上、中部，感觉到中、后斜角肌肌腹收缩。

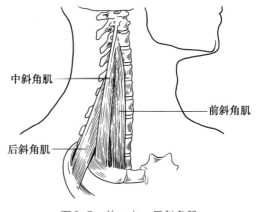

图2-7　前、中、后斜角肌

二、辨证要点

1. 颈侧疼痛不适，并可引起上半部身体任何一处的肌筋膜疼痛，以及引发其他部位的关联症状：

（1）上部和上、中部损伤引发的症状：上背、肩、臂、手部广泛性疼痛或麻木等感觉异常，以及颈肩掣痛、不安甚至抽动，易与神经性抽搐、神经根型颈椎病、肩周炎以及菱形肌损伤混淆。

（2）下、中部和下部损伤引发的症状：胸部的疼痛，易与心绞痛混淆。

2. 肌肉的被动牵拉试验，头颈被动向健侧侧屈时出现或加重疼痛，甚至因疼痛而不能进行；主动抗阻力牵拉试验，头颈向患侧屈时出现或加重疼痛，甚至因疼痛而不能进行。

三、手法治疗

1. 神经按压阻滞　在胸锁乳突肌后缘、颞骨乳突下方一横指和两横指处，行神经按压阻滞20秒。

2. 起、止点及肌腹按压

（1）起点：于胸锁乳突肌后缘，切循附着在颈椎横突后结节上起点的压痛和异常改变，进行按压。

（2）止点：于胸锁乳突肌前缘，切循附着在颈椎横突前结节上起点的压痛和异常改变，进行按压。

（3）肌腹：于胸锁乳突肌后缘与斜方肌上部前缘之间，一手把胸锁乳突肌向前推开，另一手自胸锁乳突肌与锁骨联结处切循肌腹上的压痛和异常改变，进行按压，并与肌纤维走行垂直方向推动。

3. 侧压牵拉镇定　患者坐位、挺胸，术者一臂屈肘压患肩、手置患枕部，另一手将患头压向健侧，以前、中、后斜角肌感到牵拉和疼痛来判定，镇定片刻。操作流程如图2-8所示。

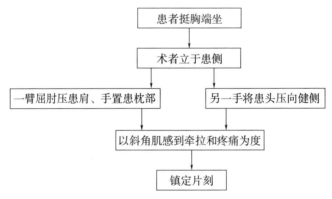

图2-8　斜角肌损伤手法治疗操作流程

四、辅助治疗

1. 刃针微创治疗　对按压疗效不甚理想，病程长或病情重的病例，可于压痛和软组织异常改变处，用刃针微创治疗。

2. 中药外用治疗　对于治疗有效但容易复发的病例，用"跌损妙方"加味（归尾、生地、槟榔、赤芍、乌药、威灵仙），疼痛重，加桃仁、红花；肿胀，加泽兰叶、血竭。各等份，共研细末，制成膏药，贴于颈侧或项部。

第三章　背肩部软组织损伤

第一节　肩胛提肌损伤

作为本章第一节，比较详细地讨论了从生理、病理、解剖、生物力学等不同角度对肩胛提肌损伤的阐释，目的是以肩胛提肌为例，其他肌肉类同。

肩胛提肌与其他骨骼肌一样，无论是肉眼还是镜下观察，大部分的肌纤维彼此平行，并排列成螺旋状，脊柱旁的诸多固定肌群，其纤维的螺旋都有特定的方向，肩胛提肌就是从肩胛骨的附着处到颈椎的横突方向螺旋样走行的。肩胛提肌是一块负担很重的肌肉，几乎每个人都会有问题，比较起来上部损伤较下部损伤更为常见。

关于病因病机的阐释是：从生物力学角度，损伤的椎旁肌肉、肌腱或韧带，在镜下或肉眼观察，均可见呈螺旋状排列的纤维排列不整的紊乱现象。软组织的这种损伤，造成生物力学和神经功能改变的如下结果：

第一种结果是肌肉、肌腱或韧带纤维失去正常的排列。软组织的机械损伤镜下表现为胶原纤维断裂，由于新生的胶原以任意方向排列，使得修复后的纤维失去了它们的正常走向，从而造成了大量纤维组成的筋膜层之间失去了相对滑动能力。因此，肌腱、韧带和关节囊中的胶原纤维或筋膜的滑动能力降低，导致粘连形成，粘连形成又阻止了肌肉萎缩发生时的肌肉纤维正常加宽。

第二种结果是，肌肉、肌腱和韧带出现扭转。软组织损伤达到一定程度后，这些损伤的纤维组织常发生异常扭转或扭曲，这与传统中医的"筋出槽"认识相同。异常扭曲减少了组织的含水量，导致软组织及相关关节的粘连，以及功能异常和（或）障碍。

第三种结果是，液体滞留降低了细胞的活力。机体的功能障碍和损伤初始阶段的主要改变就是正常液体局部流量减少。急性损伤后的肿胀阻止了液体的正常交换；慢性积累性损伤的软组织粘连也会造成液体滞留。由于细胞活性的降低以及代谢产物的积累，致使软组织自我修复能力下降。

第四种结果是，软组织损伤导致神经功能的改变。庞大的神经网络包埋在胶原中，粘连、肌肉萎缩、软组织纤维失去了正常的排列、异位、扭转、液体滞留等改变，不仅会引起疼痛，而且会使肌肉、关节、动脉、内脏器官及中枢神经系统产生异常的神经反射。

第五种结果是，软组织损伤致关节功能障碍。软组织的移位和扭转会使关节受到异常应力，可导致关节功能障碍，特别是椎间盘过早的退变。这种关节功能障碍的椎间盘退行性改变，又会刺激椎旁软组织的感觉神经感受器，从而引起神经反应，抑制或诱发周围肌肉张力过强，使脊柱力平衡失调。

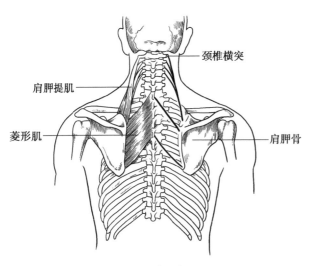

图3-1　肩胛提肌

一、解剖复习

肩胛提肌位于斜方肌上部的深面，纤维就是从肩胛骨的附着处到颈椎的横突方向螺旋样走行的（图3-1）。

起　点	止　点	功　能	神经支配
C_1横突和$C_{2,3,4}$横突后结节	肩胛骨上角和脊柱缘的上部	上提肩胛骨并使肩胛骨下角转向内上方	肩胛背神经（$C_{2\sim5}$）

肩胛提肌前面体表触诊：仰卧位，肩部向后并带动肩胛骨向上，在肋骨上

做上下滑动，使肩胛骨上角尽可能向上，在胸锁乳突肌后上方与斜方肌上部前上方之间显现肩胛提肌前面。

肩胛提肌侧面体表触诊：侧卧位，抗阻力做向同侧侧屈头部和上提肩胛肌时，在胸锁乳突肌后上方与斜方肌上部前上方之间显现肩胛提肌前面。

二、辨证要点

1．颈项部疼痛和僵硬，从沿肩胛骨内侧缘向肩或背部的放射痛，不能向患侧或健侧转动。

2．压痛和软组织异常改变，在胸锁乳突肌后缘上方的 C_1 横突、$C_{2\sim4}$ 横突后结节的起点和肩胛骨上角的止点，以及胸锁乳突肌上端与斜方肌上部上端之间的肌腹。

3．被动将患头向健侧稍前方按压，或顶抵患枕部抗阻力主动头后仰，以及按压患肩部抗阻力主动耸肩时，出现或加重疼痛，甚至因疼痛而不能进行。

三、手法治疗

1．神经按压阻滞　患者仰卧位，从斜方肌上部中点稍背侧肌间隙处（接近肩井穴），向足心方向按压肩胛背神经，持续20秒。

2．起点按压　患者仰卧、头颈转向健侧，按压胸锁乳突肌后缘线上，颞骨乳突下一横指处的 C_1 横突，以及向下每间距一横指左右的 $C_{2\sim4}$ 横突后结节。

3．止点按压　患者坐位、患手摸健侧肩，按压凸显的肩胛骨上角附着的肩胛提肌止点。

4．肌腹部按压及牵拉　患者仰卧、头颈转向健侧，术者坐患头侧，按压住胸锁乳突肌上端与斜方肌上部上端之间的肌腹，另一手反复转动患头颈；接着，按压住斜方肌上部（按压力通过斜方肌上部作用于深层的肩胛提肌肌腹），另一手反复转动患头颈，由上向下进行。操作流程如图3-2所示。

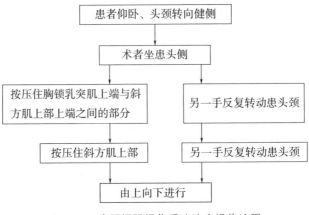

图3-2　肩胛提肌损伤手法治疗操作流程

四、辅助治疗

1. 刃针微创治疗　对按压疗效不甚理想，病程长或病情重的病例，可于压痛和软组织异常改变处，用刃针微创治疗。

2. 中药外用治疗　对于治疗有效但容易复发的病例，用"三痹膏"（羌活、独活、桂枝、秦艽、鸡血藤、川芎、木香、木瓜、乌梢蛇各等份，风痹加防风、海风藤、丝瓜络；寒痹加麻黄、川乌、草乌、乳香；湿痹加防己、牛膝、续断，共研细末，制成膏药）贴于项、背部。

第二节　菱形肌损伤

菱形肌位于斜方肌中部的深面、上后锯肌的浅面。肩胛骨内侧缘与胸椎棘突之间的疼痛，除由菱形肌损伤引起，也不能忽略其深、浅的上后锯肌和斜方肌中部这两块肌肉。此外，斜角肌、冈下肌、背阔肌、前锯肌和肩胛提肌损伤的牵涉痛，也容易与之混淆，在临床上应予充分注意。

一、解剖复习

菱形肌由小菱形肌和大菱形肌组成，小菱形肌位置较高，有时会与大菱形肌分开，但是用手触摸时很难区别这两块肌肉，菱形肌的功能是使肩胛骨内收、协助抬肩以及在需要时帮助固定肩胛骨，对手臂和手起到有力的支撑（图 3-3）。

肌　名	起　点	止　点	功　能	神经支配
小菱形肌	C_6、C_7 和 T_1 棘突	肩胛骨脊柱缘肩胛冈以上的部分	近固定：使肩胛骨上提、后缩和下回旋。远固定：两侧收缩，使脊柱颈胸段伸直	肩胛背神经（$C_{4\sim6}$）
大菱形肌	$T_{2\sim4}$ 棘突	肩胛骨脊柱缘肩胛冈以下的部分	同上	同上

菱形肌体表触诊：侧卧位，一手确定斜方肌下部肌纤维并按住，另一手扳动肩胛骨充分外旋，即可显露位于脊柱胸段和肩胛骨脊柱缘之间的菱形肌。

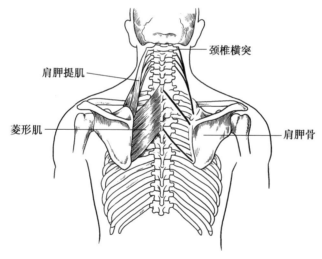

图 3-3　菱形肌

二、辨证要点

1. 沿肩胛骨脊柱缘与棘突之间放散性疼痛、不适，休息时更明显，肩部活动时伴弹响声或研磨声。

2. 压痛和异常改变，在 $C_6 \sim T_1$ 棘突端部的侧面，肩胛骨脊柱缘的背面和边缘以及肩胛骨脊柱缘与棘突之间的部分。

3. 做被动摸对侧肩，和抗阻力主动使两肩胛骨脊柱缘靠近时，出现或加重疼痛，甚至因疼痛而不能进行。

三、手法治疗

1. 神经按压阻滞　按压C_7棘突旁棘突与肩胛骨脊柱缘延长线交点处20秒，相当于肩外俞穴（C_7棘突旁2寸），主要按压肩胛背神经的肌支。

2. 起、止点按压　患者坐或俯卧位，按压C_6至T_1棘突端部侧面的起点（注意：不是端部，而是端部的侧面），以及肩胛骨脊柱缘背面和边缘的止点（注意：不仅是背面，还有边缘）。

3. 肌腹部按压　患者坐位，患手摸对侧肩，按压并与肌纤维走行垂直方向推动。

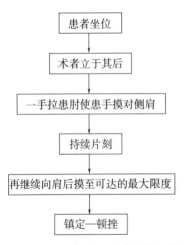

图3-4　菱形肌损伤手法治疗操作流程

4. 牵拉　患者坐位，术者立于其后，一手拉患肘，被动使患手摸对侧肩，持续片刻再继续向肩后摸至可达的最大限度，镇定、顿挫。操作流程如图3-4所示。

5. 弹筋　患者坐位，屈肘90°，肩向后伸，术者一手托患肘、另一手拇食指抓住棘突与肩胛骨脊柱缘之间的骶棘肌，提起一松开，连续弹3～5次。此法虽未直接弹菱形肌，但通过其他肌肉间接作用于菱形肌，尤其可以分离几层相邻肌肉之间的粘连。

四、辅助治疗

1. 刃针微创治疗　对按压疗效不甚理想，病程长或病情重的病例，可于压痛和软组织异常改变处，用刃针微创治疗。

2. 中药外用治疗　对于治疗有效但容易复发的病例，用"背痹膏"（白芷、海桐、萆薢、木香、羌活、乌药、藁本、川芎、当归、桑枝、秦艽，各等份，共研细末，制成膏药）贴于背部。

第三节　斜方肌中部和下部损伤

斜方肌这个单词来自于希腊语，是比照小桌子的特点，较扁平并成斜方形而得名。斜方肌分上、中、下三部，斜方肌上部损伤是引发头颈痛的一个主要原因，而斜方肌中、下部损伤则主要是引发肩关节和项背部症状的主要病理改变。为此，我们将上部和中、下部分别讨论。有学者称："该肌引发的症状大部分被曲解，并相应产生了一系列误诊和错误的治疗，最多的误诊是颈椎病、颈椎椎间盘突出症、颈椎椎管狭窄症和肩关节周围炎等。"这与软组织外科学的观点近似，我们也有相同的认知。

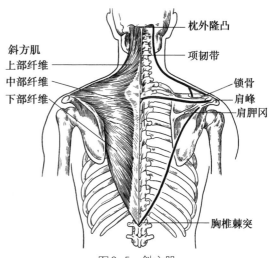

图3-5　斜方肌

一、解剖复习

斜方肌解剖见图3-5。

部　位	起　点	止　点	功　能	神经支配
斜方肌中部	$C_7 \sim T_5$棘突端部的侧面	肩胛冈上缘外端	脊柱固定：使肩胛骨后缩（靠近脊柱） 肩胛骨固定：一侧上部肌束收缩，使头向同侧屈和向对侧旋转；两侧收缩，使头后仰和脊柱伸直	副神经
斜方肌下部	$T_6 \sim T_{12}$棘突端部的侧面	肩胛冈下缘内端	脊柱固定：使肩胛骨下降、上回旋 肩胛骨固定：一侧上部肌束收缩，使头向同侧屈和向对侧旋转；两侧收缩，使头后仰和脊柱伸直	副神经

斜方肌中部体表触诊：侧卧位，抗阻力做主动肩肱关节水平外展，在背部凸显的接近横向的肌肉。

斜方肌下部体表触诊：侧卧位，抗阻力做主动臂部水平外展，在背部凸显的斜向外上方的肌肉。

二、辨证要点

1. 中部引发的症状主要是，从胸椎到颈椎靠近脊柱两侧的区域疼痛或烧灼痛，以肩胛骨上角内侧尤为明显，上臂背侧皮肤不适，并常出现鸡皮疙瘩；下部引发的症状主要是，脊背僵硬，背部中段压迫性疼痛或烧灼痛，肩胛骨突起，以及头、颈、项部疼痛、不适及活动不利等症状。

2. 在诊断为颈椎病、颈椎椎间盘突出症、颈椎椎管狭窄症或肩关节周围炎等的病例中，常有斜方肌上部和（或）中部损伤者。

3. 压痛和软组织异常改变，在 $C_7 \sim T_{12}$ 棘突端部侧面的起点，肩胛冈上缘外端和肩胛冈下缘内端的止点，以及其间的肌腹上。

4. 被动使肩胛骨前缩（离开脊柱）和抗阻力主动后缩（靠近脊柱）出现或加重疼痛，甚至因疼痛而不能进行，是斜方肌中部损伤；被动使肩胛骨上提和抗阻力主动下降出现或加重疼痛，甚至因疼痛而不能进行，是斜方肌下部损伤。

三、手法治疗

1. **神经按压阻滞** 按压胸锁乳突肌后缘中点稍上与斜方肌上部前缘上 2/3 与下 1/3 交点之间的副神经浅显段，持续 20 秒。

2. **起点按压** 患者坐位，术者一手扶住患头、另一手拇指推顶 C_7 棘突端部侧面（注意：不是端部）向健侧，随着推顶之力，扶患头的手将患头向患侧侧屈，如此两个反向力配合，可起力半功倍之效。同法逐椎向下操作至 T_{12} 棘突端部侧面，从胸椎开始除患头外，胸椎也同时向患侧侧屈配合。

3. **止点按压** 患者俯卧位，术者从上向下移动按压肩胛冈上缘外端，稍加与肩胛冈相同方向的小幅度推动，按压斜方肌中部的止点。术者从下向上移动按压肩胛冈下缘内端，稍加与肩胛冈相同方向的小幅度推动，按压斜方肌下部的止点。

4. **肌腹按压** 患者俯卧位，术者双手拇指叠加按压肌腹，并与肌纤维走行垂直方向慢速、小幅度推动。

5. 牵拉 患者坐位，术者与患者面对站立，双膝夹住患双膝、双手扶住患双肩，先左右旋动数次，然后向左旋转，至极度后镇定—顿挫；再向右旋转，至极度后镇定—顿挫。操作流程如图3-6所示。

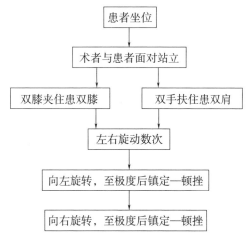

图3-6 斜方肌中部、下部损伤手法治疗操作流程

四、辅助治疗

1. 刃针微创治疗 对按压疗效不甚理想，病程长或病情重的病例，可于压痛和软组织异常改变处，用刃针微创治疗。

2. 中药外用治疗 对于治疗有效但容易复发的病例，用"背痹膏"（白芷、海桐、萆薢、木香、羌活、乌药、藁本、川芎、当归、桑枝、秦艽，各等份，共研细末，制成膏药）贴于背部。

第四节 冈上肌损伤

肩部活动范围大、方向多而且频繁，多达20多块肌肉参与肩关节的运动，而它们都很容易被损伤。当肩部的一块肌肉因损伤变弱或紧缩时，相关肌肉就必须代偿性地紧缩或被异常牵张。在过度的负荷下，它们就像多米诺骨牌一样，每一块都接连形成损伤，直至这个区域内的所有肌肉都被涉及。

对表现为肩关节疼痛和（或）功能障碍的诊断，通常使用风湿性关节炎、滑囊炎、肌腱炎、肩腱袖损伤、粘连性关节囊炎以及关节软骨退行性变等，而关节软骨退行性变更能够通过X线检查得到证实。但是，这些诊断并未抓住真正的病因，邻近肌肉的损伤才是疼痛的真正病理改变。通过治疗多块病变肌肉，解除了疼痛、恢复了关节正常功能的临床实践，就是对此观点最有力的佐证。这其中，冈上肌、冈下肌、小圆肌和肩胛下肌损伤最为重要。

一、解剖复习

冈上肌解剖见图3-7。

起 点	止 点	功 能	神经支配
冈上窝	肱骨大结节上部	肩关节外展	肩胛上神经（$C_{5\sim6}$）

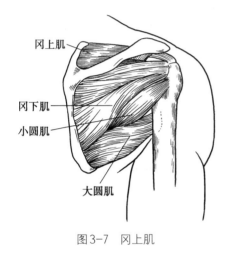

冈上肌
冈下肌
小圆肌
大圆肌

图3-7 冈上肌

冈上肌体表触诊：坐位，检查者手指放在肩胛冈中部上方，被检查者反复做肩肱关节外展动作时，能更好地触摸到手指下的冈上肌，因为它是肩部外展运动的固定肌。

二、辨证要点

1. 项部至肩后上部深层疼痛不适、沉重压抑感，可放射至上臂和前臂外侧，肘外侧，腕关节以及肩胛部。

2. 活动时肩关节内有弹响或不吻合的摩擦声，上举或内收痛限。

3. 位于肱骨大结节上方止点的压痛和异常改变可明显触及，位于斜方肌上、中部深层的起点和肌腹则难以触及（患者俯卧位深按较为容易触到）。此外，肩胛冈外端与锁骨外端之间的冈上肌腱腹结合部（相当于"巨骨"穴），是容易被忽略的常见压痛和异常改变处。

4. 肩关节抗阻力主动外展和被动内收时，出现或加重疼痛，甚至因疼痛而不能完成。

三、手法治疗

1. 神经按压阻滞 患者俯卧位，深按肩胛冈上缘内2/3与外1/3交点稍上、内方20秒，此处适逢肩胛上神经穿过肩胛上切迹骨—纤维管处。

2．起点及肌腹按压　患者俯卧位，按压项部至肩后上部深层肌起点及肌腹上的压痛和异常改变，按压中可带与肌纤维走行垂直方向的推动。

3．止点按压　患者坐位，按压肱骨大结节上部止点，以及肩胛冈外端与锁骨外端之间的腱腹结合部的压痛和异常改变，按压中可带揉动。

4．牵拉　患者坐位，术者立于其后，一手握住患肘，尽量向健侧牵拉，另一手置患侧肩后部，尽量向健侧推，使患者身体向健侧旋转，至极度后稍停片刻，镇定—顿挫，反复3次。操作流程如图3-8所示。

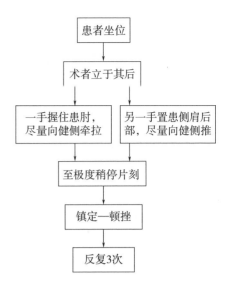

图3-8　冈上肌损伤手法治疗操作流程

四、辅助治疗

1．刃针微创治疗　对按压疗效不甚理想，病程长或病情重的病例，可于压痛和软组织异常改变处，用刃针微创治疗。

2．中药外用治疗　对于治疗有效但容易复发的病例，用"背痹膏"（白芷、海桐、萆薢、木香、羌活、乌药、藁本、川芎、当归、桑枝、秦艽，各等份，共研细末，制成膏药）贴于肩胛骨部。

第五节　冈下肌和小圆肌损伤

冈下肌和小圆肌是引起肩、颈、背疼痛，以及上肢疼痛和（或）麻木的重要原因，两块肌肉都位于肩胛骨冈下窝，彼此毗邻，功能类同，肌纤维走向相近，以致它们的损伤在临床上常难以区分。因此，临床上常将它们同时考虑。

一、解剖复习

冈下肌和小圆肌解剖见图3-9。

肌　名	起　点	止　点	功　能	神经支配
冈下肌	冈下窝	肱骨大结节中部	肩关节内收和外旋	肩胛上神经（$C_{5\sim6}$）
小圆肌	肩胛骨外侧缘	肱骨大结节下部	肩关节内收和外旋	腋神经（$C_{5\sim6}$）

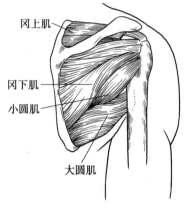

冈上肌
冈下肌
小圆肌
大圆肌

图3-9　冈下肌和小圆肌

冈下肌和小圆肌体表触诊：坐位，肩肱关节外展90°、肘关节屈曲90°、前臂旋前，抗阻力主动做肩肱关节外旋动作，在冈下窝内凸显的斜向外上方的肌肉，上面为冈下肌、下面为小圆肌。

二、辨证要点

（一）冈下肌

1. 肩前部深层或结节间沟处疼痛，放射至上臂、前臂、手尺侧，后颈部以及肩胛骨内侧缘部疼痛、麻木或僵硬无力。

2. 压痛和异常改变在冈下窝和肱骨大结节中部。

3. 被动肩关节外展和内旋，以及抗阻力主动肩关节内收和外旋时，冈下肌起止点及肌腹部出现或加重疼痛，以及因疼痛而不能完成。

（二）小圆肌

1. 肩后部疼痛，常放射至小指和无名指，有麻木或针刺感。

2. 压痛和异常改变在冈下窝和肱骨大结节中部。

3. 被动肩关节外展和内旋，以及抗阻力主动肩关节内收和外旋时，小圆肌起止点及肌腹部出现或加重疼痛，以及因疼痛而不能完成。

三、手法治疗

1. 神经按压阻滞　按压锁骨肩峰端与肩胛冈之间凹陷处（相当于"巨骨"

穴）的肩胛上神经分支，此处适逢肩胛冈切迹；按压腋后纹头直上、肩胛冈下缘凹陷中（相当于"臑俞"穴）的腋神经，此处接近四边孔处。均按压20秒。

2．起、止点及肌腹按压　患者坐位，按压冈下窝和肩胛骨外侧缘处的软组织压痛和异常改变，以及肱骨大结节上部和中部的软组织压痛和异常改变。

3．牵拉　患者坐位，肘关节屈曲90°、肩关节外展90°，术者立于患侧后方，一手扶住健侧肩，另一手握住患腕，使患前臂旋前、肩内旋，至极度后镇定30秒，反复3～5次。操作流程如图3-10所示。

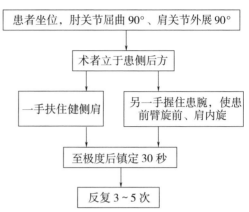

图3-10　冈下肌和小圆肌损伤手法治疗操作流程

四、辅助治疗

1．刃针微创治疗　对按压疗效不甚理想，病程长或病情重的病例，可于压痛和软组织异常改变处，用刃针微创治疗。

2．中药外用治疗　对于治疗有效但容易复发的病例，用"背痹膏"（白芷、海桐、萆薢、木香、羌活、乌药、藁本、川芎、当归、桑枝、秦艽，各等份，共研细末，制成膏药）贴于背部。

第六节　肩胛下肌损伤

肩胛下肌损伤是造成肩部疼痛的重要病理改变，尤其在治疗肩关节周围炎时尤为关键。由于肩胛下肌不像组成肩腱袖的冈上肌、冈下肌和小圆肌那样被临床医生熟悉和重视，加之起点不可触及，肌腹又难以触及，以致常使治疗功亏一篑或疗效不尽如人意。

一、解剖复习

肩胛下肌是一块很有力量的肌肉，它位于肩胛和肋骨之间，这种连接方式也让它参与协助稳固肩关节及维持肱骨头在关节内的位置（图3-11）。

起　点	止　点	功　能	神经支配
肩胛骨前面	肱骨小结节	肩关节内收和旋内	肩胛下神经（$C_{5\sim6}$）

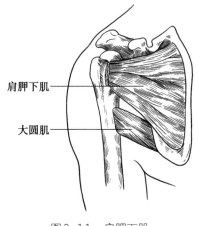

图3-11　肩胛下肌

（图中标注：肩胛下肌、大圆肌）

二、辨证要点

1. 肩部深层严重疼痛，有时沿上臂背侧向下放射至腕背侧，持续疼痛不适。肩关节各方向活动均痛限，活动时伴有弹响声。

2. 压痛和（或）软组织异常改变在肱骨小结节的止点部和（或）肩胛骨腋缘的肌腹部。

3. 肩关节抗阻力主动内收和旋内，以及被动外展和旋外时，出现或加重疼痛，甚至因疼痛而不能完成。

三、手法治疗

1. 神经按压阻滞　在腋窝顶部外后方肩胛下神经处按压20秒。

2. 止点按压　于肱骨小结节处按压，并于保持按压力顺时针和逆时针方向揉动。

3. 肌腹按压　患者坐位，术者立于其后，使患手稍上举、内收、内旋，即可在肩胛骨腋缘找到肌腹上的压痛和异常改变，按揉并与肌纤维走行垂直方向推动。

4. 牵拉　患者坐位，肘关节屈曲90°、肩关节外展90°，术者立于其后，一手扶住健侧肩，另一手握住患腕，使患肩内收和旋内，牵拉、镇定、顿挫，反复3~5次。操作流程如图3-12所示。

四、辅助治疗

1. 刃针微创治疗　对按压疗效不甚理想，病程长或病情重的病例，可于压痛和软组织异常改变处，用刃针微创治疗。

2. 中药外用治疗　对于治疗有效但容易复发的病例，用"背痹膏"（白芷、海桐、萆薢、木香、羌活、乌药、藁本、川芎、当归、桑枝、秦艽，各等份，共研粗末），分装数个白布袋，蒸热熨腋、肩部。

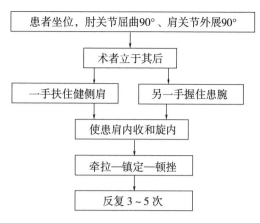

图3-12　肩胛下肌损伤手法治疗操作流程

第七节　三角肌损伤

三角肌的损伤，经常不是肩痛的唯一原因，而多是由斜角肌、胸大肌或肩腱袖损伤合并所致；与三角肌单独损伤引起的肩痛相比，由其他肌肉损伤引起的肩痛却更为常见。因此，三角肌损伤所致的疼痛，既常被误诊为滑囊炎、关节炎或肩周炎，又容易过分强调三角肌的损伤而忽略其他肌肉损伤的合并因素。

一、解剖复习

三角肌就像一顶帽子包绕了整个肩部，由独立的前部、中部和后部组成，分别位于肩部的前面、侧面和后面（图3-13）。

部　别	起　点	止　点	功　能	神经支配
前部	锁骨外端下缘	肱骨三角肌粗隆	肩关节外展、前屈和后伸	腋神经（$C_{5\sim6}$）
中部	肩峰外缘	肱骨三角肌粗隆	肩关节外展、前屈和后伸	腋神经（$C_{5\sim6}$）
后部	肩胛冈外端下缘	肱骨三角肌粗隆	肩关节外展、前屈和后伸	腋神经（$C_{5\sim6}$）

三角肌体表触诊：抗阻力主动肩肱关节外展，在肩肱关节外侧凸显的三角

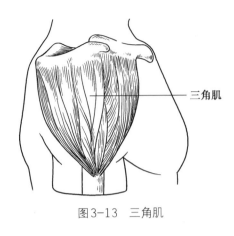

图3-13 三角肌

形肌肉。

二、辨证要点

1. 疼痛主要见于活动手臂时，不活动时一般不会觉得疼痛。三角肌任一部分出现损伤都可以影响肩部的活动。

2. 压痛和（或）软组织异常改变，在锁骨外端下缘、肩峰外缘、肩胛冈外端下缘以及肱骨三角肌粗隆处。

3. 关节抗阻力主动肩关节后伸、外展、前屈，以及被动肩关节前屈、内收、后伸时，出现或加重疼痛，甚至因疼痛而不能完成，分别是三角肌前、中、后部损伤。

三、手法治疗

1. 神经按压阻滞　按压腋后纹头直上肩胛冈下缘凹陷中（相当于"臑俞"穴）的腋神经，此处接近四边孔处，按压20秒。

2. 起点按压　分别在肌前、中、后部起点，锁骨外端下缘、肩峰外缘、肩胛冈外端下缘的压痛及异常改变处按压。

3. 止点按压　在前、中、后三部共同的止点，肱骨三角肌粗隆处的压痛及异常改变按压。

4. 肌腹按压　三角肌肌腹上的压痛及异常改变较多，仔细切循按压。

5. 牵拉　患者坐位，术者立于其后，一手扶住健侧肩，另一手握住患腕，三角肌前部损伤者，被动后伸—镇定—顿挫；三角肌中部损伤者，被动内收—镇定—顿挫；三角肌后部损伤者，被动内收—镇定—顿挫。如有困难，可参考做动作时病变肌肉有否牵拉感来判断。操作流程如图3-14所示。

四、辅助治疗

1. 刃针微创治疗　对按压疗效不甚理想，病程长或病情重的病例，可于压痛和软组织异常改变处，用刃针微创治疗。

2. 中药外用治疗　对于治疗有效但容易复发的病例，用"肩痹膏"（羌

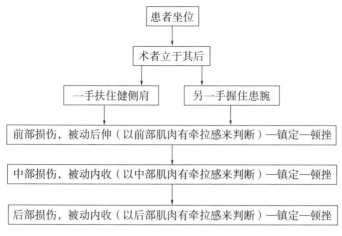

图3-14 三角肌损伤手法治疗操作流程

活、防风、海桐皮、威灵仙、秦艽、松节、当归、川芎、白芍、南星，各等份，共研细末，制成膏药）贴于肩部。

第八节 肱三头肌损伤

肱三头肌是引发肩关节和肘关节部疼痛的重要原因，但临床上却重视不够。肱三头肌有三个起点，各头损伤有不同的临床表现，在诊断上容易抓不住要点，而易误诊为肱骨外上髁炎、肱骨内上髁炎、背阔肌损伤，以及上后锯肌损伤、肩肘关节炎、肌腱炎、滑囊炎等疾患。

一、解剖复习

肱三头肌位于肱骨后面，是一块与肱二头肌相互拮抗的，有三个头、长且宽的肌肉，由于一端附着于尺骨鹰嘴，使它成为伸直肘部的重要杠杆。三头肌的长头附着于肩胛骨并固定手臂（图3-15）。

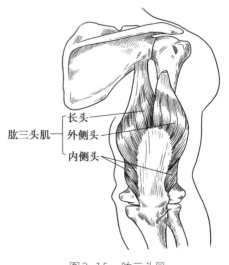

图3-15 肱三头肌

头　别	起　点	止　点	功　能	神经支配
长头	肩胛骨盂下粗隆背面	尺骨鹰嘴	伸肘	桡神经（$C_{5\sim8}$）
内侧头	肱骨后面（桡神经沟内下）	尺骨鹰嘴	伸肘	桡神经（$C_{5\sim8}$）
外侧头	肱骨后面（桡神经沟外上）	尺骨鹰嘴	伸肘	桡神经（$C_{5\sim8}$）

肱三头肌体表触诊：肩肱关节外展90°、肘关节屈曲90°、前臂旋前，抗阻力主动做肘关节外展时，在上臂背侧凸显此肌。

二、辨证要点

1. 各部分损伤的临床表现各不相同

（1）长头损伤：肩后部和肘外侧疼痛，还可牵涉至颈根或颈侧疼痛、闷痛、无力感，肩和肘关节活动受限。

（2）外侧头损伤：上臂背侧疼痛、闷痛、无力感，肘关节活动受限，或牵涉前臂尺侧和手尺侧麻木。

（3）内侧头外侧损伤：肘外侧及沿前臂外侧疼痛、闷痛或无力感，肘关节活动受限。

（4）内侧头内侧损伤：肘内侧及沿前臂内侧疼痛、闷痛或无力感，肘关节活动受限。

（5）止腱部损伤：肘后部疼痛明显，不能触碰。

2. 压痛和（或）软组织异常改变：在长头起点肩胛骨盂下粗隆背面、内侧头起点肱骨后面（桡神经沟内下）、外侧头起点肱骨后面（桡神经沟外上），以及共同的止点尺骨鹰嘴部。

3. 关节抗阻力主动伸直肘关节和被动屈曲肘关节时，三个头的起点、共同的止点和（或）肌腹部出现或加重疼痛，甚至会因疼痛而不能完成。

三、手法治疗

1. 神经按压阻滞　在肱骨三角肌粗隆（相当于臂臑穴）稍后方按压，此处适逢由肱三头肌的三个头与肱骨桡神经沟共同构成的肱骨肌管处，按压20秒。

2. 起点按压　在肩胛骨盂下粗隆背面的长头起点、肱骨后面桡神经沟内下方内侧头起点和肱骨后面桡神经沟外上方外侧头起点的压痛和软组织异常改变按压。

3. 止点按压　在尺骨鹰嘴处的压痛和软组织异常改变按压。

4. 肌腹按压　在肌腹上的压痛和软组织异常改变处按压，并与肌纤维走行垂直方向推动。

5. 牵拉　患者坐位，术者立于其后，一手扶住健侧肩，另一手握住患腕，保持抬患肩向前90°、屈曲患肘90°、前臂旋前的姿势，内收患肩至极度—镇定—顿挫。操作流程如图3-16所示。

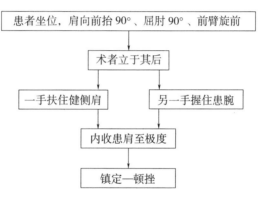

图3-16　肱三头肌损伤手法治疗操作流程

四、辅助治疗

1. 刃针微创治疗　对按压疗效不甚理想，病程长或病情重的病例，可于压痛和软组织异常改变处，用刃针微创治疗。

2. 中药外用治疗　对于治疗有效但容易复发的病例，用"肩痹膏"（羌活、防风、海桐皮、威灵仙、秦艽、松节、当归、川芎、白芍、南星，各等份，共研细末，制成膏药）贴于肩部。

第四章 腰臀部软组织损伤

第一节 骶棘肌损伤

一、解剖复习

骶棘肌解剖见图4-1。

起　点	止　点	功　能	神经支配
骶骨背面，骶结节韧带，腰椎棘突，髂嵴后部和腰背筋膜	肋骨，椎骨的横突和棘突，颞骨乳突	一侧收缩：脊柱向同侧屈。两侧收缩：脊柱后伸，竖直躯干	脊神经后支

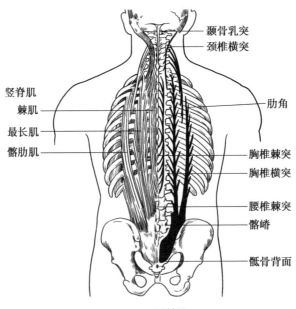

图4-1　骶棘肌

骶棘肌体表触诊：俯卧位，抗阻力主动后仰，在背腰部棘突旁凸显的纵行肌肉。

二、辨证要点

1．腰部疼痛不适，牵涉至背、颈部，并伴全肌紧张（被称为背肌痉挛），躯干前屈时疼痛加重并受限。有时，腰背部片状麻木或向颈部和（或）臀部放射痛和（或）麻木。

2．骶棘肌单侧紧缩，可致脊柱侧弯和（或）椎间盘病变症状；双侧紧缩，可致骶髂关节错位；影响交感神经时，可出现心血管、呼吸、消化等系统的功能性症状。

3．压痛和（或）软组织异常改变：在腰背部的腰椎和胸椎棘突旁。

4．躯干抗阻力主动后仰和被动前屈时，出现或加重疼痛，甚至因疼痛而不能完成。

三、手法治疗

1．神经按压阻滞　在邻近疼痛部位上方，胸、腰椎棘突旁2～4cm范围内的压痛和异常改变（相当于脊神经后支内、外侧支筋膜出口处），按压阻滞。

2．起点按压　在骶骨背面和髂嵴后面寻找压痛和异常改变，按压、分筋。

3．止点按压　在以下部位的压痛和异常改变处，按压、分筋、理筋：

（1）棘肌止点：颈椎和胸椎的棘突。

（2）最常肌止点：颞骨乳突以及颈椎和胸椎的横突。

（3）髂肋肌止点：肩胛骨以下的肋骨后面的肋角。

4．肌腹按压　由第五腰椎棘突旁开始，逐次向上按压并分筋，直至第一胸椎棘突旁。

5．牵拉　患者仰卧位，患双下肢并拢，屈曲髋膝各90°，术者立于一侧与其面对，一手按患双腘部，另一手扶患双踝前部，膝关节仍保持90°，加大角度屈患髋数次，最后一次屈至极度，稍停片刻，顿挫按压一下。操作流程如图4-2所示。

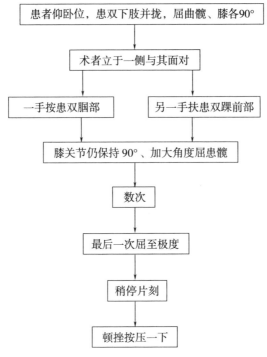

图4-2　骶棘肌损伤手法治疗操作流程

四、辅助治疗

1. 刃针微创治疗　对按压疗效不甚理想，病程长或病情重的病例，可于压痛和软组织异常改变处，用刃针微创治疗。

2. 中药外用治疗　对于治疗有效但容易复发的病例，背部用"背痹方"，腰部用"腰痹膏"（白芷、独活、生半夏、血竭、川乌、草乌、防风、荆芥、乳香、没药、杜仲、补骨脂），各等份，另加1/10量的冰片、樟脑粉、苏合油，共研细末，制成膏药，贴于腰部。

第二节　腰方肌损伤

腰方肌损伤，是引发腰痛、坐骨神经痛和骶髂关节微小移位的主要病理改变，还容易误诊为肾结石、尿道问题和内科疾患。临床上对起、止点做手法治疗较容易和熟悉，对肌腹部做手法治疗则较困难和生疏，而这种困难和生疏往往使很多患者的疼痛迁延不愈。

一、解剖复习

腰方肌解剖见图4-3。

起　点	止　点	功　能	神经支配
髂嵴前面	第12肋骨下缘，第1、2、3、4腰椎横突	下降肋骨，使脊柱侧屈	腰神经

腰方肌触诊法：患者患侧在上侧卧位，术者一手置于第12肋骨下缘，另一手置于髂嵴内唇，患者抗阻力向患侧侧屈，即可触到收缩的腰方肌。

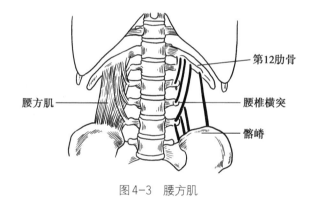

图4-3　腰方肌

二、辨证要点

1. 腰部两侧疼痛不适，活动和腹压增加时加重，可放射至髋、臀、骶髂关节、腹股沟和大腿下部。

2. 压痛和（或）软组织异常改变：在髂嵴后部前面的髂嵴内唇、第12肋骨下缘和第1、2、3、4腰椎横突处。

3. 抗阻力主动收缩试验，躯干向患侧侧屈时，出现或加重疼痛，甚至因疼痛而不能完成；被动牵拉试验，躯干向健侧侧屈时，出现或加重疼痛，甚至因疼痛而不能完成。

三、手法治疗

1. 神经按压阻滞　在第1~4腰椎棘突旁1cm左右（相当于夹脊与膀胱经内侧线之间）处按压，通过肌肉可传导到关节突外侧的腰神经后支的内侧支；在腰椎棘突旁2cm左右（相当于膀胱经内、外侧线之间）处按压，通过肌肉可传导到横突背面的腰神经后支的外侧支。深按并分筋20秒。

2. 起点按压　患者俯卧位，患侧下肢在上伸直、健侧下肢在下屈曲，从髂嵴后部前面的髂嵴内唇深按，触到压痛和异常改变处，左右拨动分筋。

3. 止点按压　分别在两个部位的压痛和异常改变处按压

（1）第12肋骨下缘：患者俯卧位，患侧下肢在上伸直、健侧下肢在下屈曲，轻按、分筋。

（2）第1、2、3、4腰椎横突尖部：患者俯卧位，术者从骶棘肌外缘斜向前内深按，触到横突尖部按压。

4. 肌腹按压　患者仰卧位，主动抬起臀部时，可触及腰方肌肌腹，寻找压痛和异常改变，按压、分筋。

5. 牵拉　患者俯卧，整个身体向健侧侧屈，术者立于健侧，一手推顶患者健侧腰部侧面，另一手置患侧膝外侧，扳拉患者双下肢向健侧数次，一手适力推顶，最后一次至极度，镇定—顿挫。操作流程如图4-4所示。

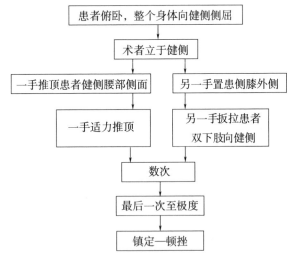

图4-4　腰方肌损伤手法治疗操作流程

四、辅助治疗

1. 刃针微创治疗　对按压疗效不甚理想，病程长或病情重的病例，可于压痛和软组织异常改变处，用刃针微创治疗。

2. 中药外用治疗　对于治疗有效但容易复发的病例，用"腰痹膏"（白芷、独活、生半夏、血竭、川乌、草乌、防风、荆芥、乳香、没药、杜仲、补骨脂，各等份，另加1/10量的冰片、樟脑粉、苏合油，共研细末，制成膏药）贴于腰部。

第三节　髂腰肌损伤

髂腰肌是最隐蔽的引发腰、髋、腹股沟和腿疼痛的病理改变，由于其部位深在和难以触及，单纯损伤时常使术者无可适从。

一、解剖复习

1. 髂腰肌由腰大肌和髂肌组成（图4-5）

肌　名	起　点	止　点	功　能	神经支配
腰大肌	第12胸椎下缘，第1~5腰椎椎体外侧及横突前面	股骨小转子	屈曲髋关节并使之外旋	腰神经肌支（T_{12}及L_{1-4}）
髂肌	髂峰前面	股骨小转子	屈曲髋关节并使之外旋	腰神经肌支（L_{1-4}）

2. 腰大肌肌腹触诊法　患者仰卧屈髋（放松腹部肌肉），术者在髂前上棘与脐连线上取中点，向深层按触即是腹直肌肌腹，做小幅度屈髋伸髋动作，在腹直肌的外侧缘即可触到腰大肌肌腹。

3. 股骨小转子触诊定位法

（1）患者仰卧，屈膝屈髋并内收髋关节，使股内收肌群放松。术者在大腿根部可触到内侧较粗大的股薄肌和外侧较细小的长收肌，在它们之间凹陷处的深层即可触到。

（2）同上，术者将髋关节内旋—外旋数次，当髋关节外旋时股骨小转子向前移动，则能更清楚触及。

（3）患者俯卧位，双下肢伸直、髋关节内旋（使股骨小转子向前移动），术者在坐骨结节外上方，在内侧较粗大的股薄肌和外侧较细小的长收肌之间凹陷处的深层即可触到。

注意：髂腰肌通过一个共同的肌腱或被滑囊分成两个肌腱，附着于股骨小转子。为此，股骨小转子处的病变，可分为末端病和（或）滑囊炎。

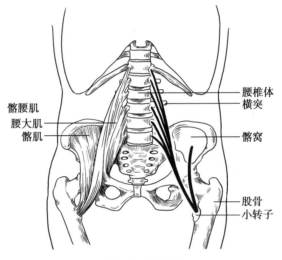

图 4-5　髂腰肌

二、辨证要点

1. 腰部、肩胛骨下部至臀上部之间或腹股沟及股骨内侧部疼痛。

2. 常是引发部分腰椎间盘突出症和妇科、男科病症状的原因。

3. 压痛在腹部腹直肌外缘以外深层，常可触及与股直肌走行一致的圆形、硬性异常改变。

4. 被动牵拉试验，患者仰卧位，被动屈膝、伸髋时，出现或加重疼痛，甚至因疼痛而不能完成；抗阻力主动收缩试验，患者侧卧位，抗阻力主动屈膝、屈髋时，出现或加重疼痛，甚至因疼痛而不能完成。

三、手法治疗

1. 神经按压阻滞　在第11～12胸椎和第1～4腰椎棘突旁1cm左右（相当于夹脊与膀胱经内侧线之间）处按压，通过肌肉可传导到关节突外侧的腰神经后支的内侧支；在腰椎棘突旁2cm左右（相当于膀胱经内、外侧线之间）处按压，通过肌肉可传导到横突背面的腰神经后支的外侧支。深按并分筋20秒。

2. 止点按压　患者俯卧，髋关节和膝关节均屈曲90°、双上肢撑起，术者四指拨开股内收肌群，触到股骨小转子按压、揉动。

3. 肌腹按压　可在两个部位按压。

（1）患者仰卧位，身体转向健侧，在脐与股骨大转子最高点连线中段深层按压。

（2）患者仰卧位，身体转向健侧，在第12肋与腹股沟之间的深层按压。

4. 牵拉　可用两种方法牵拉。

（1）患者侧卧位，患侧下肢在上屈膝、健侧下肢在下伸膝，术者立于其后，一手顶推患腰，另一前臂托患小腿、手勾拉患膝，使患侧下肢后伸数次，最后一次至极度，镇定—顿挫。操作流程如图4-6所示。

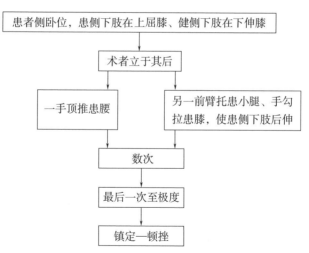

图4-6　髂腰肌损伤手法治疗操作流程－侧卧位

（2）患者坐位，术者立其后，右手从患右腋下穿过抓住患左腕，左手置于患左肩后部，助手固定患骨盆，使患者头靠右臂、后仰135°。术者右手拉、左手推，将患者向右旋转数次，最后一次至极度，镇定—顿挫。再反向同法向左旋转，至极度后镇定、顿挫。操作流程如图4-7、图4-8所示。

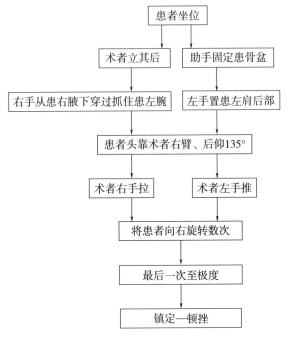

图4-7　髂腰肌损伤手法治疗操作流程－坐位右旋转

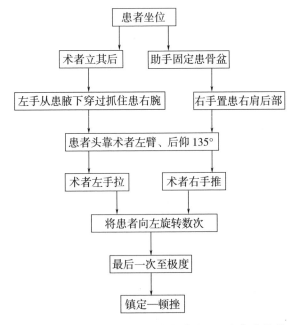

图4-8　髂腰肌损伤手法治疗操作流程－坐位左旋转

四、辅助治疗

1. 刃针微创治疗　对按压疗效不甚理想，病程长或病情重的病例，可于压痛和软组织异常改变处，用刃针微创治疗。

2. 中药外用治疗　对于治疗有效但容易复发的病例，用"腰痹膏"（白芷、独活、生半夏、血竭、川乌、草乌、防风、荆芥、乳香、没药、杜仲、补骨脂，各等份，另加1/10量的冰片、樟脑粉、苏合油，共研细末，制成膏药）贴于腰部。

第四节　臀大肌损伤

臀大肌损伤是引发臀部、髋部、大腿外侧和膝关节外侧疼痛的最主要病理改变，与临床医生非常重视的臀中肌、梨状肌损伤相比，经常处于不匹配的次要位置。由于认知度差，容易被误诊为臀部滑囊炎、腰椎间盘突出症、尾骨损伤、骶髂关节炎和坐骨神经痛等症。

一、解剖复习

臀大肌解剖见图4-9。

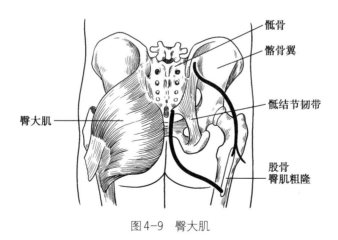

图4-9　臀大肌

起　点	止　点	功　能	神经支配
髂骨翼外面 骶骨背面	臀肌结节 与髂胫束移行	伸髋关节并稍外旋	臀下神经（$L_5 \sim S_2$）

二、辨证要点

1. 臀部疼痛，主要在骶骨旁和髂骨后部的肌肉附着点处明显。常可放射至骶部、臀外侧、尾骨、臀沟，以及坐骨神经路线疼痛。坐位疼痛较重，活动时疼痛减轻。

2. 压痛和（或）软组织异常改变，多在髂骨翼外面、骶骨背面、臀肌结节和髂胫束。

3. 被动牵拉试验，屈髋关节并稍内旋，出现或加重疼痛，甚至因疼痛而不能完成；抗阻力主动收缩试验，伸髋关节并稍外旋时，出现或加重疼痛，甚至因疼痛而不能完成。

三、手法治疗

1. 神经按压阻滞　按压从梨状肌下孔（梨状肌下缘线中、内1/3交点）穿出的臀下神经，20秒。

2. 起点按压　患者俯卧位，术者在患髂骨翼外面和骶骨背面的压痛和异常改变处，按压、分筋。

3. 止点按压　患者侧卧位，术者在患臀肌结节，以及与髂胫束移行部的压痛和异常改变处，按压、分筋。

4. 肌腹按压　患者俯卧位，臀大肌肌腹外形丰隆显现，术者在其上的压痛和异常改变（多是与肌纤维走行一致的索条）处，按压、分筋、理筋。

5. 牵拉　患者仰卧位，患肢髋关节、膝关节屈曲，患足置于健侧膝关节外方。术者立于患侧，一手按住患侧肩前，另一手推患膝外侧，内旋患髋关节数次，最后一次至极度，镇定—顿挫。操作流程如图4-10所示。

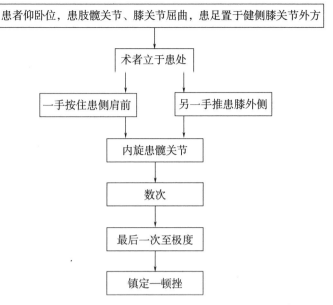

图4-10　臀大肌损伤手法治疗操作流程

四、辅助治疗

1. 刃针微创治疗　对按压疗效不甚理想，病程长或病情重的病例，可于压痛和软组织异常改变处，用刃针微创治疗。

2. 中药外用治疗　对于治疗有效但容易复发的病例，用"软坚膏"（黄芪、白蔹、生南星、生半夏、云苓、乳香、没药、元胡、五灵脂、甘草、泽兰叶，各等份，共研细末，制成膏药）贴于臀部。

第五节　臀中肌损伤

臀中肌是臀部最容易损伤的肌肉，尤其是未被臀大肌覆盖的外上部。以往为数不少诊断为腰椎间盘突出症、腰椎滑脱、骶髂关节炎、坐骨神经炎等的病例，都只是臀中肌损伤而已。除此之外，尤其需要强调的是，臀中肌损伤大大多于梨状肌损伤，相当多诊断为梨状肌损伤的病例，实际上都是臀中肌损伤、梨状肌未损伤，臀中肌损伤影响了梨状肌的所谓"臀梨综合征"。

一、解剖复习

臀中肌解剖见图4-11。

起　点	止　点	功　能	神经支配
髂骨翼外面	股骨大转子尖端外面	髋关节外展	臀上神经（$L_4 \sim S_1$）

臀中肌体表投影：髂嵴以下、梨状肌以上、阔筋膜张肌以内，止于股骨大转子尖端围成的扇形。

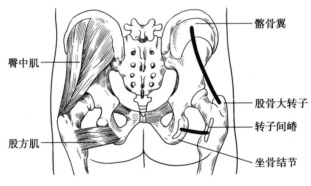

图4-11　臀中肌

二、辨证要点

1. 腰、臀部疼痛，单腿站立时可显现该肌及加重疼痛，疼痛尚可放射至髂嵴后部、骶骨背面。由于肌挛缩可致骨盆前倾，常出现腰、髋活动受限，跛行，以及不能向患侧侧卧，甚至妇科和男科的功能性症状。

2. 压痛和（或）软组织异常改变，常在髂骨翼外面、股骨大转子尖端外面和臀部外上方未被臀大肌覆盖的肌腹部。

3. 被动牵拉试验，髋关节内收时出现或加重疼痛，甚至因疼痛而不能完成；抗阻力主动收缩试验，髋关节外展时，出现或加重疼痛，甚至因疼痛而不能完成。

三、手法治疗

1. 神经按压阻滞　按压从梨状肌上孔（梨状肌上缘线中、内1/3交点）穿出的臀上神经，20秒。

2. 起点按压　患者俯卧位，术者在髂骨翼外面的压痛和异常改变处，按压、分筋。

3. 止点按压　患者俯卧位、身体侧屈向患侧（此体位阔筋膜张肌松弛，易于触到股骨大转子尖端），术者在患股骨大转子尖端外面的压痛和异常改变处，按压、分筋。

4. 肌腹按压　患者俯卧位，臀大肌外缘以外的臀中肌肌腹容易触到，术者在其上的压痛和异常改变（多是指向股骨大转子尖端方向的索条）处，按压、分筋、理筋。

5. 牵拉　患者仰卧位，双下肢伸直。术者立于健侧，一手按住患侧肩前部，另一手托起患侧下肢腘部，从健侧膝关节上面内收数次，最后一次至极度，镇定—顿挫。操作流程如图4-12所示。

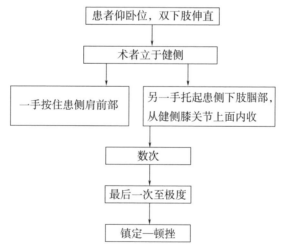

图4-12　臀中肌损伤手法治疗操作流程

四、辅助治疗

1. 刃针微创治疗　对按压疗效不甚理想，病程长或病情重的病例，可于压痛和软组织异常改变处，用刃针微创治疗。

2. 中药外用治疗　对于治疗有效但容易复发的病例，用"软坚膏"（黄芪、白蔹、生南星、生半夏、云苓、乳香、没药、元胡、五灵脂、甘草、泽兰叶，各等份，共研细末，制成膏药）贴于臀部。

第六节　梨状肌损伤

梨状肌损伤，并不是引起臀部疼痛的主要病理改变，其重要的临床意义在于引发以下症状：髋关节疼痛和活动受限，臀中肌等臀肌疼痛和紧缩，间歇性跛行（臀上动脉缺血性），坐骨神经痛，下肢感觉异常，泌尿生殖系统功能性症状等。临床上的困惑，经常来源于此。

一、解剖复习

梨状肌解剖见图4-13。

起　点	止　点	功　能	神经支配
骶骨前面 骶前孔外侧	股骨大转子尖端	伸髋时：髋关节外旋 屈髋时：髋关节外展	梨状肌神经 （$S_{1~2}$）

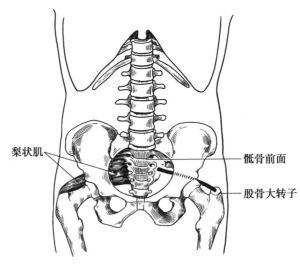

图4-13　梨状肌

1. 梨状肌体表投影　髂后上棘与尾骨尖连线的中、上1/3交点，和中、下1/3交点，分别与股骨大转子尖端连线围成的三角形。

2. 梨状肌上孔体表投影　髂后上棘与尾骨尖连线的中、上 1/3 交点，与股骨大转子尖端连线称梨状肌上缘线，其中、内 1/3 交点为梨状肌上孔，由外侧向内侧依次有臀上神经、臀上动脉和静脉通过。

3. 梨状肌下孔体表投影　髂后上棘与尾骨尖连线的中、下 1/3 交点，与股骨大转子尖端连线称梨状肌下缘线，其中、内 1/3 交点为梨状肌下孔，由外侧至内侧依次为坐骨神经、股后皮神经、臀下神经、臀下动脉、臀下静脉、阴部内动脉、阴部内静脉、阴部神经。

二、辨证要点

1. 有以下的临床表现

（1）一般损伤，出现臀、髋和腰部疼痛，以及活动受限。

（2）影响梨状肌上孔通过的神经时，出现臀中肌、臀小肌等肌肉疼痛和（或）紧缩；影响梨状肌上孔通过的动脉、静脉时，出现下肢无力、寒冷感，甚至间歇性跛行（动脉缺血性）。

（3）影响梨状肌下孔通过的神经、动脉和静脉时，出现下肢疼痛、麻木、刺痛、烧灼感、过度敏感等感觉异常，臀部和下肢肿胀感、腹股沟、阴部和直肠疼痛，男、妇科症状。

（4）持续肌紧缩，可致肌痉挛，造成骶髂关节扭曲、骨盆倾斜，出现双下肢假性不等长、旋转和跛行步态。

2. 压痛和（或）软组织异常改变，在梨状肌体表投影范围内以及股骨大转子尖端。

3. 被动牵拉试验，内旋髋关节时，出现或加重疼痛，甚至因疼痛而不能完成；抗阻力主动收缩试验，外旋髋关节时，出现或加重疼痛，甚至因疼痛而不能完成。

三、手法治疗

1. 神经按压阻滞　在髂后上棘与后正中线之间（相当于"上髎"穴），深层的 S_1 神经按压 20 秒；再在此点稍下方（相当于"次髎"穴），深层的 S_2 神经按压 20 秒。

2. 止点按压　患者俯卧位、身体侧屈向患侧（此体位阔筋膜张肌松弛，易于触到股骨大转子尖端），术者在患侧股骨大转子尖端外面的压痛和异常改变处，按压、分筋。

3. 肌腹按压　患者俯卧位，在梨状肌体表投影范围内触到的压痛和异常改变处按压，分筋、理筋。

4. 牵拉　患者仰卧位，将患肢髋关节、膝关节屈曲，患足放于健侧膝关节外方，术者立于患侧，一手按住患侧肩前部，另一手推患膝外侧，将患髋关节内旋数次，最后一次至极度，镇定—顿挫。操作流程如图4-14。

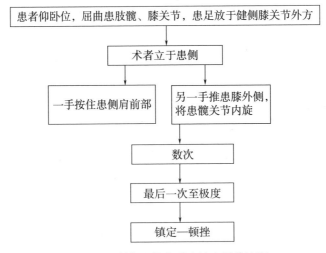

图4-14　梨状肌损伤手法治疗操作流程

四、辅助治疗

1. 刃针微创治疗　对按压疗效不甚理想，病程长或病情重的病例，可于压痛和软组织异常改变处，用刃针微创治疗。

2. 中药外用治疗　对于治疗有效但容易复发的病例，用"软坚膏"（黄芪、白蔹、生南星、生半夏、云苓、乳香、没药、元胡、五灵脂、甘草、泽兰叶，各等份，共研细末，制成膏药）贴于臀部。

第七节　阔筋膜张肌损伤

阔筋膜张肌损伤是引发髋关节外侧、大腿外侧和膝关节外侧疼痛和（或）活动受限的主要病理改变，容易误诊为是髋关节和膝关节本身的病变。

一、解剖复习

阔筋膜张肌解剖见图4-15。

起　点	止　点	功　能	神经支配
髂前上棘及髂结节	移行于髂胫束止于胫骨外侧髁	髋关节前屈、外展	臀上神经（$L_4 \sim S_1$）

阔筋膜张肌体表触诊：站立位，把一个手指放在股骨大转子的前方，然后反复交替地把身体的重量从一条腿转移到另一条腿，就会触到阔筋膜张肌交替地收缩和舒张。

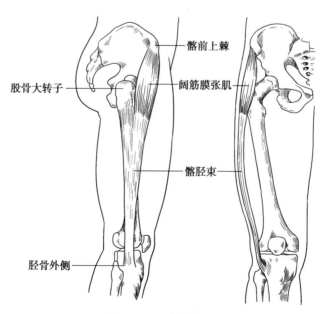

图4-15　阔筋膜张肌

二、辨证要点

1．有以下临床表现

（1）臀部外侧疼痛，常会沿着大腿的外侧延伸到膝部。

（2）站立的时候，膝关节和髋关节呈屈曲位，伸直则疼痛加重；侧卧的时候，因疼痛而不能患侧在下。

（3）由于紧张的阔筋膜张肌产生向前和向下的拉力，导致骨盆向前倾和背部的曲线过度增大。从视觉上好像两条腿不等长。

2．压痛和（或）软组织异常改变，在髂结节的下方、臀部后方的坐骨和股骨大转子之间、股骨大转子最高点的前下方以及大腿外侧。

3．被动牵拉试验，仰卧位髋关节前屈和外展时，出现或加重疼痛，甚至因疼痛而不能完成；抗阻力主动收缩试验，侧卧位髋关节后伸和内收时，出现或加重疼痛，甚至因疼痛而不能完成。

三、手法治疗

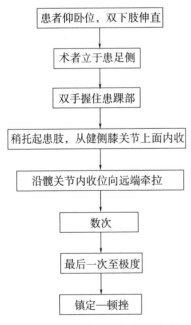

图4-16　阔筋膜张肌损伤手法治疗
操作流程－仰卧位

1．神经按压阻滞　在梨状肌上孔处，按压臀上神经20秒。

2．起点按压　俯卧位，在髂前上棘及髂结节之间的压痛和异常改变处，按压、分筋、理筋。

3．止点按压　患侧在上侧卧位，在股骨大转子前下方、大腿外侧以及胫骨外侧髁处的压痛和异常改变处，按压、分筋、理筋。

4．肌腹按压　俯卧位，在髂前上棘和髂结节之间，至股骨大转子最高点前后缘之间范围内的压痛和异常改变处，按压、分筋、理筋。

5．牵拉

（1）患者仰卧位，双下肢伸直。术

者立于患足侧，双手握住患踝部，稍托起患肢，从健侧膝关节上面内收，沿髋关节内收位向远端牵拉数次，最后一次至极度，镇定—顿挫。操作流程如图4–16所示。

（2）患侧在上侧卧位，健肢伸直、患肢屈曲。术者立于患者后侧，双手重叠，用掌根在患股骨外侧部由上向下压推数遍，至异常改变处稍停，加力推压。操作流程如图4–17所示。

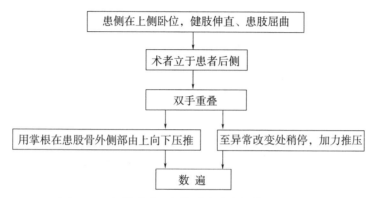

图4–17 阔筋膜张肌损伤手法治疗操作流程–侧卧位

四、辅助治疗

1. 刃针微创治疗 对按压疗效不甚理想，病程长或病情重的病例，可于压痛和软组织异常改变处，用刃针微创治疗。

2. 中药外用治疗 对于治疗有效但容易复发的病例，用"软坚膏"（黄芪、白蔹、生南星、生半夏、云苓、乳香、没药、元胡、五灵脂、甘草、泽兰叶，各等份，共研细末，制成膏药）贴于臀部。

第八节 附着在髂嵴背面的肌肉损伤

六块肌肉损伤都可以引发诸多临床表现，尤其是腹外斜肌、腹内斜肌和背阔肌，更是除腹、背症状外，还包括腹腔内脏器的功能性症状，以及男性和女性生殖器官的功能性症状，极易误诊。而在治疗上，又多侧重于肌腹和另一附着点，而忽略在髂嵴背面的附着点，所以极有必要强调髂嵴背面附着点的诊断与治疗。

一、解剖复习

附着在髂嵴背面的肌肉，由外向内分别是阔筋膜张肌、腹外斜肌、腹内斜肌、背阔肌、骶棘肌和臀大肌。除已经介绍过的肌肉外，尚有腹外斜肌、腹内斜肌和背阔肌（图4-18）。

肌 名	起 点	止 点	功 能	神经支配
腹外斜肌	下8个肋骨的前面，肌纤维由外上方斜向内下	后下部肌纤维止于髂嵴背面；上中部纤维向内下移行为腱膜	两侧收缩：脊柱前屈；单侧收缩：躯干转向对侧	$T_{7～12}$神经腹侧支
腹内斜肌	胸腰筋膜、髂嵴背面和腹股沟韧带外2/3，肌纤维呈扇形斜向内上	上部肌纤维止于下3个肋骨；中部和下部肌纤维向下移行为腱膜	两侧收缩：脊柱前屈；单侧收缩：躯干转向同侧	$T_{7～12}$及L_1神经腹侧支
背阔肌	下部胸椎和全部腰椎棘突，骶中嵴，髂嵴背面	肱骨小结节嵴	肩关节后伸、内旋和内收	胸背神经（$C_{6～8}$）

腹外斜肌肌腱膜的下缘卷曲增厚，连于髂前上棘与耻骨结节之间，称为腹股沟韧带。

背阔肌触诊法：患者患侧在上侧卧位，肩关节外展90°，术者一手置患侧上臂内侧面，另一手置腋后方，抗阻力内收肘关节时，可触及背阔肌收缩。

二、辨证要点

1. 有如下临床表现

（1）腹内、外斜肌：不仅引起腹部、身体两侧和后背的疼痛，还包括腹腔内脏器的功能性症状，如急性腹痛、胃痉挛、慢性腹泻、腹腔胀气、饱胀感或烧灼感；以及男性和女性生殖器官功能性症状，如阴茎和睾丸的疼痛和经期下

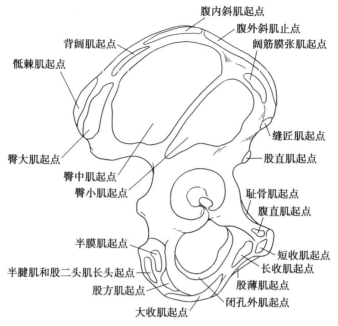

图4-18　附着在髂嵴背面的肌肉

腹、卵巢、子宫和阴道的疼痛等。

（2）背阔肌：手向前伸或上举时肩后部锐痛、肩胛下角周围疼痛、腹侧部疼痛、上肢内侧和手桡尺侧以及无名指和小指痛。

2．压痛和（或）软组织异常改变，在髂嵴背面、肌腹以及另一附着点。

3．仰卧位，主动坐起时，髂嵴背面出现或加重疼痛，甚至因疼痛而不能完成。

三、手法治疗

1．按压　在髂嵴背面的压痛和异常改变处，按压、分筋、理筋。

2．牵拉　患者仰卧位，屈髋、屈膝各90°。术者与患者面对侧立，双手按住患者双腘部，保持屈膝90°、屈髋数次，最后一次至极度，镇定—顿挫。操作流程如图4-19所示。

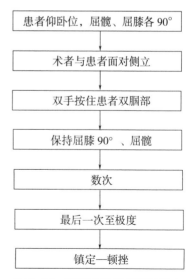

图4-19　附着在髂嵴背面的肌肉
损伤手法治疗操作流程

97

3．如检查六块肌肉的肌腹和（或）另一附着点有压痛和异常改变，常规治疗。

四、辅助治疗

1．刃针微创治疗　对按压疗效不甚理想，病程长或病情重的病例，可于压痛和软组织异常改变处，用刃针微创治疗。

2．中药外用治疗　对于治疗有效但容易复发的病例，用"软坚膏"（黄芪、白蔹、生南星、生半夏、云苓、乳香、没药、元胡、五灵脂、甘草、泽兰叶，各等份，共研细末，制成膏药）贴于臀部。

第五章　常见软组织疾病

第一节　枕神经卡压性头痛

头痛的原因很多，因为枕神经受到周围软组织损害的物理性压迫和（或）化学性刺激，出现疼痛和（或）麻木，称为枕神经卡压性头痛。

枕神经卡压性头痛，属于周围神经卡压综合征范畴。神经卡压（nerve entrapment），是指因神经粘连而附着固定于确定的部位而出现的神经性病变。但是，枕神经受卡压的特点是，周围软组织病变的物理性压迫和（或）化学性刺激，单一解剖部位多点或多个解剖部位作用于枕神经，从这一点而言，应属双卡综合征，即一个部位多点或多个部位卡压同一神经。

应该强调，周围神经单独受到物理压迫，只出现麻木到麻痹的症状；周围神经单独受到化学性刺激，只出现不同程度疼痛的症状；而周围神经同时受到物理压迫和化学刺激，就出现麻木到麻痹和不同程度疼痛的症状。

近来又有较新的观点：

1. 位于寰枕关节平面，硬脊膜与头后小直肌之间的结缔组织桥，在头后小直肌紧张度增加时，就可增加结缔组织桥的张力，牵拉硬脊膜出现头痛。手法治疗头后小直肌有效。

2. 第1、2、3、4颈神经所支配的组织结构出现病变，产生的疼痛可反射至头颈部，成为临床上常见的颈源性头痛。手法治疗颈椎旁肌肉有效。

3. 第1颈椎后弓与第2颈椎椎板间的神经节受压，造成神经内水肿，进而影响感觉神经的血供，出现颈痛。手法治疗寰枕关节和寰枢关节旁肌肉有效。

一、解剖复习

　　与此病有关的神经有枕大神经和枕小神经；与此病有关的软组织主要是斜方肌上部、胸锁乳突肌上部和肩胛提肌上部。

（一）枕神经

　　1. 枕大神经　颈神经后支形成一个简单的神经丛，除 C_1 外，其他颈神经均为内、外侧支，内侧支支配肌肉及邻近关节，外侧支为感觉支或皮支。枕大神经为 C_2 神经后支的外侧支，于枕动脉内侧，穿斜方肌上部腱膜，支配上项线以上头皮后部的感觉，并与枕小神经、耳大神经、耳后神经及 C_3 神经后支的外侧支相交通。

　　2. 枕小神经　为颈丛皮支，约在胸锁乳突肌后缘上中三分之一交点处穿出，勾绕副神经，沿胸锁乳突肌后缘向上后方行进，分布于枕外侧皮肤和耳廓背面上三分之一的皮肤。

（二）软组织

　　1. 斜方肌上部

起　点	止　点	功　能	神经支配
枕骨上项线	锁骨上缘外端	脊柱固定：使肩胛骨上提、上回旋、后缩（靠近脊柱）。肩胛骨固定：一侧上部肌束收缩，使头向同侧屈和向对侧旋转；两侧收缩，使头后仰和脊柱伸直	副神经

　　2. 胸锁乳突肌

起　点	止　点	功　能	神经支配
胸骨柄前面和锁骨内三分之一上缘	颞骨乳突外面和上项线外三分之一	一侧收缩使头转向对侧，两侧收缩仰头	副神经及 $C_{2、3}$ 神经前支

3．肩胛提肌

起 点	止 点	功 能	神经支配
C_1横突和$C_{2、3、4}$横突后结节	肩胛骨上角和脊柱缘的上部	上提肩胛骨并使肩胛骨下角转向内上方	肩胛背神经（$C_{2~5}$）

二、辨证要点

1．头痛，以枕部下项线以上、枕外侧和耳廓背面上三分之一为主，由于分布于枕部的神经末端交叉、重叠、吻合，也常常影响到其他部位疼痛，如前额和颞部。

2．可引起许多相关症状，如胸背上肢疼痛不适、平衡失调、视觉障碍和系统性症状等。

3．上、下项线之间，颞骨乳突外面以及C_1横突和$C_{2、3、4}$横突后结节部，有压痛和软组织异常改变，有时这三块肌肉的另一附着点和（或）肌腹部也有压痛和软组织异常改变。

4．三块肌肉的被动牵拉试验阳性，主动抗阻力牵拉试验阳性。

三、手法治疗

（一）神经按压阻滞

1．枕大神经筋膜出口　斜方肌上部外缘线与两个颞骨乳突尖连线交点稍偏外凹陷中（接近天柱穴），20秒。

2．枕小神经筋膜出口　胸锁乳突肌后缘上、中三分之一交点稍后处，20秒。

3．肩胛背神经　患者仰卧位，从斜方肌上部中点稍背侧肌间隙处（接近肩井穴），向足心方向按压，20秒。

（二）压痛和软组织异常改变处按压

1．上、下项线之间　患者坐位，头颈稍前屈，从枕外隆凸与颞骨乳突之间触到上项线，再向下触到下项线，在它们之间切循压痛和软组织异常改变按压。最常见的是枕大神经压痛点，它位于枕外隆凸与颞骨乳突尖连线的内 1/3 与中 1/3 交界处。

2. C_1 横突和 $C_{2、3、4}$ 横突后结节　患者仰卧、头转向健侧，在颞骨乳突下、胸锁乳突肌后缘稍后深层切循骨凸，寻找压痛和软组织异常改变按压。

3. 肌腹部　坐位，头颈稍前屈，在肌腹上切循压痛和软组织异常改变按压，并与肌纤维走行垂直方向横推。

（三）侧压牵拉

患者坐位、挺胸，术者在患侧侧立，一臂屈肘压患肩、手卡患枕部，另一手置患头患侧，向健侧侧屈，至极度稍加力顿挫。单纯向健侧侧压，主要牵拉前、中、后斜角肌；向健侧稍前方侧压，主要牵拉斜方肌上部和肩胛提肌；向健侧稍后方侧压，主要牵拉胸锁乳突肌。具体侧压角度的微细变化，可以患肌是否感到牵拉和疼痛来判定。操作流程如图 5-1 所示。

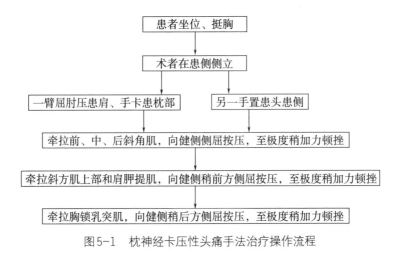

图 5-1　枕神经卡压性头痛手法治疗操作流程

（四）其他

如确诊有颈椎微小移位，常规矫正。

四、辅助治疗

1. 刃针微创治疗　对按压疗效不甚理想，病程长或病情重的病例，可于压痛和软组织异常改变或神经筋膜出口处，用刃针微创治疗。

2. 中药外用治疗　对于治疗有效但容易复发的病例，用"川芎茶调散"（川芎、荆芥、薄荷、白芷、防风、细辛、羌活、甘草），血虚左头痛加熟地、当归；气虚右头痛加黄芪、人参；肝火耳前痛加柴胡；枕部痛重用川芎、羌活；巅顶痛加藁本；双侧头痛加蔓荆子；有痰加半夏、南星；有热加黄芩、石膏；风盛加天麻、蔓荆子。各等份，共研细末，制成膏药，贴于颈侧或项部。

第二节　颈型颈椎病

在脊椎病的研究中，有一重要而有前瞻性的理念：软组织病理改变在脊柱疾病研究和临床中起重要作用，即脊椎病的发病因素，是脊椎周围的肌肉、筋膜和关节囊等软组织损伤、劳损、无菌性炎症所致。对属于脊椎病范畴中的颈椎病，则是软组织病理改变在颈椎病研究和临床中，起重要作用。这无疑给通过调理软组织治疗脊椎病（包括颈椎病）的诸多非手术疗法，尤其是手法治疗，提供了强劲的理论支撑。

颈椎病的传统理念是：

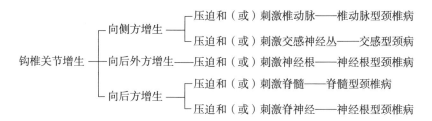

颈椎病的现代定义是：因颈椎间盘同步退变本身和（或）继发改变，刺激和（或）压迫邻近组织，并引起各种症状和（或）体征者，称颈椎病。未引起各种症状和（或）体征者，不能诊断为"颈椎病"，而应诊断为"颈椎间盘退变"。

既然如此，颈椎间盘同步退变及继发改变为什么有时候引发临床症状？而有时候又不引发临床症状呢？原因是颈椎间盘同步退变及继发改变：

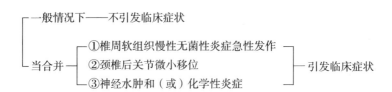

为此，治疗椎周软组织慢性无菌性炎症急性发作，矫正颈椎后关节微小移位，以及对神经的水肿和（或）化学性炎症消炎和（或）脱水，是治疗的关键。

手法治疗颈椎病的思路是，避开难以治疗的颈椎间盘退变和继发性改变（包括器质性及动力性），而着重容易治疗的受刺激和（或）压迫引起各种症状和（或）体征的邻近组织，这些组织主要是肌肉、筋膜和关节囊等软组织；受刺激和（或）压迫的病理改变主要是慢性无菌性炎症急性发作。通过手法治疗，解除了病理改变、消除了症状和（或）体征，从仍有颈椎间盘退变及其继发性改变而没有症状和（或）体征这个角度，治疗了颈椎病。

颈椎间盘退变导致的椎间失稳，以及器质性和动力性继发性改变，造成颈椎周围肌肉（斜方肌上部、头夹肌、胸锁乳突肌、斜角肌等），项筋膜和后关节囊原有的慢性无菌性炎症急性发作，而出现临床症状。

颈椎间盘退变及其继发性改变是病理基础，邻近组织受到刺激和（或）压迫是病理改变，而姿势不良、劳损外伤、感受风寒等则只是诱因。

理论上把颈椎病分成颈型、椎动脉型、神经根型、交感型、脊髓型和混合型6类，手法治疗适宜颈型、椎动脉型、神经根型三种类型的颈椎病。

一、解剖复习

1. 斜方肌上部

起　点	止　点	功　能	神经支配
枕骨上项线和枕外隆凸	锁骨外端上缘	脊柱固定：使肩胛骨上提、上回旋、后缩（靠近脊柱）。 肩胛骨固定：一侧上部肌束收缩，使头向同侧屈和向对侧旋转；两侧收缩，使头后仰和脊柱伸直	副神经

2. 头夹肌

起　点	止　点	功　能	神经支配
上部胸椎和第7颈椎棘突以及项韧带下部	枕骨的上项线和颞骨乳突	一侧收缩使头转向同侧；双侧收缩使头后仰	第2～5颈神经后支

3. 胸锁乳突肌

起　点	止　点	功　能	神经支配
①胸骨端：胸骨柄前面②锁骨端：锁骨中、内1/3处上面	①颞骨乳突外面②上项线外1/3	①单侧收缩：头向同侧倾，面向对侧旋仰②双侧收缩：头后仰	①副神经②C₂₋₃颈神经前支

4. 前斜角肌、中斜角肌和后斜角肌

肌　名	起　点	止　点	功　能	神经支配
前斜角肌	第3～6颈椎横突前结节	第1肋骨上面的斜角肌结节	颈椎固定：上提肋骨，助吸气。肋骨固定：两侧同时收缩，使颈前屈；单侧收缩，使颈向同侧屈	颈神经前支（C_{5-7}）
中斜角肌	第2～6颈椎横突的后结节	第1肋上面锁骨下动脉沟后方的骨面	颈椎固定：上提肋骨，助吸气。肋骨固定：两侧同时收缩，使颈前屈；单侧收缩，使颈向同侧屈	颈神经前支（C_{2-8}）
后斜角肌	第5～7颈椎横突后结节	第2肋外侧面	颈椎固定：上提肋骨，助吸气。肋骨固定：两侧同时收缩，使颈前屈；单侧收缩，使颈向同侧屈	颈神经前支（C_{5-6}）

二、辨证要点

1. 颈项部疼痛不适，沉重压抑，活动伴有声响，活动角度轻度受限。

2. 头颈前屈位，主动左右旋动，出现疼痛和声响。

3. 在颈侧和项部，可切循到压痛和软组织异常改变。

4. 影像学检查，除颈椎间盘退变以及骨质增生、项韧带钙化、生理曲度改变等继发性改变外，其他无明显异常。

三、手法治疗

1. 按压 在压痛和软组织异常改变处做按压。

2. 牵拉 患者坐位，头颈呈中立位。术者一上肢屈肘90°、前臂掌侧托患下颌，另一手卡住患枕骨下项线部，先中立位牵拉片刻，再稍前屈牵拉片刻，继而保持牵拉力连续前屈、后仰、左旋、右旋、左侧屈、右侧屈，均片刻。操作流程如图5-2所示。

3. 如确诊有颈椎微小移位，常规矫正。

4. 颈型颈椎病按压手法治疗常规，见表5-1。

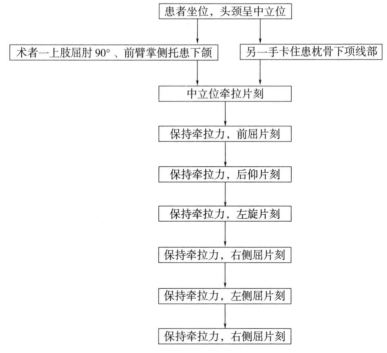

图5-2 颈型颈椎病手法治疗操作流程

表5-1　颈型颈椎病按压手法治疗常规

病变位置	损害的软组织	按压手法治疗点
第1、2、3颈椎	上项线：头最长肌、胸锁乳突肌、头夹肌、斜方肌上部 下项线：头上斜肌、头后大直肌、头后小直肌 上、下项线之间：头半棘肌	颈椎棘突、横突、关节突以及之间软组织，上项线、下项线以及之间的骨面软组织压痛和（或）异常改变处
第4、5、6、7颈椎	斜方肌上部、头夹肌、颈夹肌、肩胛提肌、斜角肌、喙肱肌、三角肌、项筋膜	颈椎棘突、横突、关节突以及之间软组织，斜角肌，喙突、三角肌压痛和（或）异常改变处

四、辅助治疗

1. 刃针微创治疗　对按压疗效不甚理想，病程长或病情重的病例，可于压痛和软组织异常改变处，用刃针微创治疗。

2. 中药外用治疗　对于治疗有效但容易复发的病例，用"枕颈熨药"（萆薢、红花、海藻、合欢皮、紫荆皮、黄芪、甘草、麻黄、苍术、海桐皮，各等份，共研粗末），分装数个白布袋内，蒸热，熨颈、项部。

第三节　椎动脉型颈椎病

椎动脉型颈椎病的发病率很高，引发椎动脉型颈椎病症状的病理改变也很多，但临床现状却是多种疗法都能治疗、疗效都不尽如人意。解决问题的关键在于：更新理念，强筋重骨，辨证施治，综合治疗。

更新的理念是，颈椎病的发病因素，是颈椎周围的肌肉、筋膜和关节囊等软组织损伤、劳损、无菌性炎症所致。而非影像学检查中所显示的骨质改变所致。

强筋重骨的理念是，颈椎病的诊断与治疗，是在强调肌肉、筋膜和关节囊等软组织损伤的前提下，重视椎体微小移位、颈椎节段性排列紊乱和骨质退行性改变等骨关节病变。

辨证施治的理念是，先辨"证"，"证"就是引发椎动脉型颈椎病症状的病理改变，然后再针对不同的病理改变，治疗相关软组织的损伤。

综合治疗的理念是，将非手术治疗的主要方法手法、药物和针刺，根据病情有序的组合进行治疗。既不是单一疗法，又不是无序凑合。

一、诊疗理念

椎动脉型颈椎病的诊疗理念，可以概括为定性（病理改变）、定位（治疗部位）和定法（治疗方法），简称"三定"，见表5-2。

表5-2　椎动脉型颈椎病定性、定位、定法

定性（病理改变）	定位（治疗部位）	定法（治法）
钩椎关节横向增生：颈椎间盘退变—继发改变—钩椎关节增生—刺激附近和（或）较远软组织损伤	①颈椎棘突旁肌肉 ②枕、颈、背部肌肉	①药物外用 ②手法治疗（按压、牵拉） ③必要时刃针切刺
软组织损害直接压迫椎动脉：椎枕肌痉挛—枕下三角变小—直接压迫椎动脉、交感神经丛和枕下神经	①颈1横突后结节 ②颈2棘突端部侧面 ③单侧下项线中、外2/3，简称"两点一线"	①手法治疗（按压、牵拉） ②药物外用 ③必要时刃针切刺
软组织损害直接压迫椎动脉：枕后肌群痉挛—寰枕间隙变窄—间接压迫椎动脉	①全部下项线中1/3 ②胸椎棘突与肩胛骨脊柱缘之间 ③上、下项线之间 简称"两线一面"	①手法治疗（按压、牵拉） ②药物外用 ③必要时刃针切刺
颈椎后关节微小移位：附着在颈椎上的肌肉紧缩—动、静态平衡紊乱—脊柱后关节三维立体移位（以水平面旋转移位为主）	棘突、横突以及之间的损伤变性的软组织	①手法治疗（按压、牵拉） ②手法治疗（矫正） ③药物外用 ④必要时刃针切刺
内因性：高血压、高血脂、动脉硬化等内科病为内因—合并上述病理改变—椎-基底动脉供血不足加重—脑缺血加重—眩晕加重	按上述病理改变治疗	①手法治疗（按压、牵拉） ②药物外用 ③针对内因内服药物 ④必要时刃针切刺
先天性畸形（钩寰症、盗血综合征等）： 一般情况下无症状—合并上述病理改变时出现症状	按上述病理改变治疗	①手法治疗（按压、牵拉） ②药物外用 ③必要时刃针切刺

二、解剖复习

1. 椎枕肌（图5-3） 由头后小直肌、头后大直肌、头上斜肌和头下斜肌四块肌肉组成，后二块肌肉围成三角形枕下间隙，称枕下三角，三角内有椎动脉、椎动脉外交感神经丛、枕下神经和枕下静脉丛通过。当肌肉损伤紧缩，三角内径变小，压迫椎动脉、椎动脉外交感神经丛和枕下神经时，则出现临床症状。

肌　名	起　点	止　点	功　能	神经支配
头后小直肌	颈1后结节	枕骨下项线下骨面的外侧份（它的外侧部为头后大直肌所覆盖）	头部回旋和后仰	枕下神经后支
头后大直肌	颈2棘突端部侧面	枕骨下项线下骨面的外侧份	头部回旋和后仰	枕下神经后支
头上斜肌	颈1横突	枕骨上、下项线间骨面的外侧	头部回旋和后仰	枕下神经后支
头下斜肌	颈2棘突端部侧面	颈1横突	头部回旋和后仰	枕下神经后支

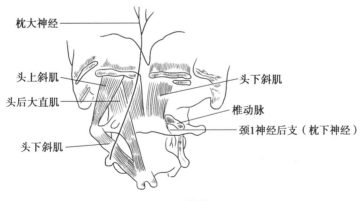

图5-3　椎枕肌

2. 头半棘肌（图5-4） 头半棘肌是脊柱深层肌横突棘肌的浅层，损伤紧缩时牵拉枕骨使头后仰，减小了枕骨和第一颈椎之间的寰枕间隙，压迫从间隙中通过的椎动脉和椎动脉外交感神经丛，出现临床症状。

起 点	止 点	功 能	神经支配
第5~7颈椎关节突 第1~6胸椎横突	上、下项线之间的骨面	头后仰 加大颈椎曲度	胸神经后支

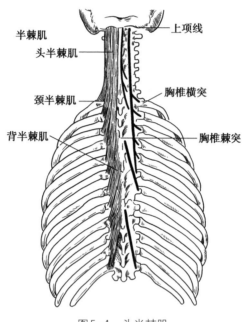

图5-4　头半棘肌

三、辨证要点

（一）各证的共同临床表现

1. 眩晕，伴有恶心、头痛、心慌、失眠、精力下降以及耳鸣、耳聋、脑鸣、视物不清、鼻塞、咽部不适等功能性病变症状。其特点为专科检查无明显异常，此可与器质性病变鉴别。

2. 体位性眩晕加重，即眩晕的轻重与体位有关。严重的病例，可在眩晕加重的体位突然"猝倒"，其特点为突然因全身无力而不支倒地，但自始至终神志清醒，此可与因其他疾患所致的猝倒鉴别。

3. 在枕、颈、项、背部可触到软组织的压痛和异常改变。

（二）各证的特异临床表现

1. 钩椎关节横向增生

（1）左或右一侧旋转时眩晕加重，甚至"猝倒"。

（2）压痛和异常改变在颈椎棘突旁的项部和（或）背部。

2. 软组织损害直接压迫椎动脉

（1）头颈前屈时眩晕加重，甚至"猝倒"。

（2）压痛和异常改变在"两点一线"，即第一颈椎横突一点、第二颈椎棘突端部侧面一点和单侧下项线外2/3一线。

3. 软组织损害间接压迫椎动脉

（1）头颈后仰时眩晕加重，甚至"猝倒"。

（2）压痛和异常改变在"两线一面"，即全部下项线中1/3一线、胸椎棘突与肩胛骨脊柱缘之间一线和上、下项线之间一面。

4. 颈椎后关节微小移位

（1）左和右旋转时都出现眩晕加重，甚至"猝倒"。

（2）压痛和异常改变在患椎"两突和之间"，即棘突、横突以及横突和棘突之间。

（3）可触到棘突向一侧偏歪，头颈向棘突偏歪侧旋转角度轻度受限，向对侧旋转角度正常。

（4）颈椎侧位 X 线片显示"双边征"和（或）"双突征"等改变（图5-5）。

5. 内因性

（1）有高血压、高血脂、动脉硬化等内科病，经治疗病情稳定，近日突然加重。

（2）有上述1、2、3、4四种证中的一种或数种。

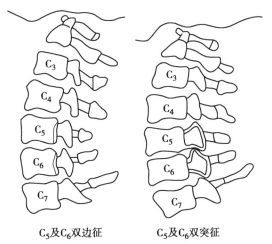

C₅及C₆双边征　　　C₅及C₆双突征

图5-5　双边征和双突征改变示意图

6．先天性畸形

（1）有钩椎症、锁骨下动脉盗血综合征等先天性畸形，平时无明显症状，近日突然出现症状。

（2）有上述1、2、3、4四种证中的一种或数种。

四、手法治疗

1．患者坐位，在枕部的压痛和异常改变处按压、分筋、理筋；患者仰卧位，在项部的压痛和异常改变处按压、分筋、理筋；患者俯卧位，在背部的压痛和异常改变处按压、分筋、理筋；患者仰卧、头旋向对侧位，在颈椎旁横突部的压痛和异常改变处按压、分筋、理筋。

2．患者仰卧位，保持前屈40°，持续牵拉30~60秒。对牵拉过程中和牵拉后舒适、轻松的患者，可多次进行；对牵拉过程中和牵拉后不舒适、轻松的患者，不宜进行牵拉；对牵拉过程中不适或症状加重的患者，立即停止牵拉。

3．有颈椎微小移位的，进行手法矫正。

4．椎动脉型颈椎病按压手法治疗常规见表5-3。

表5-3　椎动脉型颈椎病按压手法治疗常规

眩晕加重的姿势	损害的软组织	按压手法治疗点
头颈前屈	①头后大直肌 ②头上斜肌 ③头下斜肌	①下项线单侧外2/3 ②C_1横突 ③C_2棘突端部侧面简称"两点一线"
头颈后仰	①头后小直肌 ②头半棘肌	①下项线全部中1/3 ②肩胛骨内缘与胸椎棘突之间软组织 ③上、下项线之间骨面简称"两线一面"
头颈旋转	①项筋膜 ②斜方肌上部 ③颈椎后关节囊	颈椎棘突旁三层软组织简称"椎旁三层"

5．头颈后仰眩晕加重的前屈牵拉手法　患者坐位，握拳顶住下颌下部。术者侧立，一手顶抵握住的患拳，另一手置患枕部，先前屈至极度，持续片刻，适力顿挫一下。操作流程如图5-6所示。同法，不握拳顶住下颌下部再操

作一次。操作流程如图5-7所示。

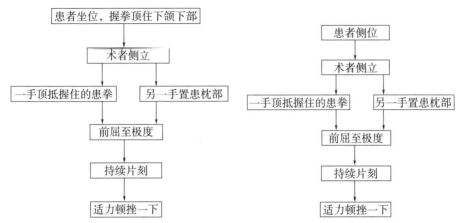

图5-6 头颈后仰眩晕加重的前屈牵拉手 图5-7 头颈后仰眩晕加重的前屈牵拉手
法操作流程－1 法操作流程－2

五、辅助治疗

1. 刃针微创治疗 对按压疗效不甚理想、病程长或病情重的病例，可于压痛和软组织异常改变处，用刃针微创治疗。

2. 中药外用治疗 对于治疗有效但容易复发的病例，用"枕颈熨药"（萆薢、红花、海藻、合欢皮、紫荆皮、黄芪、甘草、麻黄、苍术、海桐皮，各等份，共研粗末），分装数个白布袋内，蒸热，熨颈、项、背部。

第四节 神经根型颈椎病

引发神经根型颈椎病症状的病理改变很多，中、西医有各自的阐释，但仔细领悟却是异曲同工。

中医认为属经筋肢节病的范畴。经筋的病变主要是筋生"横络"，盛加于经筋之上，引发所过之处筋的症状，称经筋肢节病；而引发经筋所入内脏的症状，称经筋内脏病。如手太阴肺经筋，"手太阴之筋，起于大指之上，循指上行，结于鱼后，行寸口外侧，上循臂，结肘中，上臑内廉，入腋下，出缺盆，结肩前髃，上结缺盆，下结胸里，散贯贲，合贲下抵季胁。其病当所过者，支转筋，痛甚成息贲，胁急吐血"，其中"所过者，支转筋"为手太阴肺经筋肢节病；而"痛甚成息贲，胁急吐血"为手太阴肺经筋内脏病。

上肢手三阴、三阳"所过者"，为手指循上肢掌、背侧上行，止于头部和胸部，涉及前臂、上臂、肩部和颈侧的肌肉。神经根型颈椎病的症状正是涉及这些部位，而"支转筋"也正是放射性疼痛、麻木和掣引抽搐等症状。

西医认为本病属根、丛、干性痛范畴。由于颈神经根出椎管后，其前支组成颈丛和臂丛神经，臂丛神经又分成桡神经、正中神经和尺神经。因此，把椎管和神经根管部分称"根"；把椎间孔外口至腋窝部分称"丛"；把从腋窝以下的上肢称"干"，而有根、丛、干性痛之分。

根性痛：根性痛的病理改变，多是由椎管或根管处病变压迫或刺激局部脊神经根及伴行的血管所致。其中，以软组织损伤的压迫和（或）刺激多见，而颈椎间盘突出、颈神经根管狭窄以及后关节内聚为少，尽管影像学的改变几乎人人存在。

丛性痛：丛性痛的病理改变，是从椎间孔外口以外，锁骨上窝、喙突内侧至腋窝部分，神经及伴行的血管受到软组织损伤的压迫和（或）刺激而致。

干性痛：干性痛的病理改变，主要是受从腋窝以下、上臂、前臂至腕和手的桡、正中、尺神经及伴行的血管径路邻近的软组织损伤，压迫和（或）刺激而致。

三者之一的任何部分受累时，均可引起某些相似的症状与体征，以上肢的感觉、运动与反射障碍，上肢放射痛以及臂丛牵拉试验和（或）椎间孔压迫试验阳性等体征。造成神经根型颈椎病症状和体征的病理改变，有可能源于根、丛、干性痛的一种或数种，这三种形式，由于解剖及病理各不相同，尽管具有相似的某些共性症状，但还是有各自的临床症状特点，需要加以区别，以求更进一步找出病因，并按病因进行诊断及治疗。如果不能准确加以鉴别，甚至将三者混为一谈，就会造成判断失误，治疗不当，影响疗效。

此外，还有另外两种性质的疼痛，反射性痛和躯体牵涉性痛，虽然在理论上尚有争议，但运用到临床上确有实效。

反射性痛：当颈神经后支及伴行的血管和（或）其内侧支及伴行的血管、

外侧支及伴行的血管受到软组织损伤的压迫和（或）刺激时，返回至中枢的病理信息，通过窦椎神经同时把病理信息传给前支，再传至臂丛神经和（或）桡、正中、尺神经，而出现支配区域的疼痛，称放射性疼痛。反射性痛是神经根后支及其分支和伴行的血管受累，而上述的根、丛、干性痛是神经根前支及其分支和伴行的血管受累，二者性质和治疗截然不同。为便于区分，临床上习惯将根、丛、干性痛称放射性痛。

躯体牵涉性痛：同时支配颈项和上肢肌肉的神经后支及其分支和伴行的血管，受某一肌肉损伤影响，通过神经的交通支，除局部疼痛外，还引起受同一神经支配的其他部位肌肉疼痛，称躯体牵涉性痛。如肩胛骨背面肌肉损伤，可以牵涉至上肢疼痛和（或）麻木。

一、诊疗理念

以放射性根性痛、放射性丛性痛、放射性干性痛和反射性痛以及躯体牵涉性痛，即临床上所称的"三种性质的五种痛"为基础，概括为定性（病理改变）、定位（治疗部位）和定法（治疗方法），简称"三定"，见表5-4。

表5-4　三种性质的五种痛

定性（病理改变）	定位（治疗部位）	定法（治疗方法）
放射性根性痛：软组织损伤压迫和（或）刺激椎管或神经根管处的脊髓或脊神经根及伴行的血管		①药物内服 ②手法治疗（神经按压阻滞）
放射性丛性痛：软组织损伤压迫和（或）刺激椎间孔外口以外、锁骨上窝、喙突内侧至腋窝部的神经及伴行的血管	①颈椎侧面肌肉 ②附着在横突上的肌肉	①手法治疗（按压、牵拉） ②中药外用 ③必要时刃针切刺
放射性干性痛：桡、正中、尺神经及伴行的血管径路邻近的软组织损伤，压迫和（或）刺激而致	①上臂部的肌肉 ②前臂部的肌肉 ③手部的肌肉	①手法治疗（按压、牵拉） ②中药外用 ③必要时刃针切刺
反射性痛：软组织损伤压迫和（或）刺激颈神经后支和（或）其内、外侧支及伴行的血管	①颈部棘突旁肌肉 ②背部棘突旁肌肉	①手法治疗（按压、牵拉） ②中药外用 ③必要时刃针切刺

续表

定性（病理改变）	定位（治疗部位）	定法（治疗方法）
躯体性牵涉痛：受同一神经支配的几块肌肉中的一块损伤，通过交通支使其他肌肉疼痛	①肩胛骨背面的肌肉 ②胸椎棘突旁肌肉	①手法治疗（按压、牵拉） ②中药外用 ③必要时刃针切刺
神经无菌性炎症和（或）水肿	①颈椎周围 ②上肢	①封闭或中药外用（局部） ②药物治疗（全身）

二、解剖复习

（一）神经径路

1. 臂丛神经　患者上肢外展90°。锁骨中点上方的锁骨上窝内，第一肋骨上方的前、中斜角肌之间为a点，肘关节掌侧横纹中点为b点，a、b连线分四等份，近端1/4即是。

2. 桡神经　患者上肢外展90°，掌心朝上位。腋后横纹端为a点，肩峰至肱骨外上髁连线中、下1/3交点为b点，肘关节掌侧横纹中、外1/3交点为c点，肱骨外上髁与桡骨茎突连线中、下1/3交点为d点，第一掌骨基底背侧为e点，a–b–c–d–e连线即是。

3. 正中神经　患者上肢外展90°，掌心朝上位。锁骨中点为a点，肱骨内上髁与肱二头肌肌腱中点为b点，腕掌侧横纹上，掌长肌腱与桡侧腕屈肌腱之间为c点，a–b–c连线即是。

4. 尺神经　患者上肢外展90°，掌心朝上位。腋窝为a点，肱骨内上髁与尺骨鹰嘴之间为b点，肘关节掌侧横纹中、内1/3交点为c点，腕部掌面尺侧凸起的桡侧为d点，a–b–c–d连线即是。

（二）肌肉

涉及的肌肉，除前面介绍过的以外，主要有：

1. 胸小肌　在胸大肌深面（图5–8）。

起　点	止　点	功　能	神经支配
第3～5肋骨前面	肩胛骨喙突	使肩胛骨前伸、下降、下回旋，提肋助吸气	胸内侧神经（C_{7-8}，T_1）

体表触诊：患者把手放在背后，然后靠着墙向后用力顶，可触到胸小肌收缩。

2．喙肱肌（图5-9）

起　点	止　点	功　能	神经支配
肩胛骨喙突下部	肱骨中部内侧	使上臂在肩肱关节处屈和内收	肌皮神经（C_{5-7}）

体表触诊：检查者将拇指按在肱骨内侧最上端、肱二头肌内侧，当患者前屈、外展臂部，并屈曲肘关节时，就可以触到"条索状"的喙肱肌。

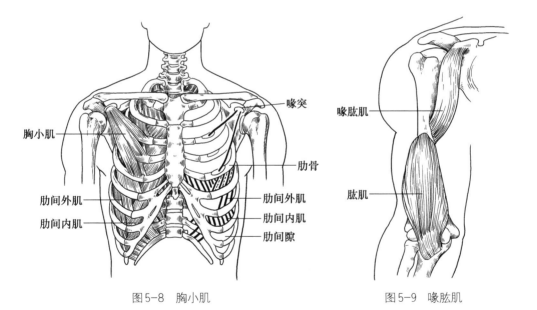

图5-8　胸小肌　　　　　　　　　　图5-9　喙肱肌

3．肱桡肌（图5-10）

起　点	止　点	功　能	神经支配
肱骨外上髁上方	桡骨茎突	使前臂在肘关节处屈；使前臂旋前或旋后	桡神经（C_{5-6}）

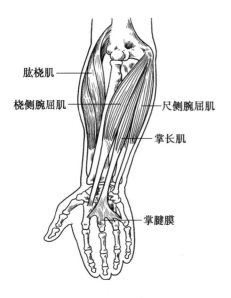

肱桡肌

桡侧腕屈肌 —— 尺侧腕屈肌

掌长肌

掌腱膜

图5-10 肱桡肌

体表触诊：患者前臂中立位，抗阻力屈曲肘关节，检查者即可在肱骨外上髁上方触到肱桡肌起腱，并可观察和触到向远端延伸的肌腹。

三、辨证要点

（一）各征的共同临床表现

1. 颈项部疼痛不适，涉及同侧上肢放射性疼痛和（或）麻木和（或）掣引抽搐。

2. 臂丛牵拉试验阳性和（或）椎间孔压迫试验阳性。

3. 颈侧、项部、肩部、横突部、上臂或前臂可触到软组织的压痛和异常改变。

4. 影像学检查有骨质增生、项韧带钙化、椎间孔狭窄等退行性改变。

（二）各征的特异临床表现

1. 放射性根性痛

（1）触不到软组织的压痛和异常改变。

（2）上肢放射性疼痛和（或）麻木和（或）掣引抽搐的区域，符合颈5神经根受累，影响到腕；颈6神经根受累，影响到拇、示指；颈7神经根受累，影响到示、中、无名指；颈8神经根受累，影响到无名指、小指的一般规律。

（3）CT、MRI检查显示椎管内骨质及软组织和（或）神经根管内骨质及软组织病变。

2. 放射性丛性痛

（1）在颈椎侧面、锁骨上窝和喙突部，可触到软组织压痛和异常改变，有时可引起上肢症状的压痛。

（2）上肢放射性疼痛和（或）麻木和（或）掣引抽搐的区域，比较符合混合的桡、正中、尺神经支配区规律。

3. 放射性干性痛

（1）在上臂、前臂和（或）手部，可触到软组织压痛和异常改变，有时可引起上肢症状的压痛。

（2）与上述两性上肢放射性疼痛和（或）麻木和（或）掣引抽搐的规律不同，比较符合单一的桡、正中、尺神经支配区规律。

4. 反射性痛

（1）在颈椎棘突旁，可触到软组织压痛和异常改变，有时可引起上肢症状的压痛。

（2）无可循的上肢放射性疼痛和（或）麻木和（或）掣引抽搐的区域规律。

5. 躯体牵涉性痛

（1）在同侧肩胛骨背面，可触到软组织压痛和异常改变，有时可引起上肢症状的压痛。

（2）无可循的上肢放射性疼痛和（或）麻木和（或）掣引抽搐的区域规律。

6. 神经无菌性炎症和（或）水肿

（1）触不到软组织压痛和异常改变。

（2）发病急，疼痛剧烈、持续，除将患肢上举、手置头顶的所谓"投降姿势"外，其他姿势均令患者难以忍受。

四、手法治疗

（一）神经按压阻滞

依次按压以下部位，中等力度，20～30秒。

1. "合谷"部位的桡神经，向第二掌骨桡侧方向按压。

2. "阳溪"部位的桡神经，患手桡偏，向腕舟骨方向按压。

3. "阳谷"部位的尺神经，患手尺偏，向豌豆骨方向按压。

4. "内关"部位的正中神经，向前臂背侧方向按压。

5. "曲池"部位的桡神经，向肱骨外髁骨面方向按压。

6. "小海"部位的尺神经，向肱骨内髁骨面方向按压。

7. "臂臑"稍后部位的桡神经，向肱骨骨面方向按压。

8. "极泉"部位的臂丛神经，向肱骨骨面方向按压。

9. "中府"稍内上方部位的臂丛神经，与局部体表垂直方向按压。

10. "缺盆"部位的臂丛神经，向第一肋骨方向按压。

11. "天鼎"部位的交感神经星状结节，向第六颈椎横突前结节方向按压。

（二）软组织压痛和异常改变处按压

按照"安–舒二氏定律"，即局部压反射原理的要求，按压力4～6千克（依照患者耐受程度不同调整），每一个部位按压30秒（较表浅部位）至60秒（较深在部位），索条形异常改变按压分筋、圆形异常改变按压逆时针方向旋转。

（三）牵拉

患者坐位，患肢自然下垂、患腕背伸，术者侧立于患侧，双手握患腕，根据兴奋腱反射器（Golgi腱器）原理，用拮抗患者体重的力量向远端牵拉—镇定10秒—顿挫1下，连续2～3次（图5-11）。

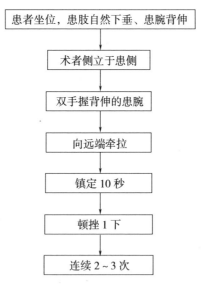

图5-11 神经根型颈椎病手法治疗操作流程

（四）其他

1. 有颈椎椎体微小移位者，常规手法矫正。

2. 神经根型颈椎病按压手法治疗常规，见表5-5。

表5-5 神经根型颈椎病按压手法治疗常规

疼痛性质	损害的软组织	按压手法治疗点
放射性根性	椎管内脂肪、神经根管内脂肪纤维组织	颈椎棘突、横突、关节突以及之间软组织，上项线、下项线以及之间的骨面软组织压痛和（或）异常改变处
放射性丛性	斜角肌、胸小肌	斜方肌上部与胸锁乳突肌之间，喙突
放射性干性	肱二头肌、肱三头肌、喙肱肌、三角肌、肱桡肌、桡侧伸腕长短肌	颈椎棘突、横突、关节突以及之间软组织，斜角肌，喙突、三角肌以及肱桡肌软组织压痛和（或）异常改变处
反射性	项筋膜、斜方肌上部、颈椎后关节囊	颈椎棘突、横突、关节突以及之间软组织，斜方肌中部、冈上肌软组织压痛和（或）异常改变处
躯体牵涉性	肩胛提肌、菱形肌、冈上肌、冈下肌、小圆肌、大圆肌	颈椎棘突、横突、关节突以及之间软组织，冈下肌、小圆肌以及肱三头肌长头附着点软组织压痛和（或）异常改变处

五、辅助治疗

1. 刃针微创治疗 对按压疗效不甚理想，病程长或病情重的病例，可于压痛和软组织异常改变处，用刃针微创治疗。

2. 中药外用治疗 对于治疗有效但容易复发的病例，肩部和上肢用"肩痹膏"，肩胛部用"背痹膏"外贴压痛和异常改变处。

第五节 肩关节周围炎

肩关节周围炎，一般是指中年以上、原因不明的，可能与心血管疾病、风湿性关节炎、退行性颈椎病、内分泌失调等有关的一种慢性炎症。它导致关节周围软组织损伤，关节囊粘连萎缩，并继而密集地黏着于肱骨头、肩峰、肩袖、肱二头肌，以及滑囊消失、代之以瘢痕的一系列病理改变；并可使其他肩部炎症性病理改变复杂化。所称"五十肩"，也正是素有软组织损伤，更年期激素分泌紊乱，激惹病变，加重症状所致。

此外，尚有"肩胛肱节律"紊乱学说，"肩胛肱节律"由Gotmans提出，指肩部4个关节联动规律。当关节周围软组织损伤，如肩胛提肌、菱形肌损害，其肌痉挛可将肩胛骨向内或内上方牵拉移位；如斜方肌上部损害，其肌痉挛，可将肩胛骨向外或外上方牵拉移位，等等，这些解剖位置的紊乱，致使"肩胛肱节律"紊乱，继而累及关节囊及周围软组织出现肩关节周围炎的临床表现。

中医则认为是"风寒湿客于外，分肉之间，迫切而为沫，沫得寒则聚，聚则排分肉而分裂也，分裂则痛"，也是认为肌肉、筋膜等软组织受风寒而致疼痛和活动受限。

总之，软组织损伤是造成肩关节周围炎的主要病理改变。

一、诊疗理念

本节只介绍手法治疗最适宜的关节外软组织损伤，见表5-6。

表5-6 软组织损伤定性、定位、定法

定性（病理改变）	定位（治疗部位）	定法（治疗方法）
关节外软组织损伤：肩肱关节周围肌肉损伤造成疼痛和（或）功能障碍	①肩肱关节前部 ②肩肱关节后部 ③肩肱关节内侧部 ④肩肱关节外侧部	①手法治疗（按压、牵拉） ②中药外用 ③必要时刃针切刺
关节内软组织损伤：肩肱关节关节囊、关节盂缘和关节软骨等损伤造成疼痛和（或）功能障碍	①肩肱关节腔 ②肩肱关节周围	①关节内注射（冲击、冲洗） ②中药外用 ③手法治疗（牵拉）
继发性疼痛：颈椎病、胸腔出口综合征和胸椎病变继发肩肱关节疼痛和（或）功能障碍	原发病灶部位	针对原发病变治疗

续表

定性（病理改变）	定位（治疗部位）	定法（治疗方法）
内脏牵涉性痛：心脏病、消化系统结石和肿瘤转移等牵涉肩肱关节疼痛和（或）功能障碍	内脏病治疗	针对内脏病变治疗
关节微小移位：肌肉损伤破坏动、静态平衡造成关节微小移位	①肩胛胸壁关节 ②肩肱关节	①手法治疗（按压、牵拉） ②手法治疗（矫正）

二、解剖复习

涉及的肌肉，除前面介绍过的以外，还有肱二头肌（图5-12）。

起　点	止　点	功　能	神经支配
长头：肩胛骨肩关节盂盂上粗隆 短头：肩胛骨喙突	腱膜：与前臂筋膜移行 腱：桡骨粗隆	屈肘 前臂旋后	肌皮神经（C_{5-7}）

体表触诊：抗阻力主动前臂旋后位屈肘，可触及隆起的肱二头肌肌腹，以及在肘前触到显现的止腱。

三、辨证要点

（一）共同的临床表现

1. 肩肱关节周围疼痛，周围肌肉上有压痛和异常改变。

2. 初期，肩肱关节因疼痛而活动受限；后期，肩肱关节因肌肉紧缩粘连而活动受限。

（二）特异的临床表现

1. 上举疼痛受限　在肱三头肌长头起点和（或）肌腹上，以及三角肌前、后部起止点和（或）肌腹上有压痛和异常改变。

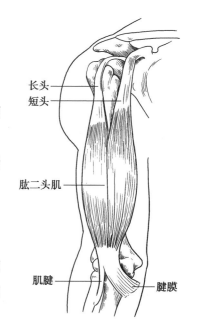

图5-12　肱二头肌

2. 内收疼痛受限　在冈上肌、冈下肌、小圆肌起止点和（或）肌腹上，以及三角肌后部起止点和（或）肌腹上有压痛和异常改变。

3. 外展疼痛受限　在冈上肌、冈下肌、小圆肌止点和（或）肌腹上，以及三角肌前、后部起止点和（或）肌腹上有压痛和异常改变。

4. 后伸疼痛受限　肱二头肌起点上，喙肱肌起止点和（或）肌腹上，以及三角肌前部起止点和（或）肌腹上有压痛和异常改变。

5. 环转疼痛受限　上述肌肉起止点和（或）肌腹上都有压痛和异常改变。

四、手法治疗

（一）神经按压阻滞

按相关肌肉的神经按压阻滞法进行。

（二）起、止点按压

在上述肌肉比较集中的起、止点进行按压：

1. 肩胛骨肩关节盂盂下粗隆背面　是肱三头肌长头起点的附着处。定位方法是，腋后纹头直上与肩胛骨腋缘线交点，向前、内方按压至骨面。

2. 肩胛骨喙突　是喙肱肌起点和肱二头肌短头起点共同的附着处。定位方法是，肩前三角肌—胸大肌间沟，锁骨下一横指处深层的骨凸，向前方按压至骨面。

3. 肱骨大结节　是冈上肌、冈下肌和小圆肌共同的止点。定位方法是，术者手指置患肩前方，患者主动旋转上肢，术者可觉有一肌腱滚动（即肱二头肌长头腱），其外方就是肱骨大结节，按压—分筋—理筋。

（三）肌腹按压

在相关肌肉肌腹上的压痛和异常改变处，按局部压放射原理的要求按压、分筋、按揉。

（四）牵拉

患者坐位，术者立其患侧，一手腕部伸至患腋下上顶、外拉，另一手握患腕向远端牵拉、内收，适力配合同时操作，反复3~5次。

（五）被动活动

1. 扛肩旋转 患者坐位，抬肩、肘各90°，术者立其患侧，一手扶住患肩，另一肘托患肘、手握患腕稍上提，保持上提力分别做由前向后和由后向前旋转3~5次。操作流程如图5-13所示。

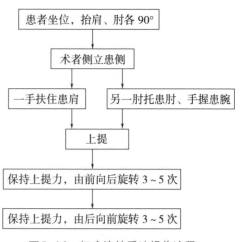

图5-13 扛肩旋转手法操作流程

2. 肩肘腕联动 患者坐位，抬肩、肘各90°，术者立其患侧，一手扶住患肩，另一肘托患肘、手握患腕，做患上肢肩内收、肘屈曲—肩外展、前臂旋前、屈腕—肩后伸、肘伸直、伸腕，最后在肩后伸、肘伸直、伸腕时，适力顿挫一下，重复3~5次。操作流程如图5-14所示。

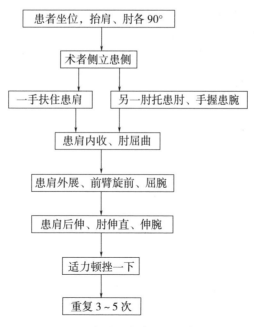

图5-14 肩肘腕联动手法操作流程

五、辅助治疗

1. 刃针微创治疗　对按压疗效不甚理想，病程长或病情重的病例，可于压痛和软组织异常改变处，用刃针微创治疗。

2. 中药外用治疗　对于治疗有效但容易复发的病例，用"肩痹膏"贴于肩部。

第六节　肱骨外上髁炎

肱骨外上髁炎，顾名思义是在肱骨外上髁处发生了病变，而引发肱骨外上髁炎症状的，主要是桡侧伸腕长肌和桡侧伸腕短肌，它们的附着点在肱骨远端外侧，包括肱骨外上髁，这就造成临床上诊断与治疗部位过于局限，极大地影响了疗效。有必要以桡侧伸腕长、短肌的解剖为纲，以鉴别肌肉各部位损伤的病理改变为主线，细化分析，辨证施治。

一、诊疗理念（表5-7）

表5-7　肱骨外上髁炎定性、定位、定法

定性（病理改变）	定位（治疗部位）	定法（治疗方法）
肌肉起腱损伤：压迫和（或）刺激了伴行的神经、血管	肱骨远端外侧（包括肱骨外髁和肱骨外上髁）	①手法治疗（按压、牵拉）②中药外用③刃针切刺
肌肉起腱部无菌性骨膜炎：肌肉紧缩，牵拉附着点骨膜损伤	肱骨远端外侧（包括肱骨外髁和肱骨外上髁）	①中药外用②刃针切刺③手法治疗（牵拉）
肌肉起腱部骨质增生：肌肉紧缩，牵拉附着点骨质增生	肱骨远端外侧（包括肱骨外髁和肱骨外上髁）	①刃针切刺②手法治疗（按压、牵拉）③中药外用
桡神经肌支被卡压：肌肉损伤，卡压桡神经肌支	肱骨外上髁后下方	①刃针切刺②中药外用③手法治疗（牵拉）

定性（病理改变）	定位（治疗部位）	定法（治疗方法）
小血管侵入起腱表面：肌腱损伤修复时，小血管侵入腱表面	肱骨外上髁远端起腱上	①刃针切刺 ②中药外用 ③手法治疗（牵拉）
起腱腱围炎：保护肌腱的腱围无菌性炎症	肱骨外上髁远端起腱上	①刃针切刺 ②中药外用 ③手法治疗（牵拉）
起腱腱间质炎：起腱间质无菌性炎症	肱骨外上髁远端起腱上	①刃针切刺 ②中药外用 ③手法治疗（牵拉）
环韧带损伤：通过关节囊引起肱骨外上髁周围疼痛	桡骨头	①刃针切刺 ②中药外用 ③手法治疗（牵拉）
桡骨头微小移位：环韧带损伤松弛，桡骨头向后外方旋转微小移位	桡骨头	①手法治疗（矫正） ②中药外用

二、解剖复习

桡侧伸腕长肌和桡侧伸腕短肌解剖见图5-15。

肌　名	起　点	止　点	功　能	神经支配
桡侧伸腕长肌	肱骨远端外侧 肱骨外髁 肱骨外上髁	第2掌骨基底背侧	伸腕关节 外展腕关节	桡神经深支（$C_{5\sim8}$）
桡侧伸腕短肌	肱骨外髁 肱骨外上髁	第3掌骨基底背侧	伸腕关节	桡神经深支（$C_{5\sim8}$）

体表触诊：抗阻力主动伸和外展腕关节时，可观察和触到桡侧伸腕长肌；抗阻力主动伸腕关节时，可观察和触及桡侧伸腕短肌。

三、辨证要点

1. 肘关节外侧部疼痛不适，常影响前臂桡、背侧疼痛、沉胀、酸麻、无力。

2. 压痛和（或）软组织异常改变，肌肉起腱损伤、肌肉起腱部无菌性骨

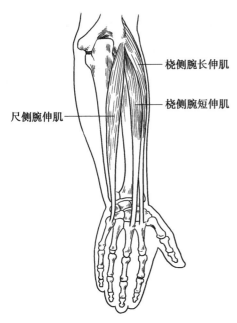

图5-15　桡侧伸腕长肌和桡侧伸腕短肌

膜炎、肌肉起腱部骨质增生和桡神经肌支被卡压在肱骨远端外侧（包括肱骨外髁和肱骨外上髁）；小血管侵入起腱表面、起腱腱围炎和起腱腱间质炎在肱骨外上髁远端起腱上；环韧带损伤和桡骨头微小移位在桡骨头部。

3．密耳（Mills）试验阳性　患者伸直肘关节、前臂旋前，术者握患手使患腕屈曲，出现或加重疼痛，甚至因疼痛而不能完成。是诊断肌肉起腱损伤、肌肉起腱部无菌性骨膜炎、肌肉起腱部骨质增生、桡神经肌支被卡压、小血管侵入起腱表面、起腱腱围炎和起腱腱间质炎的重要依据。

4．屈肘旋动试验阳性　患者屈曲肘关节，术者握患腕，将患前臂反复旋前—旋后时，出现或加重疼痛，甚至因疼痛而不能完成。是诊断环韧带损伤和桡骨头微小移位的重要依据。

四、手法治疗

（一）神经按压阻滞

在肱骨粗隆三角肌止点稍后方处，按压桡神经肌沟中的桡神经20秒。

（二）起、止点及肌腹按压

在肌肉起、止点和肌腹上的压痛和异常改变处，按局部压反射原理的要求按压、分筋、按揉。

（三）牵拉

1．伸肘牵拉　患者坐位，伸直肘关节、前臂旋前。术者与其面对，一手托患肘，另一手扳患第二、三掌骨头背侧，使患腕屈曲至极度，镇定10秒，反复3～5次。操作流程如图5-16所示。

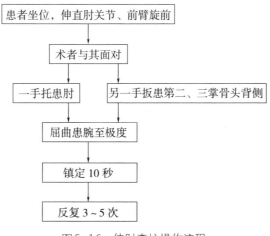

图5-16 伸肘牵拉操作流程

2. 屈肘牵拉 患者坐位，屈曲肘关节90°、前臂旋前，术者与其面对，一手托患肘后，另一手握患腕，使患肘关节屈曲、前臂旋前至极度，镇定10秒，反复3～5次。操作流程如图5-17所示。

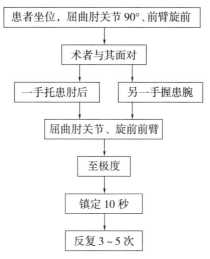

图5-17 屈肘牵拉操作流程

五、辅助治疗

1. 刃针微创治疗 对按压疗效不甚理想，病程长或病情重的病例，可于压痛和软组织异常改变处，用刃针微创治疗。

2. 中药外用治疗 对于治疗有效但容易复发的病例，用"肩痹膏"贴于肘部。

第七节 腰 肌 劳 损

腰肌劳损，临床上也称慢性腰痛，是以缓慢发病的腰部疼痛、不适以及活动不利，甚至涉及下肢反复发作为主要临床表现的诸多病理改变的总称，常被认为是腰椎间盘突出症潜伏期的征象。这些病理改变，主要是腰部肌肉的损伤，细化鉴别了损伤的肌肉，治疗多可取事半功倍之效。

一、诊疗理念（表5-8）

表5-8 腰肌劳损定性、定位、定法

定性（病理改变）	定位（治疗部位）	定法（治疗方法）
前屈痛：骶棘肌损伤	腰椎棘突旁	①手法治疗（按压、牵拉） ②中药外用 ③必要时刃针切刺
后仰痛：髂腰肌损伤	腹部 股骨小转子	①手法治疗（按压、牵拉） ②中药外用
侧屈痛：腰方肌损伤	第12肋骨下缘 第1、2、3、4腰椎横突 髂嵴内唇	①手法治疗（按压、牵拉） ②中药外用 ③必要时刃针切刺
旋转痛：下后锯肌损伤	第9、10、11、12肋骨肋角 第11、12胸椎棘突端部侧面 第1、2腰椎棘突端部侧面	①手法治疗（按压、牵拉） ②中药外用 ③必要时刃针切刺

二、解剖复习

涉及的肌肉，除前面介绍过的以外，还有下后锯肌（图5-18）。

起　点	止　点	功　能	神经支配
第11、12胸椎棘突端部侧面 第1、2腰椎棘突端部侧面	第9、10、11、12肋骨肋角	助吸气	肋间神经（T_{9-12}）

体表投影：分别标记第11胸椎棘突端部、第2腰椎棘突端部、第9肋骨肋角和第12肋骨肋角，这四个点连线的中间部分，即为下后锯肌的体表投影（图5-18）。

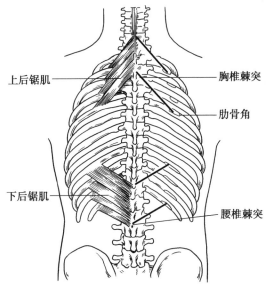

图5-18 下后锯肌

三、辨证要点

除下后锯肌外，其他肌肉损伤的辨证要点参看前面章节。

1. 缓慢发病，腰部疼痛、不适以及活动不利。下后锯肌损伤常影响呼吸，出现所谓"闪腰岔气"的临床表现。

2. 前屈痛为骶棘肌损伤，压痛和（或）软组织异常改变在腰椎棘突旁；

后仰痛为髂腰肌损伤，压痛和（或）软组织异常改变在腹部和股骨小转子；侧屈痛为腰方肌损伤，压痛和（或）软组织异常改变在第12肋骨下缘，第1、2、3、4腰椎横突和髂嵴内唇；旋转痛为下后锯肌损伤，压痛和异常改变在第9、10、11、12肋骨肋角，第11、12胸椎棘突端部侧面和第1、2腰椎棘突端部侧面。

3. 相应肌肉抗阻力主动收缩试验和被动牵拉试验阳性，如下后锯肌抗阻力主动向同侧旋转，和被动向对侧旋转时，出现或加重疼痛，甚至因疼痛而不能完成。

四、手法治疗

除下后锯肌外，其他肌肉损伤的手法治疗参看前面章节。

（一）神经按压阻滞

在靠近胸椎棘突的第8～9、9～10、10～11、11～12肋骨间隙，相当于"肝俞""胆俞""脾俞"和"胃俞"穴部位，按压20秒。

（二）起、止点和肌腹按压

在肌肉起、止点和肌腹上的压痛和异常改变处，按局部压放射原理的要求按压、分筋、按揉。

（三）牵拉

1. 坐位旋转　患者坐位，术者与其面对站立，双腿夹住患双膝，双手扳住患双肩，先向左旋转数次，最后至极度，镇定—顿挫，再向右旋转数次，最后至极度，镇定—顿挫。操作流程如图5-19所示。

2. 仰卧位旋转　患者仰卧位，术者侧立与其面对，双手按定患双膝，先屈患膝90°，屈患髋至极度镇定、顿挫，继而斜向左屈患膝90°，屈患髋至极度镇定、顿挫，再斜向右屈患膝90°，屈患髋至极度镇定、顿挫。操作流程如图5-20所示。

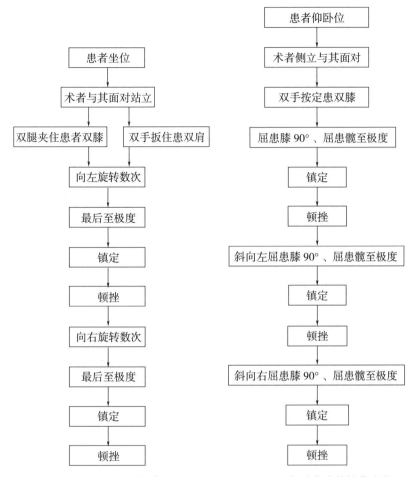

图5-19 坐位旋转操作流程　　　　图5-20 仰卧位旋转操作流程

五、辅助治疗

1. 刃针微创治疗　对按压疗效不甚理想，病程长或病情重的病例，可于压痛和软组织异常改变处，用刃针微创治疗。

2. 中药外用治疗　对治疗有效但容易复发的病例，用"腰痹膏"贴于腰部。

第八节　腰椎间盘突出症

腰椎间盘突出症，是目前认为引发腰腿痛最主要的病理改变，也是影像学诊断最为清晰的疾病之一。然而，对腰椎间盘突出这种影像学显现的病理改变本身是否引起腰腿痛，学术界的观点并不一致。从手法治疗的临床实践中不难看出，不涉及腰椎间盘突出本身，仅治疗肌肉等软组织损伤，同样可以消除腰椎间盘突出症的症状，而复查的影像学显示突出并未还纳或缩小。为此，明确哪些诊断为腰椎间盘突出症的病例适宜手法治疗，以及如何治疗就成为诊断和治疗腰椎间盘突出症的重点。

一、辨证要点

（一）诊断依据

1. 腿痛重于腰痛，腿痛呈典型的坐骨神经分布区域的疼痛。

2. 按神经分布区域的皮肤感觉麻木。

3. 直腿抬高较正常减少50%，兼或有健侧抬高试验阳性，做"弓弦试验"，即在腘窝区域指压胫神经引起肢体远近两端的放射痛。

4. 出现四种神经体征中的两种征象（肌肉萎缩、运动无力、感觉减退和反射减弱）。

5. 与临床检查一致水平的影像学检查发现，包括椎管造影、CT或MRI等。

（二）侧方型腰椎间盘突出部位鉴别

侧方型腰椎间盘突出部位鉴别，见表5-9。

表5-9　侧方型腰椎间盘突出部位鉴别

椎间盘突出部位	腰3、4之间	腰4、5之间	腰5骶1之间
受累神经根	腰4神经根	腰5神经根	骶1神经根
疼痛部位	骶髂部、髋部、大腿前外侧、小腿前内侧	骶髂部、髋部、大腿和小腿后外侧	骶髂部、髋部、大腿、小腿部及足跟外侧
麻木部位	小腿前内侧	小腿外侧或足背（包括蹬趾）	小腿及足外侧（包括外侧三足趾）
肌力改变	伸膝无力	蹬趾背伸无力	偶有足跖屈及屈蹬趾无力
反射改变	膝反射减弱或消失	多无改变	踝反射减弱或消失

（三）中央型腰椎间盘突出症的临床表现

中央型腰椎间盘突出症的临床表现，见表5-10。

表5-10 中央型腰椎间盘突出症的临床表现

突出部位	一般多在腰4至腰5，或腰5至骶1之间
受累神经	马尾神经
疼痛部位	腰背部，双侧大、小腿后侧 有时无明显疼痛部位
麻木部位	双侧大、小腿及足跟后侧，以及肛门会阴部
肌力改变	膀胱或肛门括约肌无力
反射改变	踝反射消失或肛门反射消失

（四）适于手法治疗的诊断依据

1. 影像学显示为腰椎间盘侧方型膨出或突出。

2. 做直腿抬高试验时，是因为腰、臀、腿肌肉紧缩、疼痛而使抬高较正常减少50%，而非沿坐骨神经路线强烈放射性疼痛和（或）麻木而致。

3. 在腰、臀、腿部肌肉的起、止点和肌腹上，可触及压痛和软组织异常改变，以腰椎横突、腰椎棘突间、骶棘肌、臀中肌、阔筋膜张肌和梨状肌最为常见。

二、治疗原则

以疼痛、麻木以及疼痛和麻木三种临床表现为纲，按"临床表现—病理改变—治疗原则—选择疗法"模式，分别辨证治疗，见表5-11。

表5-11 腰椎间盘突出症辨证治疗

临床表现	病理改变	治疗原则	选择疗法
疼痛	神经无菌性炎症和（或）水肿	消炎和（或）脱水	药物（内服、外用）
麻木	神经受到压迫和（或）牵张	解除压迫和（或）牵张	手法（按压、逃逸）
疼痛和麻木	神经无菌性炎症和（或）水肿，以及受到压迫和（或）牵张	先消炎和（或）脱水后解除压迫和（或）牵张	先药物（内服、外用）后手法（按压、逃逸）

三、中药治疗

（一）内服

参看中医药专著。

（二）外用

1. 方一 生川乌、生草乌、制马钱子、红花、樟脑、乳香、没药、独活、田七、牡蛎、透骨草，等量为末；用75%乙醇调合，敷于患处，每2小时更换一次。过敏者立即停用，用地肤子、黄柏、甘草、等份，水调外擦。

2. 方二 白芷、独活、生半夏、血竭、川乌、草乌、防风、荆芥、乳香、没药、桂皮各500g，冰片、樟脑粉、苏合油各50g。前11味药共研细末、冰片研，最后加入后2味药，调合成膏外敷，每日一换。也可制成膏药外用。过敏者立即停用，用地肤子、黄柏、甘草，等份，水调外擦。

3. 方三 黄芪300g，土茯苓200g，生南星150g，生半夏150g，生川乌150g，生草乌150g，泽兰叶500g，王不留行300g，共研细末，调合成膏外敷。也可制成膏药外敷。过敏者立即停用，用地肤子、黄柏、甘草，等份，水调外擦。

四、手法治疗

（一）按压

在肌肉等软组织压痛和异常改变处按压，有以下两种切循方法。

1. 多发部位切循方法 在多发的腰椎棘突端部两侧，第1、2、3、4腰椎横突尖部，棘突之间，以及骶棘肌、臀中肌、阔筋膜张肌和梨状肌等的压痛和异常改变处按压、分筋、理筋。

2. 采用"症状—病理改变—软组织压痛和异常改变部位"模式，见表5-12。

表5-12　"症状—病理改变—软组织压痛和异常改变部位"模式

症　状	病理改变	软组织压痛和异常改变部位
腰、骶椎痛：初期时发时止，中期时轻时重，后期持续	第4腰椎至第1骶椎间部位的深层肌及其附着点，外伤后遗或劳损致无菌性炎症	①第4腰椎至骶1棘旁骶棘肌 ②腰椎2～5横突尖上、下缘及棘突端部侧缘（多裂肌、回旋肌附着点） ③髂后上棘（多裂肌附着点）
腹压增加腰痛及下肢放射痛加剧	腰痛致腹直肌代偿性紧张，时久致痉挛，腹压增高时突然强力收缩、牵拉刺激腰肌紧张，神经根被牵拉移动而加剧	①腹直肌腱划 ②腹部肌肉 ③腰部被牵拉疼痛处
腰肌僵硬与腰椎、骶椎活动不利或受限	腰骶部软组织损害后的保护性肌痉挛	①第3腰椎横突部 ②第5腰椎横突（髂腰韧带起点） ③骶椎背面（骶棘肌起点） ④臀中肌 ⑤第1～5腰椎棘突（棘上韧带）
脊柱腰段凸向患侧	①第4腰椎至第1骶椎的多裂肌，回旋肌损害 ②单侧臀部软组织损害	①腰椎横突、棘突 ②臀大肌、臀中肌、梨状肌、臀小肌、阔筋膜张肌起、止点或肌腹
脊柱腰段凸向健侧	单侧骶棘肌损害	①第3～5腰椎横突 ②髂嵴后内1/3部外唇及中间线
交替性脊柱侧凸	双侧腰部深层肌及骶棘肌损害交替发作	①腰椎横突、棘突 ②臀大肌、臀中肌、梨状肌、臀小肌、阔筋膜张肌起、止点或肌腹 ③第3～5腰椎横突 ④髂嵴后内1/3部外唇及中间线
腰前凸加大	腰背筋膜浅层与骶棘肌严重损伤变性（无菌性炎症、粘连、增厚）	①横突棘突之间肌肉 ②前屈时，腰部疼痛的肌肉
腰前凸变小	横突棘肌与腰背筋膜中层严重损伤变性（无菌性炎症，粘连，增厚）	①腰骶部 ②第3～4腰椎横突尖外缘
按压腰椎棘突旁压痛点引发坐骨神经痛	加压时，增强了无菌性炎症脂肪组织的化学性刺激	腰椎棘突旁
直腿抬高试验在30°以内阳性	①臀上皮神经损害 ②股内收肌群在耻骨支上附着点损害 ③腰背筋膜髂嵴附着处损害	①臀上皮神经体表投影内 ②股内收肌群在耻骨支上附着点 ③髂嵴后1/3段外唇，中间线边缘

续表

症 状	病理改变	软组织压痛和异常改变部位
坐位紧张试验阴性	腰臀及大腿内侧肌群起、止点损害，继发肌痉挛	①腰臀部 ②股内收肌群止点及肌腹
股神经牵拉试验阳性	股内收肌群损害性痉挛	股内收肌群止点及肌腹
屈颈试验阳性	背伸肌群紧张，牵拉病变的骶棘肌、横突棘肌及腰背筋膜附着处	①颈、胸、腰椎棘突及两侧 ②髂嵴后1/3段外唇，中间线边缘
仰卧挺腹试验阳性	腰、骶及臀肌损害，做此动作时导致三部分肌肉紧张，而致痛	①三个肌-筋膜区 ②臀部肌肉 ③股后侧肌起、止点及肌腹

（二）"逃逸"法

"逃逸"法是指运用躯体姿势的变化，改变椎管内的牵张力，通过紧张的硬脊膜延伸部神经根袖，牵拉神经根避开突出物应力最高点，而解除压迫和（或）牵张。手法如下：

1. 双向环转 患者一手抱头坐诊断床上，术者立其右侧后方，一肩顶患右腋、手扳左侧患肩，另一手按在腰部作支点，以患腰椎为轴，做前屈—右侧旋—后仰—左侧旋—前屈的顺时针环转动作数次。另一侧同法反向逆时针操作。操作流程如图5-21、图5-22所示。

2. 四向侧摇法 患者侧卧，下面的下肢伸直、上面

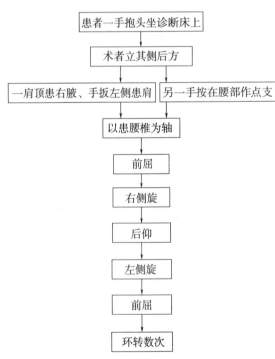

图5-21 顺时针环转操作流程

的下肢屈曲。术者侧立，与患者面对，一肘置患肩前，另一肘置患股骨大转子后方，先使患肩向后、患臀向前反复摇动数次；再一肘置患肩前、另一肘置患股骨大转子后方将患肩向前、患臀向后反复摇动数次。患者向另一侧侧卧，同法操作。操作流程如图5-23所示。

3．反"4"字法　患者仰卧，左侧下肢伸直，右侧下肢屈髋屈膝，将足放在左侧下肢膝关节外侧。术者侧立，一手按住患右肩前部固定，另一手按住患右膝外侧，将患右下肢内旋，下压数次，至极度适力顿挫一下。另一侧同法操作。操作流程如图5-24、图5-25所示。

4．胸上盆侧法　患者仰卧位，胸部朝上、骨盆向左旋转90°呈侧位，左下肢伸直、右下肢屈髋屈膝。术者侧立，一手按住患右肩，另一手扶住患右膝，做右髋关节内旋—屈曲数次，角度逐渐加大，至极度适力顿挫一下。另一侧同法

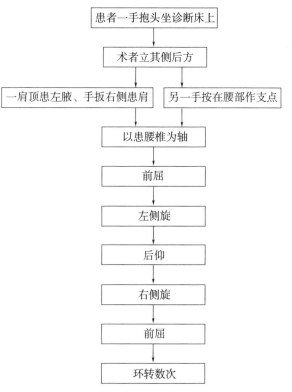

图5-22　逆时针环转操作流程

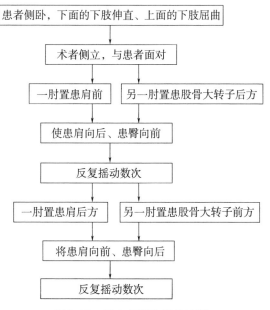

图5-23　四向侧摇法操作流程

操作。操作流程如图5-26、图5-27所示。

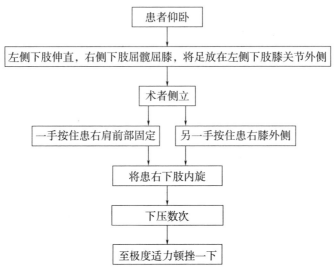

图5-24　反"4"字法右侧操作流程

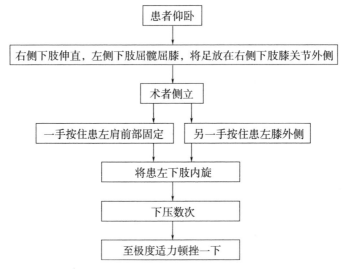

图5-25　反"4"字法左侧操作流程

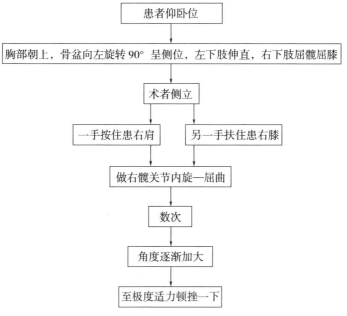

图5-26　胸上盆侧法右侧操作流程

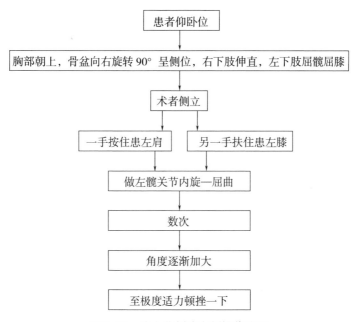

图5-27　胸上盆侧法左侧操作流程

五、刃针微创治疗

对按压疗效不甚理想、病程长或病情重的病例，可于压痛和软组织异常改变处，用刃针微创治疗。

第九节 腰椎后关节滑膜嵌顿

腰椎后关节滑膜嵌顿，是造成急性腰痛最常见的病理改变，也是手法治疗最擅长的疾患，手到病除、瞬间痊愈之效，让观者无不惊愕赞叹。

一、病因病机

1. 病因 在脊椎退行性变内因的基础上，椎间隙狭窄，继发的后关节突增生以及相关软组织损害，使椎体失稳、关节松动，再在外因的前屈、旋转使关节面张开的姿势，则造成关节囊滑膜层极少部分被嵌夹于关节间隙中。

2. 病机 关节腔内的气体在活动中逸出，形成负压力，当关节面张开时，外面的高压力进入关节腔，将关节囊滑膜层极少部分带进关节间隙中，而被嵌夹，突然出现明显的临床症状。

二、辨证要点

1. 有前屈旋转活动的外伤史，急性突发腰痛，呈身体前屈的抗痛姿势。

2. 无明显压痛和（或）软组织异常改变，在腰椎棘突旁叩击时深部有疼痛感。

3. 身体前屈时，腰部深层出现剧痛而不能伸直。

三、手法治疗

1. 由第五腰椎棘突旁开始，用手掌逐次向上按压并向外推动，直至第1胸椎棘突旁。

2. 患者俯卧位、腹部垫枕、扳住床头，术者持续牵拉患双下肢1～2分钟，最后顿挫牵拉一下。

3. 患者仰卧位，屈双髋、屈双膝各90°。术者侧立，与其面对，右肩顶患双小腿后部、双手置患双腘部，先屈患髋数次，角度逐渐加大，至极度稍停片刻，最后顿挫按压一下；再稍向右屈患髋数次，至极度稍停片刻，最后顿挫按压一下；再稍向左屈患髋数次，至极度稍停片刻，最后顿挫按压一下，操作流程如图5-28所示。

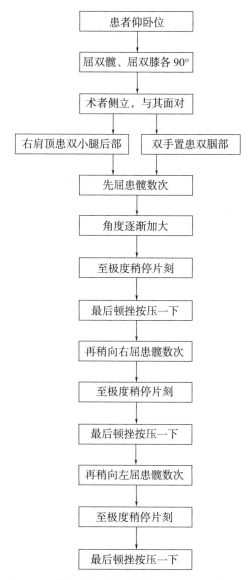

图5-28 腰椎后关节滑膜嵌顿手法治疗操作流程

四、辅助治疗

1. 刃针微创治疗　对按压疗效不甚理想，病程长或病情重的病例，可于压痛和软组织异常改变处，用刃针微创治疗。

2. 中药外用治疗　对于治疗有效但容易复发的病例，用"腰痹膏"贴于腰部。

第十节　坐骨神经痛

从中医理论阐释，认为坐骨神经痛属"周痹"范畴。周痹是风、寒、湿气未深入脏腑，也未散发到皮肤，而是滞留在肌肉皮肤之间，致使真气不能周流全身的一种痹证；诊断要点是单侧由上向下或由下向上串痛，在经筋路线上可触到硬或软的异常改变；治疗以针刺调理、中药疏通、手法运通单一或综合进行。

从西医取向阐释，认为坐骨神经痛，是一种由许多不同病理因素所引起的临床综合征，而不是一个单独的病理改变引起的独立疾病。现在，临床上多指发生在坐骨神经通路及其分布区内的疼痛和（或）麻木等感觉异常，常将各种向大腿后部放散性锐痛也包括在其中，并习惯用它来描述第5腰椎及第1骶椎神经根受损和坐骨神经病变引起的疼痛。

由于第4~5腰椎及第5腰椎和第1骶椎椎间盘突出是压迫和（或）刺激第5腰椎及第1骶椎神经根的最常见病理改变，同时坐骨神经痛又是腰椎间盘突出症最主要的症状，故有将二者简单等同的趋势，被专家称为误区，直接影响了临床疗效，应引起我们的重视。

一、现代分型

（一）病理分型

分为原发性和继发性两种。

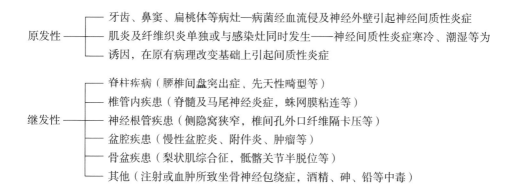

原发性 —— 牙齿、鼻窦、扁桃体等病灶—病菌经血流侵及神经外壁引起神经间质性炎症
—— 肌炎及纤维织炎单独或与感染灶同时发生——神经间质性炎症寒冷、潮湿等为
—— 诱因，在原有病理改变基础上引起间质性炎症

继发性 —— 脊柱疾病（腰椎间盘突出症、先天性畸型等）
—— 椎管内疾患（脊髓及马尾神经炎症、蛛网膜粘连等）
—— 神经根管疾患（侧隐窝狭窄，椎间孔外口纤维隔卡压等）
—— 盆腔疾患（慢性盆腔炎、附件炎、肿瘤等）
—— 骨盆疾患（梨状肌综合征，骶髂关节半脱位等）
—— 其他（注射或血肿所致坐骨神经包绕症，酒精、砷、铅等中毒）

（二）临床解剖分型

1. 根性坐骨神经痛（又称上段坐骨神经痛） 腰骶神经根炎、腰骶神经根病等。

2. 丛性坐骨神经痛（又称中段坐骨神经痛） 腰骶炎、腰骶病等。

3. 干性坐骨神经痛（又称下段坐骨神经痛） 坐骨神经炎、坐骨神经病等。

（三）Sicard-Ramond临床解剖分型

1. 脊膜神经根炎 在硬膜内和蛛网膜下腔、脑脊液里通过的神经根损害，以脑脊液中细胞数及蛋白量增多为诊断依据。

2. 神经节神经根炎 椎间神经节及其邻近的神经根损害。

3. 神经根炎（神经索炎） 硬脊膜外的神经根，主要是位于椎间孔内的一小段脊神经损害，多由脊椎病引起。

4. 炎性损害 超出一支神经损害的范围。

5. 神经炎 神经干及其分支损害。

（四）新分型

虽有多种传统分型，但对病理改变有一致的看法，即以上种种原因，刺激和（或）压迫坐骨神经的根部、丛部、干部引起神经本身病变［主要是物理压迫和（或）化学性刺激］；或局部血管丛淤血、水肿，使神经缺氧，从而引起坐骨神经痛。

基于上述认识，临床上常按以下新分型思路进行鉴别：

1. 按根、干、丛性痛分型法　由于腰骶脊神经根出椎管后，组成并走行于骶丛和坐骨神经干之中，因此三者之一的神经根、骶丛或坐骨神经干受累时，均可引起某些相似的症状与体征，以下肢的感觉、运动与反射障碍，下肢放射痛有直腿抬高试验阳性等椎间盘突出症的症状为多见。腰椎间盘突出的病理改变，属于根性痛范畴，如果将三者混为一谈，不加以鉴别，就会造成判断失误。

这三种形式，由于病理解剖及病理生理各不相同，尽管具有相似的某些共性症状，但还是有各自的临床症状特点，需要加以区别，以求更进一步找出病因，并按病因进行诊断及治疗。

（1）根性痛：根性痛的病理改变，多是由椎管或根管处病变压迫或刺激局部脊神经根所致。其中，以腰椎间盘突出症、根管狭窄、小关节内聚及椎管内肿瘤最为多见。

（2）干性痛：干性痛的病理改变，主要是位于盆腔出口处以及坐骨神经干邻近的软组织损伤变性，压迫或刺激而致。

（3）丛性痛：丛性痛的病理改变，是位于盆腔内的骶丛，因慢性盆腔炎、附件炎及肿瘤等疾患压迫或刺激而致。

上述分型可用表5-13表示。

表5-13　坐骨神经根、干、丛性痛

性质及定义	病理改变	诊断要点
根性痛：椎管或根管处病变，压迫或刺激脊神经根	1. 先天性畸型：脊椎隐性裂、腰椎骶化等 2. 压迫与损伤：椎管狭窄、滑脱、类风湿、结核、骨质疏松、青年性脊椎骨软骨炎 3. 炎症 （1）脑脊膜炎、脊髓炎、蛛网膜炎、脊髓痨、神经节神经根炎等，以及中毒和变态反应性炎症 （2）硬脊膜外周围炎 （3）感染性及血清性多发性神经根炎 4. 脊髓肿瘤：神经鞘瘤、脊膜瘤、转移癌、皮样囊肿等	1. 椎旁压痛、叩痛及活动痛（由于神经根受压同时，后支受累所致） 2. 屈颈试验阳性（由于此动作牵拉硬膜囊及神经根袖） 3. 神经根定位症状局限、明确 4. 腰穿检查：显示椎管内脑脊液呈部分梗阻及生化异常改变（CT、MRI脊髓造影可确诊）

续表

性质及定义	病理改变	诊断要点
干性痛：坐骨神经干，主要在盆腔出口处及走行路线上受压	1．盆腔出口处，及神经走行路线上软组织粘连或形成狭窄，嵌夹神经干 2．神经纤维瘤、下肢血管病等 3．坐骨神经本身的刺、挫、牵拉或弹伤 4．臀部注射不当所致的药物刺激	1．"环跳"穴部深压痛、伴放射致下肢及足的疼痛，60%的病例伴有腘点、腓点痛，腰部无明显压、叩击活动痛 2．下肢旋转试验阳性，以内旋为主；约10%的梨状肌受累，外旋阳性 3．干性定位症状，表现为胫神经及腓总神经支配区的感觉，运动及反射障碍 4．足底麻木（占90%以上）
丛性痛：位于盆腔内的骶丛，受压迫或刺激	1．盆腔疾患：慢性盆腔炎、附件炎等 2．损伤：骨盆、髂腰肌和（或）梨状肌损伤，以及骶髂关节炎 3．子宫肌瘤等压迫和（或）刺激 4．前列腺炎 5．糖尿病 6．原发性感染或中毒（罕见）	1．多干性疼痛，即同时具有数条神经干性疼痛症状 （1）坐骨神经：向下肢的放射痛 （2）股神经：向大腿前部放射痛 （3）臀上神经：向骶部的放射痛 （4）闭孔神经：向膝部的放射痛交替或同时出现 2．腰、骶部叩击不痛，且诉"舒服"（盆腔内肿瘤除外） 3．膝腱及跟腱反射多同时减弱或消失 4．盆腔系统检查阳性

2．按三种不同性质的疼痛分型法　由于病理改变不同，造成坐骨神经痛的原因有三种，即放射性痛、反射性痛和牵涉痛，如果加以鉴别，则可依此确定病变部位，并选择适宜方法进行有效治疗。

（1）放射性痛：是指某一神经、起始阶段以及神经干受到病理刺激，沿神经走行和分布区出现的疼痛。就脊神经而言，其前支和分支（神经丛和神经干）受到压迫或刺激，使疼痛沿神经向末梢方向传导、致远离病灶的受累神经分布区出现疼痛。前述的根、丛、干性痛均属此种，主要由椎管内疾患、神经根管疾患、腰椎间盘突出（LDP）症、梨状肌综合征、周围神经卡压综合征等引发。治疗部位应根据压迫或刺激的部位而定。

（2）反射性痛：也称"扩散性痛"，是指神经的一个分支受到刺激或损害时，疼痛除向该分支支配区放射外，还可累及该神经的其他分支支配区而产生的疼痛。例如：神经根的后支及其分支（内侧支、外侧支）受到压迫或刺激，病理信息经神经根后支—窦椎神经—神经根前支—前支的分支传递，出现坐骨神经痛，与放射性痛的区别在于不是直接，而是通过窦椎神经传递，间接影响到神经根前支及其分支致痛。病变部位大多在腰背部，脊柱两侧的肌肉等软组织病变（主要是慢性无菌性炎症），治疗这些部位，坐骨神经痛即可缓解或消失。反之，若误认为是放射性痛，并按放射性痛治疗，则不能取效。

（3）牵涉性痛：是指腰、骶、臀部软组织损害所致的躯体性牵涉痛，引起的与坐骨神经痛很相似的下肢痛。与放射性及反射性痛相比，从病理上讲有根本的区别，其病理可如下表示：

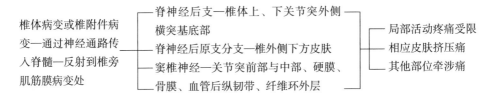

病变部位与牵涉痛区的关系，一般符合表5-14所示的规律。

表5-14　病变部位与牵涉痛区规律

病变部位	压痛点	牵涉痛区
第3～4腰椎	第3～4腰椎棘间韧带	大腿前外侧及臀部
第4～5腰椎后关节内及外周	棘突旁1.5cm左右处深层	臀部大腿前外上段 臀部至大腿外侧及大腿外侧至膝
第5腰椎至第1骶椎	第5腰椎至第1骶椎的棘间韧带	臀部至大、小腿后侧
臀部肌肉、筋膜	臀肌起、止点或体表投影范围及肌–筋膜区部	大腿后侧、外侧、膝及腘部

此类痛的治疗点即病变部位处，该处局部封闭，症状即可缓解，可作为诊断的有效方法。凡是由于软组织损伤所致的坐骨神经痛，手法治疗大多适宜，疗效较为肯定的病理改变主要是肌肉损伤。

二、中医阐释

（一）周痹的定义

"此内不在脏，而外未发于皮，独居分肉之间，真气不能周，故名曰周痹。"

（二）周痹的病因病机

"风寒湿气，客于外分肉之间，迫切而为沫，沫得寒则聚，聚则排分肉而分裂也，分裂则痛，痛则神归之，神归之则热，热则痛解，痛解则厥，厥则他痹发，发则如是。"

（三）周痹的诊断

"切循其下之六经，视其虚实，及大络之血结而不通，及虚而脉陷空者。"

（四）周痹的治疗

1．"调之，熨而通之，其瘈坚转引而行之。"

2．"痛从上下者，先刺其下以过之，后刺其上以脱之。痛从下上者，先刺其上以过之，后刺其下以脱之。"

（五）适宜手法治疗的坐骨神经痛的辨证要点

1．沿臀部、大腿后部、小腿后部和（或）前外侧路线，放射性疼痛和（或）麻木。感觉较浅的钝痛不适以及路线常有中断而不连续，是与腰椎间盘突出症的鉴别要点。

2．压痛和（或）软组织异常改变在臀中肌、梨状肌、股二头肌、腓肠肌、比目鱼肌、胫骨前肌、踇长伸肌及腓骨长肌肌腹和（或）起止、点处。

3．患者仰卧位直腿抬高时，因感觉臀、大腿后侧、小腿后侧和（或）前外侧肌肉紧痛，和（或）轻微麻窜而不能抬高，这也是与腰椎间盘突出症直腿抬高试验时的强烈放射性疼痛和（或）麻窜的不同点。

三、手法治疗

（一）神经按压阻滞

根据放射性疼痛的方向不同而异。

1. 由腰部向足部放射　依次按压坐骨神经路线上的"太溪""承山""委中""殷门""承扶""环跳"6个穴位。其中，按"承扶"稍外方。

2. 由足部向腰部放射　依次按压坐骨神经路线上的"环跳""承扶""殷门""委中""承山""太溪"6个穴位。其中，按"承扶"稍外方。

（二）大腿后部按压

在坐骨结节外上方股二头肌起点，股骨后面中1/3股二头肌肌腹，以及腘部外上方股二头肌止腱的压痛和异常改变处按压和分筋。

（三）小腿后部按压

在小腿后部中线上腓肠肌、比目鱼肌肌腹上的压痛和异常改变处按压和分筋。

（四）小腿前外侧按压

在小腿前外侧胫骨与腓骨之间的胫骨前肌、趾长伸肌及腓骨长肌的压痛和异常改变处按压和分筋。

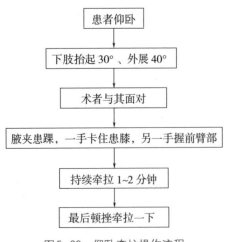

图5-29　仰卧牵拉操作流程

（五）牵拉

1. 仰卧牵拉　患者仰卧，下肢呈抬起30°、外展40°位，术者与其面对，腋夹患踝，一手卡住患膝、一手握另一前臂部，持续牵拉1～2分钟，最后顿挫牵拉一下。操作流程如图5-29所示。

2. 侧扳　患者侧卧，下面的下肢伸直，上面的下肢屈曲，小腿置床沿外。术者侧立患侧，一手置患肩前部，另一手置患股骨大转子后方，将患肩向后、患臀向前，晃动数下，至极度—镇定—顿挫。调换方向，同法反向操作。操作流程如图5-30所示。

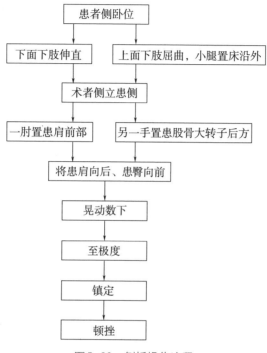

图5-30 侧扳操作流程

四、辅助治疗

1. 刃针微创治疗 对按压疗效不甚理想，病程长或病情重的病例，可于压痛和软组织异常改变处，用刃针微创治疗。

2. 中药外用治疗 对于治疗有效但容易复发的病例，用"腰痹膏"贴于腰部。

第十一节 股 神 经 痛

股神经痛可以由第3～4腰椎间盘突出和（或）少部分第4～5腰椎间盘突

出引起，也常由股内收肌群损伤压迫引起，前者按腰椎间盘突出症治疗，后者按肌肉损伤治疗。本节只讨论肌肉损伤所致的股神经痛。

一、解剖复习

1. 股薄肌和大收肌（图5-31）

肌 名	起 点	止 点	功 能	神经支配
股薄肌	耻骨下支	胫骨上端内侧（鹅足部）	大腿内收、屈曲小腿屈曲、内旋	闭孔神经（$L_{2\sim4}$）
大收肌	坐骨结节坐骨支耻骨下支	股骨粗线内侧唇上2/3股骨内上髁	大腿内收、后伸和外旋	闭孔神经（$L_{2\sim4}$）

股薄肌体表触诊：抗阻力主动内收髋关节时，可观察和触到股薄肌肌腹。

大收肌体表触诊：患足蹬在椅子上，使下肢屈髋屈膝，在股薄肌外缘深层可触到大收肌肌腹。

2. 股神经体表投影　腹股沟韧带中点向外1cm为A点，A点垂直向下5cm为B点，A-B连线即是。股神经的分支为隐神经，从B点向下，至缝匠肌外侧缘线与股骨上4/5与下1/5水平线交点处的股内收肌管穿出，分成膝支布于膝关节内、下方，分成小腿内侧支布于小腿内侧。

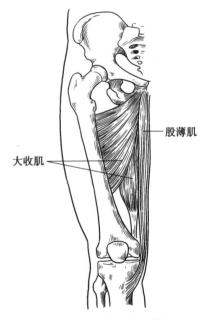

股薄肌

大收肌

图5-31　股薄肌和大收肌

二、辨证要点

1. 按腰椎间盘突出症检查，排除第3～4和（或）4～5腰椎间盘突出。

2. 腹股沟至大腿内侧、膝内侧、小腿内侧放射性疼痛和（或）麻木以及僵硬。有时可引起骨盆内弥散的疼痛以及男、妇科功能性症状。

3. 压痛和（或）软组织异常改变，在股内收肌群起、止点和（或）肌腹上。

4. 抗阻力主动收缩试验，内收髋关节时出现或加重疼痛，甚至因疼痛而不能完成；被动牵拉试验，外展髋关节时，出现或加重疼痛，甚至因疼痛而不能完成。

三、手法治疗

（一）神经按压阻滞

神经按压阻滞分两个部位。

1. 患者仰卧位，在腹股沟中点股动脉搏动处（股神经与其伴行），相当于"冲门"穴。用大鱼际向耻骨方向按压，术者手下有动脉搏动感、患者下肢有胀麻感，按压两分钟，放开时患者下肢有热流感。

2. 患者仰卧，膝关节屈曲、髋关节外展外旋位，术者在缝匠肌外侧缘线与股骨上4/5与下1/5水平线交点处（为股神经分支隐神经穿出股内收肌管处）按压、分筋、理筋。

（二）股薄肌和大收肌肌腹按压

股薄肌和大收肌肌腹按压分为两种按压方法。

1. 患者仰卧，膝关节屈曲、髋关节外展外旋位，术者由远端向近端按压、分筋和理筋。

2. 患者俯卧，髋关节和膝关节均屈曲90°、双上肢撑起，术者四指由远端向近端、由前向后按压推动。

（三）腓肠肌内侧按压

患者仰卧，膝关节屈曲、髋关节外展外旋位，术者由远端向近端按压、分筋和理筋。

（四）股薄肌和大收肌起、止点按压

患者仰卧位，屈膝屈髋，足底放床面，术者一手扶持患膝，另一手拇指按

压坐骨结节、坐骨支、耻骨下支、股骨内上髁和鹅足部，必要时分筋、按揉、理筋。

（五）牵拉

患者仰卧位，髋关节和膝关节均屈曲90°，术者侧立，与其面对，一手握患踝、另一手扶患膝，做内收、内旋屈曲—外展、外旋伸直的由内向外的旋转动作10次，幅度逐渐加大，最后至极度。操作流程如图5-32所示。

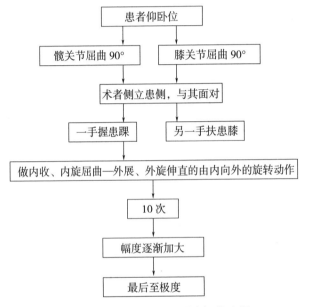

图5-32　股神经痛牵拉手法操作流程

四、辅助治疗

1. 刃针微创治疗　对按压疗效不甚理想，病程长或病情重的病例，可于压痛和软组织异常改变处，用刃针微创治疗。

2. 中药外用治疗　对于治疗有效但容易复发的病例，用"跌损妙方"加味（当归尾、生地、槟榔、赤芍、独活、牛膝、木瓜，疼痛重，加桃仁、红花；肿胀，加泽兰叶、血竭。各等份，共研细末，制成膏药）贴于大腿内侧部。

第十二节 股外侧皮神经炎

股外侧皮神经炎在临床上并不少见，但是治疗多集中在大腿外侧，对其径路上的其他部位重视不够，以至于影响疗效。尤其是两处相对固定的部位，正好位于髋关节的前方，随髋关节的运动，该段神经容易受到牵拉和挤压，这可能是该处神经易产生慢性损伤的基础。

一、解剖复习

（一）股外侧皮神经的径路

股外侧皮神经由腰大肌外缘向下跨过髂窝，先位于髂筋膜深面，至近腹股沟韧带处即位于髂筋膜中，股外侧皮神经于髂前上棘内侧下方1.0～1.5cm处穿出腹股沟韧带的纤维性管道，纤维性管道长2.5～4.0cm，此处的神经干较为固定。穿出纤维管道，股外侧皮神经在髂前上棘内侧，与髂筋膜紧密连在一起，有纵横交错的纤维组织包裹神经，并与髂前上棘内侧附着成一片。穿出腹股沟韧带的纤维性管道后，行于大腿阔筋膜下方，于髂前上棘下方3.0～5.0cm处穿过阔筋膜，在此点神经亦相对固定。

容易损伤的部位是：

1. 腹股沟韧带的纤维性管　髂前上棘内侧、下方1.0～1.5 cm处。

2. 穿过大腿阔筋膜段　髂前上棘下方3.0～5.0cm处。

（二）缝匠肌（图5-33）

起　点	止　点	功　能	神经支配
髂前上棘	胫骨粗隆内侧面	近固定：使大腿屈、外展和旋外，使小腿屈和旋内（如踢毽子）。 远固定：两侧收缩，使骨盆前倾	股神经（$L_{2\sim4}$）

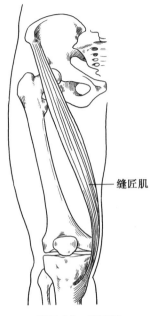

缝匠肌

图5-33 缝匠肌

（三）体表触诊

患者仰卧，患下肢伸直、上抬、稍外旋，术者一手置患足内踝抗阻，在大腿内侧可触诊到收缩的缝匠肌。其内侧毗邻内收肌群，其外侧远端毗邻股内侧肌，其近端毗邻股直肌。

二、辨证要点

1. 大腿外侧麻木，针刺或烧灼样疼痛，接触和摩擦时加重；大腿外侧皮肤感觉减退（偶有过敏）；髂前上棘附近有压痛及软组织异常改变；无运动障碍及肌肉萎缩，但使髋关节过伸时疼痛加重。

2. 压痛和软组织异常改变。

3. 髋关节抗阻力主动上抬稍外旋和被动上抬稍内旋时，出现或加重疼痛，甚至因疼痛而不能完成。

三、手法治疗

（一）神经按压阻滞

在髂前上棘下方1～3cm处，先叩击，再寻找神经传导点或异样感觉点，按压20秒。

（二）阔筋膜张肌按压

患者俯卧位，术者在髂前上棘和髂结节与股骨大转子最高点和后方之间，寻找压痛和异常改变，按压、分筋。压痛和异常改变处重点按压。

（三）髂胫束按压

患者侧卧，屈髋、屈膝位，术者由上向下用双拇指按压、分筋；用掌根压推，各5遍。压痛和异常改变处重点按压。

（四）缝匠肌按压

患者仰卧位，髋关节外展外旋、膝关节屈曲，术者从髂前上棘至胫骨上端内侧的"鹅足"部，用双拇指按压、分筋；用掌根压推，各5遍。压痛和异常改变处重点按压。

（五）牵拉

牵拉有两种手法。

1. 患者仰卧，髋关节和膝关节均屈曲90°，术者侧立与其面对，一手握患踝、另一手扶患膝，做外展、外旋屈曲—内收内旋伸直的由外向内的旋转动作10次，幅度逐渐加大，最后至极度。操作流程如图5-34所示。

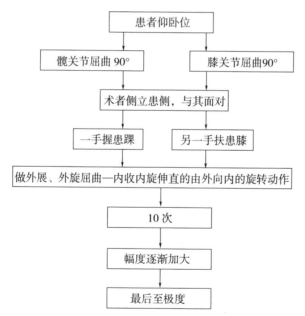

图5-34　股外侧皮神经炎牵拉手法操作流程-1

2. 患者侧卧，患侧在上，膝关节屈曲90°，健侧在下伸直。术者侧立，与其背部相对，一臂托患小腿、手握患膝，另一手顶住患骶部，牵拉患髋关节后伸数次，至极度镇定、顿挫。操作流程如图5-35所示。

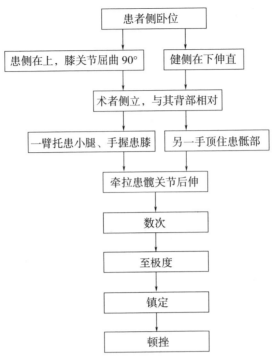

图5-35 股外侧皮神经炎牵拉手法操作流程-2

四、辅助治疗

1. 刃针微创治疗 对按压疗效不甚理想，病程长或病情重的病例，可于压痛和软组织异常改变处，用刃针微创治疗。

2. 中药外用治疗 对于治疗有效但容易复发的病例，用"巴布灵仙膏"，贴于患部。

第十三节 股骨头缺血性坏死

股骨头缺血性坏死，是指骨有活力的成分（骨细胞、骨髓、造血细胞及脂肪细胞等）死亡。坏死不仅限于股骨头，且由于股骨头负重，在其负重面上会发生节段性关节面塌陷，最后导致髋关节退行性关节炎。

一、病因

原因不下20余种，但临床常见的主要是：

（一）外伤

如髋关节脱位，髋部扭挫伤，从股骨头侧上方或后方穿针损伤外侧骨骺血管等。

（二）特发性

指一些疾患和药物所致。

1. 激素（类固醇）、酒精、非激素类抗炎药物等。

2. 脂肪肝、骨髓脂肪异位等。

二、病理

1. 骨髓内脂肪坏死　由急慢性胰腺炎、大剂量类固醇及大量饮酒所致。

2. 股骨上端骨内压升高　其机制与筋膜间高压综合征类似，认为股骨头是一密闭的间隔区、骨无法膨胀。任何造成缺血的原因（如脂肪栓子），均可造成静脉阻塞的骨内压增高，骨内压升高到一定程度，就可引起缺血及骨坏死，在缺血及负重处可发生塌陷。

3. 细胞累积理论　某种尚不知的因素损坏骨细胞，又受到类固醇、酒精等因子作用，造成无法补偿而死亡。

4. 多种因素说　股骨头前方受到的压力最大，因此已有骨质减少的骨小梁会发生骨折，形成塌陷，阻断该处（主要是股骨头上方）的动脉供应进而形成坏死。

5. 骨髓腔内压增高　大剂量应用激素等可使骨髓腔内脂肪细胞增生肥大，腔内压力增高，压迫骨内血管，造成供血减少。

6. 髋关节内力压力增高　关节内骨折、关节内血肿、髂腰肌损伤等可造成关节腔内高压，超过股骨头内血管压力，造成股骨头供血降低。

7. 关节应力失常　股骨头部分面积应力增高，出现退行性关节炎改变、外伤等；接触面积改变，髋臼部分面积应力下降，骨下梁萎缩塌陷。

8. 中医阐释

内因：肝肾不足可致骨质疏松进，而导致缺血坏死。

外因：外伤可致气血不通，血循环障碍，肢体失去营养，再生修复力降低。

三、临床表现

（一）疼痛

1. 早期不出现，随病情发展，疼痛出现在关节前、侧或后方。髋屈曲挛缩后，引起腰骶部疼痛。

2. 沿大腿前内侧向膝关节内侧放射。

3. 负重、外展和伸直髋关节疼痛加重，寒冷潮湿时更不适。

4. 经休息，热敷疼痛可减轻。

（二）压痛

髋关节前方与大结节之间的部位。

（三）肌痉挛

疼痛发作时出现，以股内收肌群为主。

（四）畸形姿势

髋关节屈曲，内收与外旋。

1. 初期由肌肉痉挛引起，后期由关节囊痉挛引起。

2. 患姿为骨盆倾斜，腰前凸加大及侧倾，患肢短。

3. Thomas 试验（＋）

（1）伸直髋关节时，腰椎代偿性前凸（不能触床）。

（2）将健侧腿尽量屈曲，大腿靠近腹部（消除腰前凸），患腿自动离开床面。

4. "4" 字试验（＋）

（1）大腿外侧触不到床面。

（2）腹股沟处疼痛（关节囊前下方受牵拉）。

四、分期：（Marcus法）（表5-15）

表5-15　Marcus法

期　别	症状及体征	X线表现
1	无	股骨头前上方有斑点状增高
2	无	界限清楚的坏死区域有新生骨形成的壁
3	（1）腹股沟间歇性疼痛 （2）髋关节活动轻度受限	（1）股骨头轻度变平 （2）关节间隙正常 （3）侧位有细微的X线透过影像（新月征）
4	（1）腹股沟间歇性疼痛突然加重 （2）髋关节活动范围受限	（1）股骨头部分塌陷 （2）股骨头球形度中断 （3）在坏死骨边缘能看到关节面骨折
5	剧烈疼	（1）股骨头变形，关节间隙变窄 （2）小骨赘、囊性变等（骨性关节炎征象）
6	严重疼痛及功能障碍	股骨头变形，关节间隙变窄或消失（全髋关节骨性关节炎改变）

五、诊断方法

（一）X线检查

X线检查是最常用的方法。

1. 骨密度减低　修复过程重死骨被吸收，骨小梁萎缩。

2. 骨密度增高　有大量的新生骨（同时表示有坏死）。

3. 骨密度长期不变（有其他改变）　完全坏死而无任何吸收和修复。

（二）CT和MRI

CT和MRI对X线检查不出的股骨头表面细微塌陷等可早期诊断。

（三）闪烁摄影

用^{99}锝静脉注射，进入血管后，聚积在矿物质化的骨组织内，在图形上表现出闪烁点（多——活骨多；少——活骨少；无——称"冷区"，完全死骨）。

（四）骨内压力测定

通过大转子水平，用长针头经皮肤穿过股骨头外侧皮质进入股骨头测定（第一期患者即比正常人骨内压力增高3～4倍）

（五）骨内静脉造影和骨髓内造影

用（四）法将水溶造影剂注入骨内，X线摄片检查。由于可引起不适和剧痛，故需加镇静剂或在全麻下进行。

六、解剖复习

1. 阔筋膜张肌（图5-36）

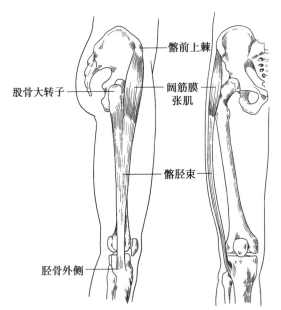

髂前上棘

股骨大转子

阔筋膜张肌

髂胫束

胫骨外侧

阔筋膜张肌（侧面观）　　阔筋膜张肌（前面观）

图5-36　阔筋膜张肌

起　点	止　点	功　能	神经支配
髂前上棘	移行于髂胫束止于胫骨外侧髁	使阔筋膜紧张，辅助支撑大腿其他肌肉收缩。使大腿屈和旋内。	臀上神经（L_{4-5}）

2．体表触诊　患者侧卧，髋关节稍屈、外展，术者右手置于患足内踝下方，嘱患者保持外展位，在股骨大转子上方可触诊到收缩的阔筋膜张肌。

七、手法治疗

（一）按压

1．患者俯卧位，依次按压分筋以下部位：

（1）阔筋膜张肌、腹外斜肌、腹内斜肌、背阔肌、骶棘肌和臀大肌在髂嵴背面的附着点。

（2）阔筋膜张肌肌腹，从髂结节至股骨大转子最高点之间的部分。

（3）臀中肌的肌腹和止点（止点操作时，患者身体向患侧侧屈，按压分筋股骨大转子尖端的外面）。

（4）梨状肌的肌腹和止点（止点操作时，患者身体向患侧侧屈，按压分筋股骨大转子尖端的上缘）。

（5）股内收肌群的起腱（做拨筋法，患者屈膝屈髋，双手支撑呈髋膝位，术者手从患者双股间深入操作）。

2．患者仰卧位，依次按压分筋以下部位：

（1）股四头肌的肌腹及起、止点，主要是股直肌附着在髂前下棘的起点。

（2）股内收肌群的肌腹及止点（操作时患者屈膝屈髋、外展外旋位）。

3．侧卧位　健肢在下伸直，患肢在上屈膝屈髋，推压髂胫束，压痛及异常改变处按压分筋。

（二）牵拉

1．牵拉肌肉

（1）患者仰卧位，术者与其面对，腋夹患踝，一手托患腘，另一手压患膝上方，沿患下肢抬起30°、外展40°轴，向远端牵拉30秒，反复3次。操作流程如图5-37所示。

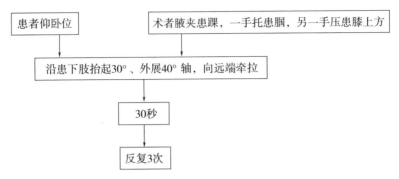

图5-37　阔筋膜张肌牵拉肌肉操作流程-1

（2）患者屈膝、屈髋各90°，仰卧位，术者站床上与患者面对，将患小腿放两腿间，双手托患腘部，沿患股骨纵轴向远端牵拉30秒，反复3次。操作流程如图5-38所示。

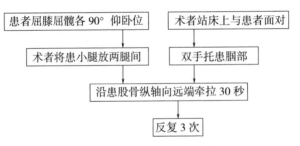

图5-38　阔筋膜张肌牵拉肌肉操作流程-2

2. 牵拉关节囊　同牵拉肌肉（1），助手面对患侧侧立，用布单兜住患股骨近端，向外牵拉，向远端和向外侧牵拉的比例为2∶1。操作流程如图5-39所示。

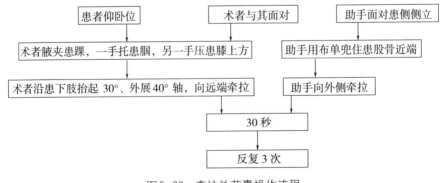

图5-39　牵拉关节囊操作流程

（三）被动活动

患者仰卧位，术者与其面对，侧立于患侧，一手握患踝，另一手按患膝前方，先做患髋关节内收、屈曲、外展、伸直连续旋转动作3次，再做患髋关节外展、屈曲、内收、伸直连续旋转动作3次。操作流程如图5-40所示。

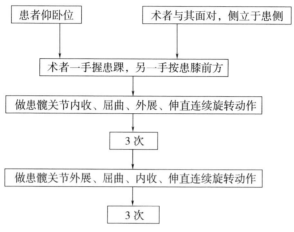

图5-40　股骨头缺血性坏死被动活动操作流程

八、辅助治疗

1. 刃针微创治疗　对按压疗效不甚理想，病程长或病情重的病例，可于压痛和软组织异常改变处，用刃针微创治疗。

2. 中药外用治疗　对于治疗有效但容易复发的病例，用"巴布灵仙膏"，贴于患部。

第十四节　膝关节骨性关节炎

增生性关节炎，又称骨性关节病、骨性关节炎、肥大性关节炎、退行性关节炎，是能动关节的关节软骨发生原发或继发性退行性变，并在关节缘有新骨形成，且退行性变速度超过修复及再生速度的一种软骨代谢异常。

一、病理改变

骨性关节炎的软骨及软骨下骨质的破坏程度，往往与临床症状不成正比，因为症状的出现多是继发软组织损坏而致，某些影像学显示比较明显的患者并无明显症状；病程很长的骨性关节炎患者症状时轻时重，均支持这种观点。受累的软组织主要是关节囊的滑膜层，纤维层及有些关节囊皱襞间的脂肪垫；"骨刺"周边邻近的肌肉；关节周围的肌肉韧带；以及因这些受累软组织所害继发的本关节或有关关节周围软组织的劳损。

生物力学认为，关节周边软组织损害造成的力学平衡失调是根本原因，而关节的软骨及软骨下骨质的破坏则是继发的病理改变；临床症状的出现不是来源于继发的病理改变，而是由关节周边软组织损害引起；为此，治疗应以关节周边软组织损害为主。

二、诊断要点

1. 与影像学表现的"骨刺"不成正比的膝关节内、外疼痛不适。

2. 典型的"骨刺"痛特点，即休息时不痛但关节僵硬不适；刚开始活动时疼痛重及活动不便；活动一段时间后疼痛减轻、活动改善、自觉舒适；过多活动尤其是下蹲，疼痛加重运动限制。

3. 膝关节外观可见肿胀，但关节腔内渗液并不多。

4. 膝关节周围软组织有多处压痛及异常改变。

5. 主、被动活动时，膝关节内有不吻合的摩擦声或研磨感。

6. X线检查，关节间隙变窄或消失（关节软骨磨损或破损）；边缘骨赘形成或骨端密度增高（侧面观与正面观）；正常关节间隙的等宽关系改变，显示为一宽一窄的不等宽（画线和测量时可见力线改变）；特殊投照角度可显示关节面间关系紊乱（提示关节微小移位）。

三、解剖复习

1. 股四头肌（图5-41）

起　点	止　点	功　能	神经支配
股直肌：髂前下棘 股中肌：股骨体前面 股外侧肌：股骨粗线外侧唇 股内侧肌：股骨粗线内侧唇	四头合成一条肌腱包绕髌骨，往下延成髌韧带止于胫骨粗隆	近固定：股直肌收缩，使大腿在髋关节处屈，整体收缩使小腿在膝关节处伸。 远固定：使大腿在膝关节处伸，牵拉股骨向前，以维持人体直立姿势	股神经（$L_{2\sim4}$）

体表触诊：患者稍屈髋、伸膝，术者右手置于患足跟下方，嘱患者保持股四头肌的收缩状态，在大腿的内侧面可显示收缩的股直肌，其内侧为股内侧肌，外侧为股外侧肌。

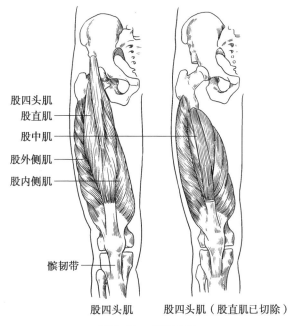

股四头肌　　　股四头肌（股直肌已切除）

图 5-41　股四头肌

2．腘肌（图5-42）

起　点	止　点	功　能	神经支配
股骨外侧髁外侧面上缘	胫骨比目鱼肌线上骨面	屈和内旋膝关节	胫神经（L_4-S_3）

体表触诊：患者仰卧位，稍屈髋、屈膝，术者一手置于患外侧副韧带后方，另一手顶抵患足跟，嘱患者抗阻力屈膝，在膝外侧可触及收缩的腘肌肌腱。

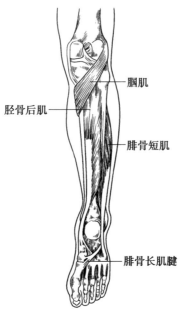

图5-42　腘肌

3．跖肌（图5-43）

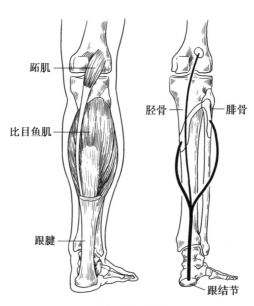

图5-43　跖肌

168

起 点	止 点	功 能	神经支配
腘窝外上部 膝关节囊后面	跟骨结节	屈曲膝、踝关节	胫神经（$L_4 \sim S_3$）

体表触诊：患者俯卧位屈膝，术者一手置于患者腓肠肌外侧头内侧，另一手顶抵患足跟，嘱患者抗阻力屈膝，可触及收缩的跖肌。

四、手法治疗

（一）神经按压阻滞

中等力度，30秒。

1. 隐神经　按压股骨上4/5和下1/5水平线与缝匠肌前缘线交点处，是隐神经从股内收肌管浅出处，其膝支支配膝关节内下方，接近血海穴。

2. 胫神经　按压腘窝正中动脉搏动处的胫神经，相当于委中穴。

3. 腓总神经　按压股二头肌止腱内侧线与腘横纹交点，相当于委阳穴。

（二）按压

1. 股四头肌　患者仰卧，患膝伸直，术者一手推患髌骨向上，四指弯曲，勾住髌骨上缘横向按揉。

2. 髌骨支持带　患者仰卧，患膝伸直，术者一手推患髌骨向左侧，四指弯曲，勾住髌骨右侧缘，纵向按揉；再推患髌骨向右侧，四指弯曲，勾住髌骨左侧缘，纵向按揉。

3. 脂肪垫　患者仰卧，患膝伸直，术者先用两手拇指按揉患双膝眼；再嘱患者屈膝屈髋，术者用两手拇指按揉患双膝眼。

4. 冠状韧带　位于胫股关节内、外侧间隙中。患者仰卧，患膝伸直，术者双手拇指分置患膝内、外侧，余指分置腘窝内、外侧，在患膝连续屈、伸中双拇指按揉。

5. 腘肌　患者俯卧位，术者侧立于患侧，从腘窝外上方向内下方按揉。

6. 跖肌　患者俯卧位，术者侧立于患侧，从腘窝外上方向内下方，再沿小腿内侧向下按揉。

7. 对症按压　见表5-16。

表5-16　膝关节骨性关节炎对症按压

症　状	按压点	备　注
两腿无力	鹤顶、阴市、梁丘、犊鼻、血海	鹤顶穴在髌底的中点上方凹陷处，屈膝取之
脚软无力，行步艰难	太冲、厉兑、中封、风市、足三里、秩边	厉兑：第二趾末节外甲角，甲切补法 太冲、中封、足三里：泻法
痿、厥	太冲、厉兑、中封、风市、足三里、秩边	均补法 痿者，手足委弃而不为我所用；厥者，手足清冷也
痿厥寒足，腕不收躄，坐不能起，髀枢脚痛	丘墟	补法
足不收痛，不可以行	天泉	臂内侧，腋前纹头下2寸，肱二头肌长、短头之间，补法

（三）牵拉

1. 牵拉肌肉　患者仰卧位，术者与其面对，腋夹患踝，一手托患腘，另一手压患膝上方，患下肢抬起30°，沿纵轴向远端牵拉30秒，反复3次。操作流程如图5-44所示。

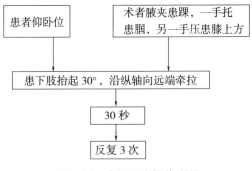

图5-44　牵拉肌肉操作流程

2. 牵拉关节囊　患者俯卧位，髋关节伸直、膝关节屈曲90°，术者与其面对，用肩前部顶抵患踝前部，双手握住患胫骨近端，先沿股骨纵轴向远端牵

170

拉30秒；再在保持牵拉力的同时，做内收—屈曲—外展—伸直连续旋转动作3次，再做患髋关节外展—屈曲—内收—伸直连续旋转动作3次。操作流程如图5-45所示。

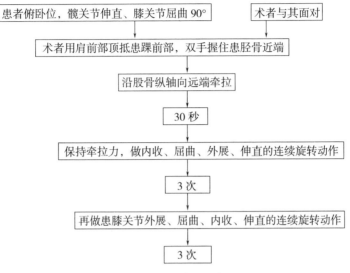

图5-45　牵拉关节囊操作流程

（四）被动活动

患者仰卧位，术者与其面对，侧立于患侧，一手握患踝，另一手按患膝前方，先做患膝关节内收、屈曲、外展、伸直连续旋转动作3次，再做患膝关节外展、屈曲、内收、伸直连续旋转动作3次。操作流程如图5-46所示。

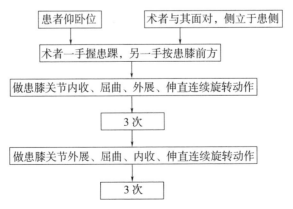

图5-46　膝关节骨性关节炎被动活动操作流程

五、辅助治疗

1. 刃针微创治疗 对按压疗效不甚理想，病程长或病情重的病例，可于压痛和软组织异常改变处，用刃针微创治疗。

2. 中药外用治疗 对于治疗有效但容易复发的病例，用"巴布灵仙膏"，贴于患部。

第十五节 脊柱相关疾病

脊柱相关疾病，是现代医学领域中从脊柱生物力学角度出发，研究脊柱与疾病关系的一门新学科。与椎周软组织源性自主神经功能紊乱相比，脊柱相关疾病更注重脊椎关节的微小移位和脊柱节段性的排列紊乱。由于二者均可以影响自主神经功能，导致相关脏器的功能紊乱，而且软组织损伤与关节微小移位又互为因果，互相影响，所以可以说它们是研究脊柱与疾病关系侧重不同的两个方面。

一、需要特别强调的内容

（一）器质性病变与功能性病变

1. 器质性病变 是指多种原因引起某一器官或某一组织系统发生的疾病，而造成该器官或系统永久性损伤。其特点是，肉眼或显微镜下看到器官组织结构发生了病理性改变；功能退变或消失；病情严重、病程迁延，不易治愈，病灶逐渐扩大，严重者可引起死亡。目前，脊柱相关疾病的范畴，一般不包括器质性病变。

2. 功能性病变 是指由支配器官的神经系统（主要是交感神经）失调引起，组织结构不发生自身结构的病理改变，病情轻微，一般不会导致严重后果，其临床症状称功能性症状。目前，脊柱相关疾病的范畴，主要是功能性病变。

3. 二者相互关系 一般认为二者的区别不是绝对的，有时可以转化。其功能性病变持续不愈，就可发展成为器质性；又如心、脑、肾均为受累的单纯高血压（属器质性病变），当血压控制后则转为功能性。

（二）脊柱相关疾病的诊断要领

1. 按周围神经分布规律或根性节段性分布规律，对有肢体疼痛或（和）麻木症状进行脊椎节段定位诊断。

2. 按交感神经节段、所处脊椎节段所支配脏器的规律，对有内脏、器官功能性症状的，进行脊椎节段定位诊断。

3. 按椎周肌肉、韧带的附着点与体表投影规律，对局部症状进行定性及定位诊断。

4. 按与脊椎有关的供血、回流关系，对脑及脊髓缺血症状进行定性及定位诊断。

5. 通过触诊，对脊椎在矢状面、冠状面和水平面的三维立体微小移位的方向和程度进行诊断。

6. 通过X线片（必要时通过CT、MRI等）对脊椎微小移位进行明确、具体的诊断。

（三）从临床实践中体会的一个重要观点

1. 在相当多的情况下，影像学所显示的颈椎间盘退变及继发改变，颈椎、腰椎和胸椎的椎间盘突出以及脊椎的先天性畸形（如钩环、颈肋、腰椎骶化、骶椎隐性裂等），一般均不出现临床症状，而当矫正了微小移位，临床症状减轻或消失后，复查的影像学结果仍显示原先的改变。这给临床上治疗这些疾患提供了一个新思路。

2. 多椎微小移位（多骨神经病变）、单椎微小移位（单骨神经病变）与临床症状的关系。

可以根据临床症状大致判断可能移位的脊椎，再通过诊断要领确定，并予以治疗。通过临床观察编制的关系表颇多，现将苟亚博教授编制的关系表介绍如下，以供参考，见表5-17。

表5-17 苟亚博关系表

多骨神经病变		单骨神经病变	
$C_3 \sim C_4$	心脏、主动脉、胸膜、胃、肝、胆管	C_1	高血压、头痛、偏头痛、神经痛、失眠、健忘、倦怠、眼冒金星、眼花、痛风（眼、耳、咽喉、舌下腺、颌下腺）
$T_1 \sim T_3$	主动脉、胸主动脉	C_2	眼疾、斜视、盲视、眼花、耳疾、脾、谵语、烦躁、头昏（头、眼、喉、舌下腺、颌下腺）
$T_1 \sim T_5$	心脏、头与颈	C_3	神经炎、神经痛、湿疹、痘疹、粉刺、高血压、咳嗽、视物不清（心脏、肺、横膈膜）
$T_2 \sim T_5$	上肢	C_4	咽喉腺膨胀、黏膜炎、鼻塞、牙痛、弱视、失聪（甲状腺、气管、食管、横膈膜、血管运动神经）
$T_2 \sim T_4$	支气管与肺	C_5	咽喉炎、扁桃体发炎、喉痛、音哑、哮喘、口臭、火气大（甲状腺、心脏、气管、食管、横膈膜）
$T_5 \sim T_8$	食管	C_6	脖子僵硬、五十肩、肩膀痛、上手臂痛、手麻痹、扁桃体炎、气管炎、百日咳（食管、气管、肺、心脏）
$T_6 \sim T_7$	食管、肛门	C_7	伤风、甲状腺、阑尾炎、喉梗塞、吞咽不下、贫血、肩膀硬化（眼、食管、气管、肺、心脏）
$T_7 \sim T_9$	肝及胆囊	C_8	口吃、斜颈、上肢肌肉酸痛、尺骨、环指、小指（眼、气管、支气管、肺、心脏）
$T_7 \sim T_{10}$	肝、胆管、胰腺	T_1	气喘、咳嗽、气短、呼吸困难、肩膀手痛、手软无力（眼、耳、支气管、肺、心脏）
$T_6 \sim T_{10}$	脾、胃、胰腺、糖尿病	T_2	心脏功能、胸腔、咳嗽气喘、肩膀硬化、手麻痹（支气管、心脏、肋间神经、胸膜、血管运动神经）
$T_5 \sim T_{10}$	腹膜	T_3	支气管炎、肺炎、胸膜炎、血管或气管堵塞、感冒、不安感、手软无力、肩膀下痛（支气管、肺、心脏、肝脏、胸膜、横膈膜、肋间神经）
$T_8 \sim L_1$	肾上腺	T_4	黄疸胁痛、疱疹、癣、背部硬化、心部痛（肺、心脏、胸膜、肋间神经）
$T_9 \sim T_{11}$	小肠、横结肠	T_5	肝炎、易倦、胸部疼痛、低血压、血液循环不良、背部硬化、关节炎（肝、脾、胃、胸膜、横膈膜、肋间神经）
$T_9 \sim T_{12}$	肠	T_6	胃病、胃痛、胃灼热感、呕吐、消化不良、口内火气大、背痛、胸部疼痛（肝、脾、胃、胸膜、横膈膜、肋间神经）

续表

多骨神经病变		单骨神经病变	
T₁₀ ~ T₁₁	卵巢、睾丸	T₇	胃炎、胃痛、胃溃疡、胃下垂、消化不良、口臭（肝、胆、胃、胰、肋间神经、腹膜）
T₁₀ ~ L₁	大肠、前列腺、尿道	T₈	肝病、呕逆、胸闷、糖尿病、尿频、抵抗力弱（脾、胃、胰、胆管、胆、肾上腺、腹膜、肋间神经）
T₁₁ ~ L₁	大肠、前列腺、尿道	T₉	过敏症、湿疹、麻疹、水痘、咽干、身体手脚冰冷（胰、肾上腺、小肠、血管运动神经）
T₁₁ ~ L₂	肾、输卵管	T₁₀	肾炎、肾亏、易倦、血管硬化、风湿症、干癣（肋间神经、腹膜、横膈膜、胰、脾、肾、胆、输尿管）
T₁₀ ~ L₂	输尿管、肾、下肢	T₁₁	皮肤病、湿疹、痔疮、尿血、脸手脚肿大、肠消化不良（腹膜、横膈膜、胰、肾脏、膀胱、尿管、大小肠）
T₁₁ ~ T₁₂	附睾、贮精囊、输精管、下行结肠	T₁₂	风湿痛、假性甲状腺症、头部肿胀、食欲不振、小便不出（腹膜、横膈膜肾、尿道、大小肠脱垂）
T₁₂ ~ L₁	子宫	L₁	结肠炎、便秘、疟疾、腹泻、肠破裂、下腹部疼痛、腰痛、腰软无力（卵巢、子宫、膀胱、阴茎、大小肠脱垂）
L₁ ~ L₂	结肠右曲	L₂	阑尾炎、便秘、痉挛痛、呼吸苦难、皮炎、静脉曲张、小肠脱垂（子宫、卵巢、输卵管、阴茎、输精管）
附注： C—Cervical 颈椎 T—Thoracic 胸椎 L—Lumbar 腰椎 S—Sacrum 骶椎		L₃	膀胱病、月经不调、小产、膝痛无力（子宫、卵巢、输卵管、前列腺、膀胱、阴茎、输精管）
		L₄	坐骨神经痛、股痛、脚痛、膀胱炎、排尿痛、月经不调、痔疮、泻肚（子宫、膀胱、前列腺、乙状结肠、直肠）
		L₅	腿脚部血液循环不良、腿麻、脚趾麻、踝关节炎、小便不利（子宫、膀胱、前列腺、精囊、乙状结肠、直肠）
		S₁	髂关节炎、脊柱变形弯曲、妇人痛（子宫颈、阴道、阴茎勃起、射精、直肠、肛门、膀胱）
		S₂	胃病、疥癣、痔疮、自主神经失调症（子宫颈、阴道、阴茎勃起、射精、直肠、肛门、膀胱）
		S₃	S₃ ~ S₅ 与 S₁ ~ S₂ 相同

3. 一些颈椎微小移位引起的紊乱症状　类似情况很多，往往只靠专科治疗效果不理想，有必要增加对脊椎相关疾病的认识，以提高疗效。

（1）颈性吞咽困难：咽部异物感及吞咽困难在中医学属"梅核气"，是一组临床常见的症候，可由急、慢性咽炎，食管失弛症，食管痉挛、狭窄或神经精神因素引起，但也可由颈椎病引起。金瑛等对111例咽部异物感病人进行检查发现，97.3%的病人都有C_5错位，经手法治疗后，绝大多数病人取得了咽畅症消的效果。

颈性吞咽困难的发病机制可能是由于：①颈椎骨质增生，椎体前缘骨赘直接刺激或压迫食管后壁。②自主神经受刺激或压迫引起食管痉挛或松弛无力，此类病人吞咽障碍程度与骨赘大小不一致。③咽、颈部与吞咽动作有关的肌肉不同程度的萎缩，造成吞咽无力。

颈性吞咽困难应与下列疾病相鉴别：①食管炎、食管溃疡在吞咽食物时以疼痛为主，伴有梗阻感。②迷走神经痛及舌咽神经痛多在空咽时疼痛。③重症肌无力引起的吞咽困难可用新斯的明缓解症状。④食管癌与颈椎病的发病年龄相近，可用食管钡餐造影鉴别。

颈性吞咽困难有以下三个特点：①无痛。②反复发作，发病常与颈部不适有关。③可自然缓解。以上三点可作为诊断的依据。

对于颈性吞咽困难的病人，首先应以保守疗法为主。手术治疗的指征应严格掌握。前缘骨赘明显压迫食管，且经过一段时间保守治疗无效者，可考虑手术切除之。

（2）颈性排尿异常：颈性排尿异常指由于颈椎病造成遗尿、多尿、尿频、尿急、尿失禁等。

排尿反射中枢在骶段脊髓，但受高级中枢控制。颈性排尿异常可能是由于颈椎病造成椎动脉缺血，丘脑下部、脑干及高位脊髓供血不足，造成中枢性排尿异常，或颈交感神经受刺激压迫造成反射性的排尿异常。

（3）颈性听力障碍：由于颈椎周围交感神经纤维的刺激或压迫供血不全，可使病人产生耳鸣、耳聋，甚至平衡失调，病人在没有搀扶下不能步行。这类病人常有颈部外伤史，耳部症状与颈部症状的出现密切相关，治疗颈椎病有效则可使耳部症状减缓或消失。

（四）手法治疗脊柱相关疾病的思路

从生物力学观点，先有软组织损伤，再出现脊椎的微小移位和（或）排列乱，所以手法治疗应以软组织为主，矫正骨关节为辅，即松解复正的原则。只有先将需要矫正的微小移位部位周围影响手法复位的、损伤紧缩的软组织松解，才容易矫正，并预防矫正后再移位。

松解，以"局部压反射"原理指导下的按压手法，和"兴奋腱发生器"原理指导下的牵拉手法为主；矫正，则以"错骨缝"矫正手法和被动活动手法为主。

二、辨证要点

1. 内脏器官的症状属功能性，而非器质性。

2. 在颈椎、胸椎、腰椎和（或）骶椎部位，有软组织损伤和（或）微小移位和（或）排列紊乱。

3. 损伤脊椎部位与内脏器官功能性症状的规律，如表5-18所示：

表5-18　损伤脊椎部位与内脏器官功能性症状的规律

功能紊乱脏器	相应受累脊髓节段	治疗部位
心	$C_7 \sim T_3$	$T_1 \sim T_5$
支气管、肺	$C_7 \sim T_3$	$T_1 \sim T_5$
胃、胆、肝、胰	$T_4 \sim T_7$	$T_6 \sim T_9$
小肠	$T_8 \sim T_9$	$T_{10} \sim T_{12}$
结肠	$T_8 \sim T_{11}$	$T_{10} \sim L_3$
肾	$T_4 \sim T_7$	$T_6 \sim T_9$
输尿管	$T_8 \sim T_{11}$	$T_{10} \sim L_3$
直肠、膀胱、子宫	$T_{10} \sim T_{11}$；L_1	$L_{1 \sim 3}$；S_2

例如，心脏功能性症状，受累而影响功能紊乱的脊髓节段是$C_7 \sim T_3$，手法治疗的部位是$T_1 \sim T_5$处的软组织损伤和（或）微小移位和（或）脊椎排列紊乱。

三、手法治疗

1. 颈椎、胸椎、腰椎和（或）骶椎部位的软组织损伤，按前述相应部位软组织损伤治疗。

2. 颈椎、胸椎、腰椎和（或）骶椎部位的微小移位，按相应部位的"错骨缝"手法矫正。

3. 颈椎、胸椎、腰椎和（或）骶椎部位的脊椎排列紊乱，按以"骶髂关节错骨缝"矫正手法为主的系列腰椎、胸椎、颈椎矫正手法治疗。

4. 常用病症的辨证点穴部位，现将郭宽逊先生的辨证点穴部位介绍如下，如表5-19所示。

表5-19　常用病症的郭宽逊辨证点穴部位

穴　名	定位方法	主治病症	操作要领
后心	第6~8胸椎棘突旁开0.5寸为经络中心，气由此分布到全身	全身病症的首选，痛证尤效	向内侧点按，5~7秒，8次
乳面	颞骨乳突前下方凹陷中	头面五官病症	向后下方点按，10秒，8次
椎点	第7颈椎与第1胸椎之间旁开0.5寸	颈椎病症、哮喘、中暑	向外侧点按，15~20秒，10次
前心	剑突下两旁	胸腹部疾患	向外方点按15秒，10次
脊点	第12肋尖下缘	腰部病症	向内侧点按，15秒，10次
抬肩	肩胛冈外端下缘	上肢病症	垂直点按，15秒，10次
血筋	髂后上棘下1寸，稍内方	下肢病症	向内侧点按，15秒，8次
四神聪	百会穴，前、后、左、右各1寸	头痛、眩晕、中风	垂直点按，5~7秒，8次
欧海点	第3与第4颈椎之间旁开1.5寸	神经官能症、偏头痛、失眠、眼疾、便秘	垂直点按，10秒，5次
百劳	大椎穴直上2寸，旁开1寸	淋巴结炎	垂直点按，15~20秒，10次
夹脊	第一胸椎至第五腰椎棘突下旁开0.5寸	神经衰弱、咳嗽	向脊椎方向点按，15~20秒，15次
肋点	胸骨缘各肋间隙	胸闷、胸痛、肋间神经痛	向外侧点按，15秒，10次
肋尖	第一腰椎棘突水平线与第十二肋交点下缘	腰痛	双拇指垂直点按，10~15秒，10次

穴 名	定位方法	主治病症	操作要领
环点	髂嵴上缘	腰痛	垂直点按，15秒，10次
肾筋	骶髂关节上缘	腰痛	向上方点按，15秒，8次
髋点	股骨大转子后缘	坐骨神经痛、髋关节病	向上方点按，15秒，10次
臂水沟	桡尺骨之间掌背侧各一	前臂肿痛	垂直点按，15秒，10次
十宣	两手十指尖，距指甲0.1寸	急救	用火柴棒垂直点按，5秒，10次
八风	足背趾缝端凹陷，左右共8穴	足趾痛、麻、肿	垂直点按，15秒，10次
胫中点	胫骨中点外侧	踝及足背疾患	垂直点按，15秒，10次

四、辅助治疗

1. 刃针微创治疗　对按压疗效不甚理想，病程长或病情重的病例，可于压痛和软组织异常改变处，用刃针微创治疗。

2. 中药外用治疗　对于治疗有效但容易复发的病例，用"巴布灵仙膏"，贴于患部。

第六章　现代手法治疗术

第一节　刘门田氏现代手法治疗术

现代，是相对传统而言，虽源于传统但比传统更加贴近目前科技水平和社会、人文环境。

手法，运用手的技巧和方法。

手法治疗，运用手的技巧和方法治疗疾病。

术，技术，指专门的技能。

手法治疗术，以手法治疗为主，针刺和药物为辅的专门技能。

现代手法治疗术，运用不悖于传统，符合现代科技水平和社会、人文环境的技巧和方法，以手法治疗为主，针刺和药物为辅治疗疾病的一种疗法。

刘门田氏现代手法，由中国中医科学院刘道信骨伤流派授业封门弟子（1962年）、北京中医医院成业田骨伤流派授业弟子（1969年）田纪钧，在二位恩师和鹿焕文师兄（广安门医院）、陈正光师兄（中国中医科学院骨伤科研究所）的口传心授，把手而教下，又得到尚天裕等专家倾心指导，经55年临床实践和学习思考，总结出的现代手法。

一、理论基础

1. 传统中医整骨学（骨折、脱骱、伤筋）。

2. 西医骨科学（骨关节病变、软组织病变）。

3. 解剖学（运动系统、神经系统）。

4. 运动学。

5. 生物力学（冯元桢氏）。

6. 软组织外科学（宣蛰人氏）。

7. 脊椎病因治疗学（魏征氏）。

8. 筋膜学（原林氏）。

9. 现代医学对手法治疗作用的阐释

（1）释放 β-内啡肽缓解疼痛。

（2）阻断异常躯体—体壁反射，缓解肌肉痉挛。

（3）缓解组织激惹状态，减轻神经超敏现象。

（4）解除对神经的卡压，消除神经超敏现象。

（5）暂时性减轻对神经的卡压，有利于促进神经纤维内的轴浆运输，消除水肿及渗出。

（6）减轻关节周围软组织粘连，增加活动度。

（7）通过骨性杠杆作用对组织产生的直接力学压迫，使瘢痕组织内胶原纤维排列有序化，有利于恢复其生物学特性。

（8）利用"气穴"（phenomenon of cavitation）现象的关节活动度增加（同时伴有咔嗒声），矫正微小移位。

二、对筋伤（软组织损伤）的治疗模式

1. 神经按压阻滞。

2. 按压手法。

3. 牵拉手法。

4. "错骨缝"矫正手法（合并"错骨缝"）。

5. "筋出槽"复位手法（合并"筋出槽"）。

6. 被动活动手法。

三、对实证点和虚证点的鉴别

1. 虚实　触诊感觉疲软（"脉虚而陷空"），按压时舒适、轻痛，喜按。

2. 实证　触诊感觉硬胀，有硬结或索条（"大络之血结而不通"），按压时疼痛、不适，拒按。

四、按压手法补泻的实施

1. 补法　按压力量弱（1千克），慢按（4吸）、快放（2呼），按压时间长（30秒），顺经络循行方向，抚摸—按压—揉周围的肌肤—弹—按。

2. 泻法　按压力量强（3千克），快按（2吸）、慢放（4呼），按压时间短（10秒），逆经络循行方向。

第二节　在传统正骨八法基础上发展起来的新调疾八法

一、传统正骨八法

《医宗金鉴》为摸、接、端、提、按、摩、推、拿。

二、新调疾八法

扫、捻、叩、弹、点、拨、抻、抗。其中，扫、叩、点、拨为压力型手法；捻、弹、抻、抗为牵力型手法。

三、理论基础

1. 皮部　通过刺激皮肤上的"浮络"，沿络脉—经脉—脏腑途径，通经脉、调脏腑。

2. 膜原　通过刺激膜原，沿经筋—经脉—脏腑途径，舒膜原、通经络、调脏腑。

3. 经脉路线　通过刺激经脉路线上的皮肤、筋膜、肌肉，调理体表和深层脏器的功能。

4. 腧穴　是对刺激敏感的部位，可取事半功倍的全面效果。

四、新调疾八法详解

1. 扫法

（1）主要通过刺激皮部的"浮络"内传取效。

（2）用食指、中指和无名指指腹，或掌侧远端两节，轻触皮肤上，沿一定路线反复滑动。

（3）按经络路线：顺经为补、逆经为泻（手三阴由胸至手；手三阳由手至肩；足三阴由足内侧沿下肢内侧至腹股沟；足三阳由足沿下肢前外、后或外侧至髋）。

（4）按肌肉走行：消除肢体的痛、麻、不适。

2. 捻法

（1）主要通过刺激皮部的"浮络"内传取效。

（2）用拇指和食指，拇指和中指，或拇指和无名指，轻轻捏住皮肤提起、瞬间放松，沿一定路线反复进行。

（3）按经络路线：顺经为补，逆经为泻。皮肤上的路线即经脉路线的体表投影。

（4）按肌肉走行：即"经筋"的体表投影，可消除"紧带区"，松解紧缩的肌肉。

3. 叩法

（1）主要通过刺激皮部的"浮络"内传取效。

（2）用中指，或中指、拇指、食指捏紧，或中指、拇指、食指、无名指捏紧，沿线路轻轻叩击，立即反弹抬起，犹如雏鸡啄米。

（3）沿经络叩：顺经为补，逆经为泻。

（4）沿肌肉叩：可解"所过者支，转筋痛"。

（5）叩、抬速度：叩慢抬快为补，叩快抬慢为泻。

4. 弹法

（1）通过牵拉刺激皮部、膜原、经筋起效。

（2）用拇指和食指捏住肌束或肌腱，拉起并立即松开，犹如捏起琴弦并松开的动作。

（3）常用的部位有背筋（骶棘肌）、胸筋（胸大肌、背阔肌）、肘筋（股二头肌肌腱）和腘筋（股二头肌肌腱、半腱半膜肌肌腱）等。

（4）力度适中，每个部位弹3~5下。

5．点法

（1）按压特定部位，通过经络、肌肉或神经起效。

（2）力度1～3千克，每个部位时间为30秒。

（3）点腧穴：慢按快放为补，快按慢放为泻。

（4）循经脉点：顺经为补，逆经为泻。

（5）在肌肉异常改变处点：保持按压力分筋（与肌纤维走行垂直方向推动）。

（6）在周围神经路线上点：起按压阻滞作用。

6．拨法

（1）通过刺激经络、肌肉和神经起效。

（2）用拇指按住肌腱、肌束，与其走行垂直方向推动，犹如拨动琴弦的动作。

（3）为加强效果、减轻不适，亦可拇指不动，旋动肢体产生局部移动，称"借力使力"。

（4）常用部位有极泉穴、小海穴，桡侧伸腕长、短肌腱，腓骨长、短肌腱，掌长肌腱等。

7．抻法

（1）抻，即拉、扯平。通过牵拉经筋，起到舒展膜原、疏通经络、放松肌肉的作用。

（2）抻的关键是：吸气逐渐牵拉，屏气持续保持，呼气快速松开。

（3）抻筋的术式，有白蟒吐舌式，蟒蛇转头式，头肩争力式，坐井观天式，空蹬单车式，坐位芭蕾式，侧耳听风式等100势。

8．抗法

（1）抗法是患者主动抵抗术者施加的阻力，收缩肌肉并持续5秒钟的手法。

（2）抻法是患者被动，被术者牵拉肌肉的手法。

（3）抗法的关键是：吸气时逐渐抗，屏气时持续，呼气时快速放松。

（4）抗与抻异曲同工，如抗阻力屈肘为收缩肱二头肌；伸肘为牵拉肱二头肌。

第三节 十个部位六十个常用手法

一、手法按应力属性分类

压应力型手法——运用按压应力，产生压反射原理的手法，简称按压法。

牵应力型手法——运用牵拉应力，产生拉反射原理的手法，简称牵拉法。

（一）压应力型手法

1. 压应力型手法的作用机制

（1）局部压反射原理（安–舒定律）。

（2）软组织损伤—肌内压增高—卡压外周神经—外周神经兴奋—疼痛和肌紧缩—更卡压外周神经—更疼痛和肌紧缩—恶性循环。

（3）标准的按压—产生抑制外周神经和减低肌内压作用—疼痛减轻和肌肉放松—加强软组织损伤修复。

2. 压应力型手法的操作要领

（1）力度：1~2千克（因人而增减）。

（2）时间：浅层病灶30秒/点；深层病灶60秒/点。均分3次完成（指不离位只减压力）。

（3）动作：索条—分筋（泻法）；硬结—按揉（顺时针为补，逆时针为泻）。

（4）带"功"操作：全神贯注；呼吸均匀；术者手指与患者体表有"吸力"。

（二）牵应力型手法

1. 牵应力型手法的作用原理

（1）腱反射器（高尔基腱器）兴奋原理：腱反射器抑制—肌肉紧缩—卡压并行的神经、动静脉—疼痛及功能障碍—标准的牵拉—兴奋腱反射器—肌肉恢复正常长度—消除疼痛及恢复功能。

（2）恢复肌蛋白正常排列原理：软组织损伤—肌蛋白排列紊乱—肌小节"紧带区"形成—肌肉紧缩—疼痛—标准的牵拉—肌蛋白恢复正常排列—"紧带区"消失—肌肉恢复正常长度—消除疼痛及恢复功能。

2. 牵应力型手法的操作要领

（1）合理的牵拉轴：针对不同的软组织（肌肉、筋膜、关节囊等），制定合理的轴线。

（2）力度：拮抗体重，无需增加反牵拉力。

（3）时间：1~2分钟（据不同软组织增减）。

（4）带"功"操作：全神贯注；呼吸均匀。

术者感觉患者"抵抗感"逐渐减轻，为正确牵拉取效的标志。

二、十个部位常用六十个手法

（一）肩关节常用手法

1. 扛肩法　牵引或不牵引屈肘环肩。

2. 三关节联动法　"摸嘴"、"掏兜"环转。

3. 宽肩法　顶腋、拉臂内收。

4. 提旋法　提肘、压肩环转。

5. 牵旋法　压肩、拉腕环转。

6. 推旋法　肩外旋–内旋时，由内向外推筋。

（二）肘关节常用手法

1. 伸推法　由屈而伸时推桡骨头。

2. 伸直旋后法　伸直牵拉，前臂旋后。

3. 屈曲旋后法　屈肘位，前臂旋后。

4. 屈曲旋前法　屈肘位，前臂旋前。

5. 两个牵拉法（"中流砥柱"伸肘牵拉，"扛肘"屈肘环转）。

6. 两个抻筋（伸肘旋前屈腕，屈肘旋前屈肘）。

（三）腕关节常用手法

1．屈腕牵旋法（提桡牵旋、压桡牵旋）。

2．月骨错骨缝（掌屈压回、背伸压回）。

3．舟骨错骨缝　尺偏反向压回。

4．钩骨错骨缝　桡偏反向压回。

5．伸腕牵旋法　伸腕牵拉旋转。

6．牵抖法　"握手"抖动。

（四）髋关节常用手法

1．外旋法　外展、旋屈曲—内收、旋伸直。

2．内旋法　内收、旋屈曲—外展、旋伸直。

3．外展牵拉法　抬起、外展各30°牵拉。

4．仰卧牵拉法　屈膝屈髋，牵拉旋转。

5．"4"字法　仰卧，屈膝屈髋外展。

6．跪卧拨筋法　跪卧，屈膝屈髋拨股内收肌。

（五）膝关节常用手法

1．旋转推髌法　内旋推髌或外旋推髌。

2．旋转拉法　膝外环转，拉腓骨头。

3．扛膝法　俯卧，屈髋牵旋。

4．膝外旋法　仰卧，屈膝屈髋外环转。

5．膝内旋法　仰卧，屈膝屈髋内环转。

6．推揉法　向外推揉外侧；向内推揉内侧。

（六）踝关节常用手法

1．距骨矫正　跖屈内翻牵拉，背伸外翻压回。

2．跟骨矫正　内翻牵拉，外翻压回。

3．足舟骨矫正　外展牵拉，内收压回。

4. 牵旋法　牵拉下，内、外环转。

5. 腓骨肌腱矫正　踝内翻、向后推肌腱。

6. 背伸镇定法　托足跟、压膝、背伸踝镇定。

（七）颈椎常用手法

1. 中立牵引点头法（坐位、俯卧位）。

2. 中立牵引旋转45°法（坐位、俯卧位）。

3. 前屈旋转法（坐位、仰卧位）。

4. 侧压法　压肩、三向推头。

5. 夹法　双指交叉，夹上、下项部肌肉。

6. 卧牵法　仰卧，前屈、旋转牵拉，镇定、闪动或轴向顿挫。

（八）胸椎常用手法

1. 鼓咳推压法　俯卧，鼓咳向前、下推压。

2. 鼓咳分推法　俯卧，鼓咳向上、下分推。

3. 提顿法　坐位，向上提腋、顿挫。

4. 坐顶法　坐位，拉肩向后上、膝向前下顶。

5. 分、理筋法　横、竖推骶棘肌。

6. 弹背筋法　弹骶棘肌。

（九）腰椎常用手法

1. 坐位三扳法　90°、135°、180°旋转顿挫。

2. 坐位旋转法　坐位，前屈、旋转推棘突。

3. 侧扳法　侧卧位，肩向后、臀旋前顿挫。

4. 四向侧晃法　两个方向侧卧，分别肩向后、臀旋前及肩旋前、臀向后晃动。

5. 反"4"字法　仰卧位，屈膝、髋，外旋。

6. 胸上盆侧法　仰卧、骨盆侧旋，屈髋内旋。

（十）骨盆常用手法

1. 三度牵拉法　抬起、外展、外旋各30°。

2. 屈髋下压法　仰卧，屈髋下压髂前上棘。

3. 侧卧推晃法　侧卧，前后推动骨盆。

4. 伸髋前推法　侧卧，伸髋前推髂后上棘。

5. 扳腿压髂法　俯卧，扳腿向外、上，压髂后上棘向前。

6. 摔腿法　仰卧，先屈膝、屈髋，然后伸膝、伸髋摔向床面。

第四节　刘门田氏现代手法治疗模板

以胸小肌损伤为例诠释：

胸小肌位于胸大肌深面，邻近胸壁。肌纤维从肩胛骨喙突到3～5肋骨，与胸大肌相垂直。

一、解剖复习

起　点	止　点	功　能	神经支配	备　注
第3～5肋骨前面	肩胛骨喙突内侧面	肋骨固定：下拉、外展或下旋肩胛骨 肩胛骨固定：上提胸廓，辅助吸气	胸内、外侧神经交通支 $C_{6～8}$，T_1神经	上肢主要神经、血管从肌深面通过，易受到压迫

二、体表触诊

1. 喙突　患肩后伸，在三角肌—胸大肌间沟上部触及喙突及内侧面。

2. 3～5肋骨　患肩关节平举、前伸，放松胸大肌，在锁骨下触及第2肋骨，并依次向下触及3～5肋骨。

3. 肌腹　患肩关节平举、前伸，放松胸大肌，手指从腋前深入，在胸大肌深面触诊。

三、诊断

1. 静态姿势评估　静止时，"圆肩"症（肩前突显），"翼状肩胛"症（肩胛骨异常突起）。

2. 动态姿势评估　行走时，"圆肩"症（肩前突显），"翼状肩胛"症（肩胛骨异常突起）。

3. 动诊评估　被动将肩关节向下、外方向伸展，胸小肌体表投影区域出现疼痛或达不到正常角度。

4. 抗阻力主动收缩试验　抗阻力主动将肩关节向下、外方向伸展，胸小肌体表投影区域出现疼痛。

5. 被动活动试验　医生做患肩关节各个方向的被动活动，胸部外侧前方疼痛，抬臂过头、后伸拿物痛限。

6. 压痛和软组织异常改变检查　胸小肌体表投影区域可触到压痛和与肌纤维走行一致的异常改变。

7. 有可能出现肩前方，乳房区域，上臂内侧，肘内侧，手尺侧，小指、无名指、中指。易误诊为心脏病、神经根型颈椎病、腕骨综合征、腕尺管综合征等关联痛和系统障碍。

四、治疗

1. 起点、止点、腱、腱腹结合部、肌腹按压，按"局部压反射原理"及"手法补泻原则"进行。

2. "挺胸"姿势，持续加瞬间牵拉，按"腱反射器兴奋原理"及"顿挫"原则进行。

3. 特殊解剖结构在喙突下方，此处是附着在喙突上的喙肱肌、胸小肌等组成的筋膜结构，具有附着点的功能，应行捏拿手法。

4. 起点、止点、肌腹处严重的软组织异常改变，经手法治疗效果不明显时，刃针切刺。

5. 外用"肌内效贴布"，于手法治疗后使用。

第七章 对传统理念和手法的领悟和应用

第一节 对"周痹"的领悟和应用

周痹，是风、寒、湿气未深入脏腑，也未散发到皮肤，而是滞留在肌肉皮肤之间，致使真气不能周流全身的一种痹证。它的治疗以减压为目的，以手法治疗为首选，以经筋路径上的压痛、硬结为治疗点，配合中药、针刺等疗法。凡具有周痹临床表现的现代诊断病名，如神经根型颈椎病、坐骨神经痛、腰椎间盘突出症等，只要不是手术适应证者，均可按周痹治疗。

一、《灵枢·周痹》原文

黄帝问于岐伯曰：周痹之在身也，上下迁徙随脉，其上下左右相应。间不容空，愿闻此痛，在血脉之中邪？将在分肉之间乎？何以致是？其痛之移也，间不及下针，其慉痛之时，不及定治，而痛已止矣。何道使然？愿闻其故。

岐伯曰：此众痹也。非周痹也。

黄帝曰：愿闻众痹。

岐伯对曰：此各在其处，更发更止，更居更起，以右应左，以左应右，非能周也。更发更休也。

黄帝曰：善。刺之奈何？

岐伯对曰：刺此者，痛虽已止，必刺其处，勿令复起。

帝曰：善。愿闻周痹何如？

岐伯对曰：周痹者，在于血脉之中，随脉以上，随脉以下，不能左右，各当其所。

黄帝曰：刺之奈何？

岐伯对曰：痛从上下者，先刺其下以过之，后刺其上以脱之。痛从下上者，先刺其上以过之，后刺其下以脱之。

黄帝曰：善。此痛安生？何因而有名？

岐伯对曰：风寒湿气，客于外分肉之间，迫切而为沫，沫得寒则聚，聚则排分肉而分裂也，分裂则痛，痛则神归之，神归之则热，热则痛解，痛解则厥，厥则他痹发，发则如是。

帝曰：善。余已得其意矣。此内不在脏，而外未发于皮，独居分肉之间，真气不能周，故名曰周痹。故刺痹者，必先切循其下之六经，视其虚实，及大络之血结而不通，及虚而脉陷空者而调之，熨而通之。其瘈坚转引而行之。黄帝曰：善。余已得其意矣，亦得其事也。九者，经巽之，理十二经脉阴阳之病也。

附注： 徙（音喜）；邪（同耶）；愊（音序或触，聚积也；也作"动而痛也"解）；更（音庚）；瘈（音滞，急，转筋之谓）；巽（音训，顺也；也作"具也"解）。

二、对周痹的领悟

（一）周痹的定义

"此内不在脏，而外未发于皮，独居分肉之间，真气不能周，故名曰周痹。"

周痹，是风、寒、湿气未深入脏腑，也未散发到皮肤，而是滞留在肌肉皮肤之间，致使真气不能周流全身的一种痹证。

（二）周痹的病因病机

"风寒湿气，客于外分肉之间，迫切而为沫，沫得寒则聚，聚则排分肉而分裂也，分裂则痛，痛则神归之，神归之则热，热则痛解，痛解则厥，厥则他痹发，发则如是。"

周痹的病因病机是，风、寒、湿三气，侵入分肉之间（即肌肉与皮肤之间），将分肉间的津液压迫为涩沫，涩沫受寒后凝聚不散，进一步就会排挤分肉使它分裂。肉裂就会发生疼痛，疼痛则使精神集中在痛的部位，精神集中的地方就会发热，发热则寒散而疼痛缓解，疼痛缓解后，就会引起厥气上逆，厥逆就容易导致其他闭阻之处发生疼痛，周痹就是这样上下移行，反复发作的。

（三）周痹的辨证

1. 临床表现

（1）"随脉以上，随脉以下，不能左右，各当其所"，即随着血脉或上或下窜痛，不能左右流动，邪气流窜到哪里，哪里就发生疼痛。

（2）"切循其下之六经，视其虚实，及大络之血结而不通，及虚而脉陷空者"，即沿经筋路径上，可以切寻到大络的血行有郁结不通（压痛、硬结），或因虚而脉络下于内（松软、陷下）的情况。

2. 鉴别诊断

众痹的特点是"此各在其处，更发更止，更居更起，以左应右，以右应左，非能周也。更发更休也"，"其痛之移也，间不及下针，其憺痛之时，不及定治，而痛已止矣"。即病邪分布在人体的各处，时发时止，此伏彼起，左侧会影响到右侧，右侧也会影响到左侧，但不能遍及全身，其疼痛容易发作，也容易停止。疼痛部位移动得很快，以致来不及决定如何去治和在痛处下针时，疼痛已经游走。

周痹与众痹的鉴别要点是，周痹随脉上下，遍及全身；众痹左右相应，时发时止。

（四）论治

1. 周痹

（1）"故刺痹者，必先切循其下之六经，视其虚实，及大络之血结而不通，及虚而脉陷空者而调之，熨而通之。其瘈坚转引而行之"，即针刺痹证，必须首先按压并沿着足六经的分布部位，观察它的虚实，以及大络的血行有无郁结不通（硬胀、浮起），以及因虚而脉络下于内（松软、陷下）的情况，然后用针刺加以调治，并可用熨法温通经络，如有筋脉拘急坚劲的现象，可用按摩导引之法，以行其气血。

（2）"痛从上下者，先刺其下以过之，后刺其上以脱之。痛从下上者，先刺其上以过之，后刺其下以脱之"，即疼痛从上部发展到下部者，先刺其下部，以阻遏病邪的进一步发展，后刺其上部以解除痛源；疼痛从下部发展到上部者，先刺其上部，以阻遏病邪的进一步发展，后刺其下部以解除痛源。《灵枢识》中更有进一步阐释："过者，使邪气过在分肉皮肤以外出。脱者，拔绝之谓。先刺以过之，去其标也。后刺以脱之，拔其本也。"

（3）凡具有周痹临床表现的现代诊断病名，如神经根型颈椎病、坐骨神经痛、腰椎间盘突出症等，只要不是手术适应证者，均可按此治疗。

2. 众痹

"刺此者，痛虽已止，必刺其处，勿令复起。"，即当疼痛已经停止时，还是要针刺原处，以免重复发作。

（五）讨论

1. 对"客于脉外则血少"的认识

《素问·举痛论篇》中说："经脉流行不止，环周不休，寒气入经而稽迟，客于脉外则血少，客于脉中则气不通，故卒然而痛"，其中"客于脉中则气不通"已被广泛认同，而对"客于脉外则血少"就含混模糊。

笔者认为，寒气"客于脉外"即"风寒湿气，客于外分肉之间"；"血少"是"迫切而为沫，沫得寒则聚，聚则排分肉而分裂"压迫经脉，致使经脉中血流量减少或流速减慢而为。由于经脉"着藏于经筋之中"，"伏行分肉之间"而"一经上实下虚而不通者，此必有横络盛加于大经之上，令之不通"，所以治疗时应沿经筋径路寻找横络（压痛、硬结）、上实（硬胀、浮起）以及下虚（松软、陷下）的情况，用"九针"在分肉之间的多个横络处刺切调治，不宜过深。为何是用"九针"呢？因为原文中最后一段"九者，经巽之，理十二经脉阴阳之病也。"即"九针"可使经气顺达，从而治疗十二经脉虚实阴阳的各种病症。

2. 对"分肉之间"及其病理的认识

"经脉十二者，伏行于分肉之间，深而不见"（《灵枢·经脉》，"分肉之间"是指肌肉与皮肤之间，按解剖层次应包含皮下脂肪、浅筋膜、深筋膜和从它们形成的间隙中通过的神经、血管等组织，神经血管束行于浅筋膜内，其主干在深筋膜内。

从解剖学和生物力学观点分析，"各种因素引起的筋膜间室内压力增高，如炎性渗出、肌肉痉挛或筋膜挛缩，这种压力在引起肌肉发生缺血性痉挛之前就对各种神经末梢产生了病理刺激，筋膜表面张力的增高和筋膜间室内压的增高均可对分布于其表面或穿过其间的皮神经产生牵拉或压迫，致密的深筋膜表面形成一个封闭的系统，好像充满了水或空气的气球，各种感觉神经纤维的末梢分布在这个气球的表面，当气球内的气体或液体增多，压力加大时，气球的体积增大，表面张力也随之增大，分布在其表面的神经纤维末梢也被动受拉，产生各种疼痛及感觉异常。"

近年经络学研究发现，"十四条经脉还得不到解剖学的验证，但这些轨迹均可在人体皮下找到相应的组织间隙。从此组织间隙的走行也可以看到其大部分是与动脉、静脉、淋巴管和神经组织伴行的"，"经络是一种存在于组织间质当中的、具有低流阻性质的、能够运行组织液、化学物质和物理量的多孔介质通道——基本位于皮下组织，主要位于脂肪层与肌肉层的结合部。"

综上可以认为，发生在"分肉之间"的病理改变，是由于炎性渗出、肌肉痉挛或筋膜挛缩等病理因素致使间隙内压力增高，影响经络功能和牵拉压迫动脉、静脉、淋巴管、神经而出现临床症状的。治疗以减压为目的，以带刃针具为首选，以经筋路径上的压痛、硬结为治疗点，以穿过深筋膜为到位，以切割为主要针法，以轻柔微创为度，配合热熨、按摩导引。

3. 对"迫切而为沫"的认识

"迫切而为沫"，即将分肉之间的津液压迫为涎沫，随着津液外渗而伴有致痛物质析出，产生充血和渗出的病理过程，"经筋损伤后，即会并发气血不通，津液外渗，致痛物质析出和相应病理反应，虽然古今用词不同，但反映的客观事实和原理是相通的"。

4. 小结

（1）周痹病变的解剖层次是，在沿经筋路径上的肌肉与皮肤之间。

（2）周痹的主要病理改变是，炎性渗出、肌肉痉挛或筋膜挛缩。

（3）周痹的主要临床表现是，随脉上下，遍及全身，沿经筋路径上可以切寻到压痛、硬结，硬胀、浮起或松软、陷下等情况。

（4）周痹与众痹的鉴别要点是，周痹随脉上下，遍及全身；众痹左右相应，时发时止。

（5）周痹的治疗要点是，以减压为目的，以手法治疗为首选，以经筋路径上的压痛、硬结为治疗点，配合热熨、按摩导引。药物的运用，据《灵枢识》称"知楼氏以众痹、周痹为厉节风也"，"周痹诸方，见于圣济总录二十卷中当参考"。

（6）凡具有周痹临床表现的现代诊断病名，如神经根型颈椎病、坐骨神经痛、腰椎间盘突出症等，只要不是手术适应证者，均可按周痹治疗。

三、临床应用

在上述对"周痹"的理解基础上，结合经筋、解剖和循症诊断思路，总结出引发上、下肢放射性痛疼痛和（或）麻木的损伤肌肉规律，运用手法治疗这些损伤肌肉上的压痛和异常改变，症状即可缓解或消失。

（一）上肢放射性疼痛和（或）麻木的损伤肌肉规律

1. 项、背部肌肉（表7-1）

表7-1 项、背部肌肉

肌　名	压痛和异常改变部位
胸锁乳突肌	肌腹中段最隆起处；颞骨乳突（止点）；胸骨端和锁骨端（起点）
斜方肌	第2~7颈椎，第1胸椎棘突外侧缘；锁骨上缘外端（上部止点）；"肩中俞"至"大椎"之间；"攒竹"（易引发枕后痛）；胸椎中、上部棘突外侧（易引发枕后痛）
肩胛提肌	第1颈椎横突及第1~4颈椎横突后结节（起点），"肩中俞"和"肩外俞"（相当于肩胛提肌肌腹），"天髎"即肩胛上角背面及上缘（肩胛提肌止点）
前斜角肌	第3~6颈椎横突前、后结节（止点），"缺盆"（起点）
头、颈夹肌	第6~7颈椎棘突外侧缘（头夹肌起点），上项线外端及颞骨乳突（头夹肌止点），"玉枕""天柱"（枕大神经径路），"头窍阴""完骨"（枕小神经径路）
菱形肌	第6颈椎至第5胸椎棘突外侧缘
项韧带	第7颈椎棘突端部（起点），第1~7颈椎棘突端部（与棘突的附着点），枕外隆凸部（止点）

2. 肩部肌肉（表7-2）

表7-2　肩部肌肉

肌　名	压痛和异常改变部位
肱二头肌	中、下1/3交界处；肌腹最隆起处（长头损伤偏外，短头损伤偏内）
冈上肌	"巨骨"（冈上肌肌腹点），冈上肌起点，"天宗"内上方（冈下肌起点），肱骨大结节附近（冈上肌、冈下肌、小圆肌止点）
冈下肌	"天宗"内上方（起点），肱骨大结节中后部（止点）
小圆肌	"肩贞"（小圆肌起点）向肩胛骨背侧外缘按压，肱骨大结节（小圆肌止点）
肩胛下肌	肌腹；肱骨小结节（止点），第6、7颈椎及第1、2、3、4、5胸椎棘突旁
局部肌肉	"天宗"内上方（冈下肌起点），"肩贞"附近（小圆肌起点），肱二头肌肌腹（中、下1/3交界处附近），"巨骨"附近（冈上肌肌腹点）
经穴	肺肾两虚——肺俞、肾俞、关元、太溪；阳气不足——命门、大椎、神阙；气血不足——足三里、气海、三阴交、阴陵泉；瘀血——委中、膈俞；风寒——风门、风府、列缺；湿重——足三里、三阴交、阴陵泉、丰隆

3. 肘、前臂肌肉（表7-3）

表7-3　肘、前臂肌肉

肌　名	压痛和异常改变
肱三头肌	"臂臑"（相当于肱三头肌长头起点），"臂臑"（相当于桡神经沟），尺骨鹰嘴（相当于肱三头肌止点）
肱桡肌	上臂中、下1/3交界处（相当于肱桡肌止点），喙突背面和外下方（肱桡肌起点）
桡侧伸腕长肌	"曲池"（桡侧伸腕长肌起点），第二掌骨基底背侧（桡侧伸腕长肌止点）
尺侧腕屈肌	肱骨内上髁至"大陵"连线范围内

4. 腕、手部肌肉疼痛（表7-4）

表7-4 腕、手部肌肉疼痛

疼痛部位	压痛和异常改变
背、桡侧	桡骨头前下缘，桡骨头至"养老"连线上
腕桡侧	"手三里"附近（拇长展肌与拇短伸肌上），桡骨头前下部
腕尺侧	肱骨内上髁前下方；肱骨内上髁前下方与"神门"连线上
腕背侧	"手三里"，桡骨头前下方，肱骨内上髁前下缘，肱骨内上髁与"大陵"连线上1/3范围内
腕掌侧	肱骨内上髁前下缘附近
手掌	屈肌腱上

（二）下肢放射性痛疼痛和（或）麻木的损伤肌肉规律

1. 腰部病症（表7-5）

表7-5 腰部病症

肌 名	压痛和异常改变
骶棘肌	棘突旁至肩胛骨脊柱缘之间（肌腹），骶骨背面（起点）
横突棘肌	棘突端部侧面（止点），横突尖上、下部（起点）
腰方肌	第12肋骨下缘（止点），第1~4腰椎横突（止点），髂嵴内唇（起点）
下后锯肌	第9~12肋骨角（止点），第11~12胸椎和第1~2腰椎棘突端部侧面（起点）
髂腰肌	脐与髂前上棘路线中点（肌腹），股骨小转子（止点）

2. 臀部肌肉（表7-6）

表7-6 臀部肌肉

肌 名	压痛和异常改变
臀大肌	骶骨旁（起点），股骨大转子后方（止腱）
臀中肌	臀大肌外侧缘以外和阔筋膜张肌前缘之间（起点），股骨大转子尖端外方（止点）

续表

肌 名	压痛和异常改变
梨状肌	梨状肌上孔（臀上神经），梨状肌下孔（坐骨神经、臀下神经、阴部神经），股骨人转子尖端上缘（止点）
腹外斜肌、腹内斜肌、背阔肌	髂嵴外唇（腹外斜肌止点、腹内斜肌起点、背阔肌起点）

3. 股、膝部肌肉（表7-7）

表7-7　股、膝部肌肉

肌 名	压痛和异常改变
股薄肌	腹股沟根部（起腱），股骨内侧（肌腹），"血海"（相当股内收肌管），胫骨近端内侧（止点）
股四头肌	股骨小转子（股直肌起点），股骨前面（肌腹），髌骨上方（止腱）
阔筋膜张肌	髂前上棘和髂结节之间（起点），髂结节与股骨大转子最高点连线之间（肌腹），股骨外侧尤其是"风市"（髂胫束），腓骨头上方（止点）
腘肌	股骨外上髁后方（起点），胫骨近端后部（止点）

4. 小腿、踝、足部肌肉（表7-8）

表7-8　小腿、踝、足部肌肉

肌 名	压痛和异常改变
胫骨前肌	胫骨外髁及外侧面的上2/3（起点），"足三里"下方（肌腹）
腓肠肌	股骨内上髁后方（起点），股骨外上髁后方（止点），"承山"（腱腹结合部），跟骨结节（止点）
跖肌	股骨外上髁后方（起点），小腿后内侧（肌腹）
足底小肌肉	足底部正中心（肌腹），跟骨底前面（止点），跖骨头跖侧（起点）
跗管	内踝下后方，跟骨内侧

第二节　对"众痹"的领悟和应用

众痹是与周痹症状近似而病理改变和治疗方法均不相同的一种痹证，在

《灵枢·周痹》原文中，就有一段涉及众痹，以及众痹与周痹的区别的问答：

　　黄帝问于岐伯曰：周痹之在身也，上下迁徙随脉，其上下左右相应。间不容空，愿闻此痛，在血脉之中邪？将在分肉之间乎？何以致是？其痛之移也，间不及下针，其慉痛之时，不及定治，而痛已止矣。何道使然？愿闻其故。

　　岐伯曰：此众痹也。非周痹也。

　　黄帝曰：愿闻众痹。

　　岐伯对曰：此各在其处，更发更止，更居更起，以右应左，以左应右，非能周也。更发更休也。

　　黄帝曰：善。刺之奈何？

　　岐伯对曰：刺此者，痛虽已止，必刺其处，勿令复起。

一、众痹的定义

　　《灵枢》原文中虽未明确阐释，但其他典籍中有所论述，如"痹处众多，故名众痹"（《灵素节注类编》）。"不能周遍上下，但或左或右，更发更休，患无定所，故曰众痹"（《类经》）。

二、众痹与周痹的区别

　　《黄帝内经灵枢集注》中有精辟论述，"此篇论经脉与络脉之谬处也。经脉者，脏腑之十二经脉，循行于上下者也。络脉者，脏腑之十二大络，阴走阳而阳走阴，左之右而右之左也。痹者，风寒湿邪杂合于皮肤分肉之间，邪在于皮肤。而流溢于大络者为众痹，在分肉而厥逆于经脉者为周痹。帝以上下左右血脉分肉概而问之，然虽总属于阴阳气血，而有皮肤肌肉之浅深，经脉络脉之谬处，故伯有周痹众痹之分焉"。指出二者的区别在于，众痹病浅、病在络脉；周痹病深，病在分肉之间厥逆于经脉。

三、领悟

　　痹者，闭也，不通之意。风、寒、湿三气杂至，合而为痹也。

　　众痹和周痹均属行痹范畴，以走注疼痛为主要特征。流溢于大络浅层，左、右迁徙疼痛甚快者为众痹；厥逆于分肉之间、单侧由上向下或由下向上流窜疼痛者为周痹。

痛风属痛痹范畴。

麻木不仁属着痹范畴。

四、临床应用

经典著作中多叙述运用针刺法，而手法治疗也有显著疗效。

针刺，多使用半刺法，"半刺者，浅纳而疾发针，无针伤肉，如拔毛状，以取皮气，此肺之应也。"《灵枢·官针》，就是说，下针浅而很快出针，不刺伤肌肉，就像拔出毫毛一样，以祛除皮毛间的邪气，这是相应于肺脏的治法。

手法治疗，多使用针对浅层的点揪法、线揪法、抓法等。治疗的部位，重点为现在疼痛处，以前曾经疼痛过、而现在不痛处，也要治疗。

第三节　对"八虚"的领悟和应用

八虚，是指人体两侧肘关节、肩（腋）关节、髋（髀）关节部和膝（腘）关节八个部位，它们与内脏关系密切，病变互为影响，在治疗时二者兼顾有特殊意义。

一、经文

"人之两肘、两腋、两髀、两腘谓之八虚。凡此八虚者，皆机关之室，真气之所过，血络之所游，邪气恶血固不得住留，住留则伤经络，骨节机关不得屈伸，故病挛也。肺心有邪，其气留于两肘；肝有邪，其气留于两腋；脾有邪，其气留于两髀；肾有邪，其气留于两腘。此皆患生于里而达于表，如外伤既成，内脏皆连，知此八虚者，用药有所止归矣。肺气不足：天门冬、麦门冬、五味子；心气不足：党参、茯神、菖蒲；肝气不足：天麻、川芎；脾气不足：白术、白芍、益智；肾气不足：熟地、远志、牡丹皮。此有不可不知也。"（《伤科汇纂》卷四筋挛）

二、领悟

关节与内脏的关系，可如表7-9所示。

表7-9　关节与内脏的关系

关　节	内　脏
肩关节	肝
肘关节	肺、心
髋关节	脾
膝关节	肾

三、临床应用

以"八虚"关节与内脏的关系为纲，以内脏的体表反应点为治疗点，运用手法治疗，如表7-10所示。

表7-10　"八虚"关节与内脏体表反应点

内　脏	关　节	反应点	表里反应点
肝	肩	肝俞（第9胸椎棘突下旁1.5寸）	胆俞（第10胸椎棘突下旁1.5寸）
肺 心	肘	肺俞（第3胸椎棘下突旁1.5寸） 心俞（第5胸椎棘突下旁1.5寸）	大肠俞（第4腰椎棘突下旁1.5寸） 小肠俞（第1骶椎棘突下旁1.5寸）
脾	髋	脾俞（第11胸椎棘突下旁1.5寸）	胃俞（第12胸椎棘突下旁1.5寸）
肾	膝	肾俞（第12胸椎棘突下旁1.5寸）	膀胱俞（骶2椎棘突下旁1.5寸）

第四节　对"经筋"的领悟和应用

中医经络学说内容浩瀚，治疗内科病多以经脉为指导，而治疗外科病则主要以经筋为依据。筋者，肉之力也，指能够产生力量的肌肉，一般都理解为是现代解剖学的骨骼肌。

一、经筋释义

1. 定义 经筋即经的筋，是十二经脉之气结聚散落于肌肉关节的体系，是十二经脉的外周连属部分。

2. 十二经筋的主要作用 联结筋肉、骨骼，利于关节屈伸活动，保持人体正常的运动。

3. 十二经筋的分布特点 联属于十二经脉；循行走向都是从四肢末端走向头身；只走行于体表，不入内脏；结聚于关节骨骼部。

4. 十二经筋的分布规律 手三阳经筋起于手指，循臑外上行，止于角（头部）；手三阴经筋起于手指，循臑内上行，止于贲（胸部）；足三阳经筋起于足指，循股外上行，止于顽（音奎，面部）；足三阴经筋起于足指，循股内上行，止于阴器（腹部）。

二、经筋的病变

经筋的病变分为经筋肢节病和经筋内脏病两种。

经筋病变引发肢节症状的，称经筋肢节病；经筋病变引发内脏症状的，称经筋内脏病。

以手太阴肺经筋为例说明："手太阴之筋，起于大指之上，循指上行，结于鱼后，行寸口外侧，上循臂，结肘中，上臑内廉，入腋下，出缺盆，结肩前髃，上结缺盆，下结胸里，散贯贲，合贲下，抵季胁。其病，所过者支转筋痛，甚成息贲者，胁急，吐血。"（《灵枢·经筋》）

手太阴经筋的病变中，"所过者支转筋痛"（即经筋所过路线上的肌筋支撑不适，拘紧掣痛），为经筋肢节病；而"贲"（即古病五积之肺积，主要症状为恶寒发热，右胁痛，背痛，呕逆，两胁拘急有积块，气逆上奔，甚者吐血）为经筋内脏病。

三、领悟

（一）经筋肢节病的中医取向领悟

1. "经脉流行不止，环周不休，寒气入经而稽迟，客于脉外则血少，客于脉中则气不通，故卒然而痛"（《素问·举痛论篇》）。人体经脉中的气血流行不止，如环无端，如果寒邪侵入了经脉，则经脉气血的循行迟滞，凝涩而不畅行，故寒邪侵袭于经脉内外，使经脉凝涩而血少，脉气留止不通，所以突然作痛。

2. "风寒湿气，客于外分肉之间，迫切而为沫，沫得寒则聚，聚则排分肉而分裂也，分裂则痛……"（《灵枢·周痹》）风、寒、湿三气侵入皮肤肌肉之间，将皮肤肌肉之间的津液压迫为涎沫，涎沫受寒后凝聚不散，进而就会排挤肌肉与皮肤之间使它分裂，分裂就会发生疼痛……

3. "一经上实下虚而不通者，此必有横络盛加于大经之上，令之不通。视而泻之，此所谓解结也。"（《灵枢·刺节真邪》）如果某一经脉出现了上实下虚而经气不通的现象，则必定有横络的壅盛之气加之于正经，才使得经气不得通畅。治疗时应找出横络，施行泻法，这就是所谓的解结的方法。

4. "肢体损于外，则气血伤于内，营卫有所不贯，脏腑由之不和"（《正体类要》）。肢体外部损伤，就会伤及内部的气血，营血卫气不顺畅，脏腑随之调和。

5. "肺心有邪，其气留于两肘；肝有邪，其气留于两腋；脾有邪，其气留于两髀；肾有邪，其气留于两腘。凡此八虚者，皆机关之室。真气之所过，血络之所游，邪气恶血，故不得住留，住留则伤筋络，骨节机关不得屈伸，故拘挛也"（《灵枢·邪客》）。肺心有邪，则邪气居留在两肘；肝有邪，则邪气居留在两腋窝；脾有邪，则邪气居留在两髀；肾有邪，则邪气居留在两腘。以上八虚，都是关节屈伸的枢纽，真气和血络通行的要处，邪气和恶血，自不能令其盘踞或停留，如果停留，就会损伤筋脉骨节，使关节屈伸不利，以致发生拘挛的症状。

（二）经筋肢节病的现代医学取向领悟

1. 肌筋膜是一种由头至脚，由内至外联系全身的具有弹性和柔韧性的结缔组织，是机体重要的防御组织。所有骨、肉、筋、血管、神经线、内脏都被同一的筋膜网络所包围。分为浅筋膜和深筋膜两层，感觉神经末梢的分支布于浅筋膜外，主支布于深筋膜外，浅、深筋膜上均有若干裂隙，称筋膜出口，供神经穿过。

2. 从电子显微镜下观察到的肌筋膜（图7-1）

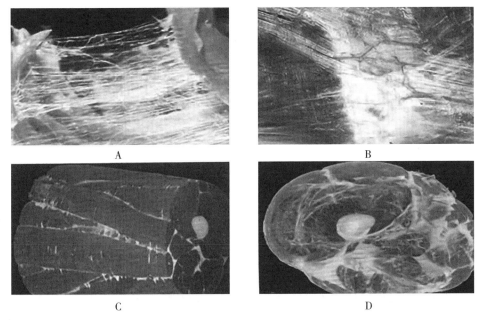

图7-1　电子显微镜下观察到的肌筋膜

A：被撕开肌纤维的围绕着肌肉的肌内筋膜；B：胸部浅筋膜
C：大腿阶段的肌肉筋膜结构；D：筋膜结构在大腿阶段的模式

3. 神经纤维从肌肉间穿过致密的筋膜到疏松的皮下，一般形成适应神经活动的扇形结构，其进口小、出口阔，进口处称穿出点，神经的活动度小，是神经受力和活动度发生改变的集中点，该部位的纤维结构也容易被改变。如果该部位的纤维结构发生病变，穿过的神经就会受到卡压，称神经筋膜出口卡压征。

4. 致密的浅筋膜与深筋膜之间，形成一个封闭的间隙，各种感觉神经纤维的末梢分布在这个间隙里面，当压力加大时，分布在里面的神经纤维末梢也被动受牵拉或受到挤压，产生各种疼痛及感觉异常。引起压力增高的病理改变主要有炎性渗出、肌肉痉挛或筋膜挛缩等，在这种压力引起肌肉发生缺血性痉挛之前，就对各种神经末梢产生了病理刺激，筋膜表面张力的增高和筋膜间室内压的增高，均可对分布于其表面或穿过其间的皮神经产生牵拉或压迫，引发临床症状。

5. 皮神经在走行过程中，由于某些原因受到慢性卡压而引起的神经功能障碍，并表现出一系列神经分布区的不同程度的感觉障碍、自主神经功能障碍、营养障碍，甚至运动功能障碍，统称为皮神经卡压综合征。临床上许多皮肤感觉障碍的病变，以及一些痛证，均与皮神经卡压有关。皮神经特别是四肢的神经干，走行较长，当其途经某些解剖部位，如骨孔、骨性隆起、筋膜、腱性肌缘和纤维骨性管道，易遭遇反复摩擦刺激或受压而产生病理改变，而筋膜病变也是其中重要的病理改变之一。

（三）传统与现代诠释的比对探讨

1. 传统医学的经筋与现代医学的肌筋膜，是接近的结构；而传统医学的经筋肢节病与现代医学的肌筋膜病是近似的病变；而传统医学的经筋肢节病治疗与现代医学的肌筋膜松解术是类似的疗法。

2. 分析肌筋膜的功能性连接时，发现可以把不同肌筋膜的功能分成11条"肌筋膜经线"及其上的"拉力转接点"，而这些"肌筋膜经线"大部分又与十二经筋走向一致；而"拉力转接点"又与皮神经走行路线上特定的腧穴类同。同时指出，头痛可以由脚引起，这就又与中医的上病下取有异曲同工之妙。

3. 客于外分肉之间的"分肉之间"，是指皮下肉外这一部分，与浅、深筋膜及其之间是同一层次；它们组成的间隙中压力加大，与迫切而为沫的"迫切"是相同概念；而炎性渗出与迫切而为沫的"沫"是一样的病理物质。

4. 由于经筋定穴法不要求像经脉那样严谨精确，只要与骨骼肌接近，位置稍有偏离只以"次"相称，如合阳与合阳次，按压二者作用相同。

四、临床应用

与针刺相比，手法治疗更适宜治疗经筋肢节病和内脏病，此理念有别于占主导地位的按经脉治疗的模式，常使久治不愈的病例迎刃而解。

临床应用时，按以下程序：

1. 按经筋路线触诊。

2. 切循寻找硬胀结块以及疲软松陷两类软组织异常改变。

3. 硬胀结块软组织异常改变按泻法按压，疲软松陷软组织异常改变按补法按压。

4. 在上述对"经筋"的理解基础上，总结出以下的"软组织损伤症状——常用按压穴位"规律，手法治疗这些损伤的肌肉，症状即可缓解或消失（表7-11）。

表7-11　软组织损伤症状与常用按压穴位表

经络	穴名	部位	主治伤患	按摩手法
肺经	尺泽	胭窝横纹中央，肱二头肌腱外缘	肩背风痹、肘关节功能障碍	揉、捻
	列缺	前臂桡侧之下端，腕横纹上1.5寸	手、肘痛	掐、捏
大肠经	合谷	第1、2掌骨接合部之凹陷中	指挛臂痛，耳、目、口、鼻、喉痛及伤痛	掐、揉
	手三里	前臂桡侧上1/4处，即曲池穴下2寸	肩膊酸痛、冷风麻痹	同上
	曲池	外肘部之中央，即肘横纹之外端	手臂外侧肿痛、肘不能伸屈、肘肿痛	同上
	肩髃	肩端两骨间陷中，举臂有空	肩臂痛、臂不能举、半身不遂	按、掐
胃经	头维	额角发际内，相当于冠状缝处	偏头痛、额神经痛、风热头痛	拿、合、按
	伏兔	大腿前外侧，股直肌肌腹中央膝上6寸	腰酸痛、膝寒、麻木不仁、脚气	揉、掐、按
	犊鼻	髌骨下缘水平位，髌韧带外侧凹陷中	膝关节酸痛、股四头肌麻痹、膝关节炎	屈膝取穴，掐、按
	足三里	膝下3寸，即犊鼻下3寸	腰痛、膝痛、腿肿及消化道疾病	同上
	丰隆	犊鼻下边缘至踝关节横纹连线之中点水平，胫骨前缘外侧1.5寸，胫骨与腓骨之间	腹痛、四肢肿、腿膝酸痛难伸、消化不良	掐、揉
	解溪	踝关节横纹凹陷中	筋挛抽急、足膝痛痹、失眠	同上
	内庭	第2、3趾关节之间凹陷中	足背肿痛、胃痛、腹胀	掐、摩
脾经	商丘	内踝前下方	内踝损伤、一切足病	同上
	三阴交	内踝上3寸	下肢麻痹或疼痛、倦怠厥冷、肾虚腰痛、月经不调	揉（多补少泻）、摩
	地机	胫骨内缘，膝下5寸	关节劳损、风湿痛	揉、推
	阴陵泉	胫骨内踝下缘，膝下2寸	腰痛、腿痛、腹痛、大小腿肌痉挛	掐、揉
	血海	大腿内侧前下部，股骨内上髁之上	膝关节炎、关节劳损、大腿肌痉挛	按、掐

经络	穴名	部位	主治伤患	按摩手法
心经	少海	肘关节极度屈曲，肘横纹内侧端处	肘臂顽麻、手颤肘挛	揉、掐、拿
	神门	在腕部掌面横纹内侧方，与豌豆骨桡侧缘毗邻处	腕关节炎、心悸、失眠	同上
	腕骨	手掌尺侧缘，第5掌骨基底水平部	项强胁痛、手挛臂痛、肩背寒痛	掐、按
小肠经	小海	肱骨内上髁后方，尺神经沟处	头、项、肩、肘、臂外方后侧痛	掐、捻
	天宗	肩胛骨的冈下窝中央	肩臂酸痛、肘臂外后侧痛	按、压、掐
	肩外俞	第1、2胸椎横突之外端，肩胛内上角之骨际	肩背寒痛、颈项强急、上臂厥冷痛	捻、压、掐
膀胱经	大杼	第1、2胸椎棘突间旁开1.5寸	周身骨节痛、肩背酸痛、感冒	掐、按、揉
	三焦俞	第1、2腰椎棘突间旁开1.5寸	腰腿寒痛、足膝拘急、两膝胀满	按、推、压、拿
	肾俞	第2、3腰椎棘突间，背正中线旁开1.5寸	同上	按、推
	气海俞	第3、4腰椎棘突间水平线，正中线旁开1.5寸	风湿腰痛，坐骨神经痛	掐
	大肠俞	第4、5腰椎棘突间水平线，正中线旁开1.5寸	脊强不得前后俯仰、腰痛	按、压
	八髎	在骶骨的八个孔中	腰痛及下肢不仁	揉、推、压
	承扶	臀下横纹中	臀肿痛、坐骨神经痛	揉、按
	委中	腘窝横纹中央	腿足痉挛急痛、腰痛、坐骨神经痛	揉、按、掐
	承山	小腿后面正中线，腓肠肌丰隆部之下缘	腰腿转筋、腿部一切伤痛	按、拿
	飞扬	外踝骨上7寸	腰膝软弱无力、寒湿积聚	掐、揉
	跗阳	小腿后侧下1/3处，腓骨后面之外缘	腰腿痛、损伤后遗症	揉、掐
	昆仑	外踝后，跟骨上陷中	肩背拘急、腰痛不能俯仰、足踝肿痛、麻木	按、掐、拿

续表

经　络	穴　名	部　位	主治伤患	按摩手法
肾经	照海	内踝下方，舟骨结节后，在距突后凹陷中，即赤白肉际交界处	内踝损伤、下肢倦怠无力	掐
	复溜	足内踝后上方2寸，胫骨后侧缘与跟腱之间	腰背疼痛、跟腱伤、足痿、扭内挫伤（镇静穴）	捻、揉
心包经	曲泽	肘窝之正中，肱二头肌内侧缘	臂肘肘腕不时动摇、疼痛、筋挛、痉挛	掐、揉
	内关	前臂前面之下端，腕上约2寸	桡骨骨折后遗症、风湿肩肘腕指麻木、胸腹膈肌痛	掐、揉、推
	大陵	在腕关节掌面，横纹正中凹陷处	腕关节炎、胸痛、偏头痛	掐、推
三焦经	阳池	腕关节背面之中央	腕伤后强直、腕痛、肩臂痛不能举	掐、拿
	外关	前臂之后侧，腕之上方2寸处两骨间	肘臂不能伸屈、手指痛不能握	拿、推、揉
	三阳络	前臂后侧中央，外关穴上2寸	桡尺骨折后遗症	揉
	天井	肘外大骨上1寸，两筋间隙中	颈项、肩、肘、腰、髋等处痛，肘关节损伤后强直	拿、捏
胆经	肩井	第7颈椎棘突和肩峰连线之中点	项强、肩臂痛、手臂不能举	捻、掐
	带脉	第11肋骨前端之下际约1.8寸处	腰痛、腰部扭伤、腰部疲劳	捻、按、推
	环跳	坐骨结节和大转子连线之中点	坐骨神经痛、髋关节炎、腰胯痛	按、掐
	风市	大腿外侧正中线，垂手中指尽处	大腿外侧酸痛、麻痹、股骨、胫骨骨折肿胀不消	按、掐
	阳陵泉	腓骨小头前下部，胫腓关节处	膝关节痛、伤后引起心悸、失眠	掐、拿
	阳交	外踝上7寸处	小腿肌痉挛、膝冷	推
	丘墟	外踝前下方凹陷中		
脾经	中封	内踝前1寸	足厥冷、腰痛、足踝伤痛	掐
	膝关	胫骨后、内侧之上端	膝内侧痛、风痹、膝关节劳损	同上
	章门	侧腹部第11肋软骨尖端下，垂臂时肘尖尽处	胁满闷、腹胀、伤后遗尿	揉、摩

续表

经　络	穴　名	部　位	主治伤患	按摩手法
督脉	腰俞	第4骶骨下，骶骨裂孔中	腰背强痛、腰膝劳损	掐、拿
	阳关	第4、5腰椎棘突间	腰胯痛、下肢不仁、膝外侧痛	按、拿
	命门	第2、3腰椎棘突间	头痛、项强、腰痛	同上
	中枢	第10、11胸椎棘突间	腰痛不得俯仰、背痛	同上
	至阳	第7、8胸椎棘突间	胸背引痛、腰痛	按、拿、分
	大椎	第7颈椎和第1胸椎棘突间	项强背膊拘急、头晕、肩关节痛	同上
	人中	鼻柱下的鼻唇沟之中点	一切不省人事的急救穴、面神经麻痹	掐
任脉	关元	脐下3寸处	诸虚劳损、消化不良、淤积腹胀	运、摩、揉
	中脘	脐上4寸剑突与脐之连线的中点	积气、胃痛	同上
	中庭	剑突与胸突体交界之中央	胸痛、胸闷、一切震伤	掐、按、分、推
	膻中	胸骨体之中央，即胸正中线与两乳头连线之交点	胸部淤血、胸膜炎、肋间神经痛、心脏病	同上
	天突	胸骨之上端，胸锁乳突肌之起始间	胸闷胀极、气上涌	揉、掐
经外奇穴	太阳	眉棱骨后1寸之凹陷中	偏头痛、一切目疾	揉、拿
	印堂	两眉之间	安神镇静、治头面痛	摩、揉、捻
	腰眼	第4、5腰椎棘突中间，旁开3.8寸之凹陷中	一切损伤、疲劳及肾虚腰痛	揉、按
	环中	环跳与腰俞之中间	坐骨神经痛	推、按、掐
	八邪	在手五指歧骨缝间	手臂、肘麻木不仁	揉、推
	鹤顶	髌骨上缘正中	膝冷、髌骨劳损、膝关节炎	揉、按
	膝眼	髌韧带两侧凹陷中	膝关节炎、膝盖冷痛不能屈伸	同上
	八风	足五趾歧骨间	脚气、足背红肿	捏、摩

对于表中繁杂的按摩手法，简约地分成压力型和牵力型两类，按"局部压反射原理"和"兴奋腱反射器原理"指导下进行即可。

5.在上述对"经筋"的理解基础上，结合解剖和循症诊断思路，总结出以下的"损伤肌肉→引发症状"规律，手法治疗这些损伤的肌肉，症状即可缓解或消失。

（1）引发头颈部症状的主要三块肌肉（表7-12）

表7-12　引发头颈部症状的主要三块肌肉

肌肉名称	涉及的症状	备　注
胸锁乳突肌	1．关联痛　头顶、头前部、面部、下颌、眼眶后部、吞咽时舌痛、眼上方、耳后、颞下颌关节以及三叉神经痛 2．平衡失调　头晕、恶心、听力下降甚至失聪、走路不稳甚至意外摔倒 3．视觉障碍　眼花、眼充血、视力模糊、复视、过度流泪伴流涕、眼睑下垂或痉挛，以及阅读时觉字迹跳动 4．系统性症状　鼻塞、流涕、喉内黏痰、持续干热或冷战、持续干咳以及压抑感	1．多不会引起本肌肉疼痛 2．该肌胸骨支和锁骨支会引发不同或相同的症状 3．除起止点外，胸骨支肌腹上有4个、锁骨支上有三个多发病灶点
斜方肌	1．上部引发的症状　枕部、颈部、颞部、眼眶后部、咬肌、下颌和牙齿疼痛，头晕和紧张性头痛 2．中部引发的症状　靠近脊柱两侧的区域疼痛或烧灼痛，以及上臂背侧皮肤出现鸡皮疙瘩 3．下部引发的症状　以上头颈部症状、脊背僵硬、背部中段压迫性疼痛或烧灼痛，以及肩胛骨突出	1．该肌对肩关节症状也有相当影响 2．中部多发病灶点，在肩胛骨上角内侧 3．该肌引发的症状大部分被曲解，并相应产生了一系列误诊和错误的治疗，如颈椎病、椎间盘突出、椎管狭窄和肩周炎等
肩胛提肌	1．颈、项部疼痛和僵硬 2．从沿肩胛骨内侧缘向肩或背部的放射痛 3．不能向患侧或健侧转动	在治疗中，上部多发病灶点较下部更为重要

（2）引发上肢疼痛和（或）麻木的四块主要肌肉（表7-13）

表7-13　引发上肢疼痛和（或）麻木的四块主要肌肉

肌肉名称	涉及的症状	备注
斜角肌	1. 下中部和下部引发的症状　胸部的关联痛 2. 上中部和上部引发的症状　上背、肩、臂、手部广泛性疼痛，或麻木等感觉异常，以及颈肩掣痛、不安甚至抽动 3. 上半部身体任何一处的肌筋膜疼痛，都可能与斜角肌病变有关	以下症状容易误诊： 1. 颈和肩部的不安——神经性抽搐 2. 上背部疼痛——菱形肌损伤 3. 胸部关联痛——心绞痛 4. 肩臂手关联痛——神经根型颈椎病 5. 沿上臂前或后放射痛——肌肉扭伤 6. 肩痛——肩周炎
喙肱肌	1. 三角肌前部、肱三头肌、前臂背侧，以及手背区域疼痛，个别病例转移远达中指 2. 上臂前部、前臂和手麻木 3. 肩关节翻手摸背和上举过头受限	按住上臂内侧近端，屈肘可觉该肌收缩。因与神经并行，故手法宜轻
肱二头肌	1. 肩、臂疼痛，甚至关联到头痛 2. 冈上肌区域有模糊的痛感，手臂无力 3. 前臂旋前（手心向下）伸直手臂受限	1. 该肌本身多不疼痛 2. 肩和肘关节前方及两个头之间部分常有激痛点 3. 易误诊为肩周炎
肱三头肌	1. 长头　肩后部和肘外侧疼痛，还可关联至颈根或颈侧疼痛、闷痛、无力，活动受限 2. 外侧头　上臂背侧疼痛、闷痛、无力，活动受限，或前臂尺侧和手尺侧麻木 3. 内侧头外侧　肘外侧及沿前臂外侧疼痛、闷痛或无力，活动受限 4. 内侧头内侧　肘内侧及沿前臂内侧疼痛、闷痛或无力，活动受限 5. 止腱部　肘后部疼痛明显，不能触碰	易误诊为： 1. 肱骨外上髁炎 2. 肱骨内上髁炎 3. 背阔肌损伤 4. 上后锯肌损伤 5. 肩肘关节炎、肌腱炎、滑囊炎

（3）引起上肢疼痛和（或）麻木的肩胛骨部六块肌肉（表7-14）

表7-14 引起上肢疼痛和（或）麻木的肩胛骨部六块肌肉

肌肉名称	涉及的症状	备 注
菱形肌	1．沿肩胛骨脊柱缘行走疼痛，休息时更明显 2．肩部活动时伴弹响声或嘎吱声	1．斜角肌病变是重要原因。 2．浅层的斜方肌中部或深层的上后锯肌病变也可以引发
上后锯肌	1．肩胛骨脊柱缘深部疼痛 2．肩、背、肘及腕手桡侧疼痛和（或）麻木 3．小指疼痛或胸痛，深呼吸和咳嗽时加剧	患手摸对侧肩时，可触及此肌
冈上肌	1．肩部外侧深部疼痛，可放射至上臂和前臂外侧，肘外侧，甚至腕关节深部 2．活动时肩关节内有咔嗒声或爆裂声，上举痛限	1．俯卧位深按易触及 2．"巨骨"是常见触发点 3．考虑网球肘时时易被忽略
冈下肌	1．肩前部深层或结节间沟疼痛 2．放射至上臂、前臂、手尺侧，后颈部以及肩胛骨内侧缘部疼痛、麻木或僵硬无力	肩向前抬起、抗阻力外旋时，该肌容易触及
小圆肌	1．肩后部疼痛 2．常放射至小指和无名指麻木或针刺感	1．胸小肌也可引起 2．背阔肌病变，只麻不痛
肩胛下肌	1．肩部深层严重疼痛，腕背侧持续疼痛 2．有时沿上臂背侧向下放射 3．肩关节各方向活动均受限，活动伴弹响	坐位，患手稍上举、内收、内旋，即可在肩胛骨腋缘找到触痛点

（4）引发上臂疼痛的四块肌肉（表7-15）

表7-15 引发上臂疼痛的四块肌肉

肌肉名称	涉及的症状	备 注
背阔肌（大圆肌）	1．手向前伸时，肩后部锐痛、肩胛下角周围疼痛、腹侧部疼痛 2．有时上肢内侧、手桡尺侧、无名和小指痛 3．向前伸或上举痛限	1．此二肌在腋窝背侧交会，继而环绕止于止点 2．背阔肌边缘前方肋骨处的触痛点与前锯肌有关

续表

肌肉名称	涉及的症状	备　注
肱二头肌	见前	见前
肱三头肌	见前	见前
喙肱肌	见前	见前

（5）引发腰腿痛的九块肌肉（表7-16）

表7-16　引发腰腿痛的九块肌肉

肌肉名称	涉及的症状	备　注
髂腰肌	1. 腰痛或肩胛骨下部至臀上部之间疼痛 2. 腹股沟及股骨内侧部疼痛 3. 妇科和男科症状 4. 腹部腹直肌外缘以外深层，可触及与股直肌走行一致的圆形痛性硬物。仰卧、身体转向健侧时容易触及	1. 触发点在脐与股骨大转子最高点连线中段、脐水平或第12肋与腹股沟之间的深层 2. 部分椎间盘问题源于此肌痉挛
脊柱深层肌	1. 脊柱两旁深层疼痛 2. 向腹部、臀部、尾骨部和下肢放射痛或麻 3. 类似脊椎和骶髂关节错位的临床表现 4. 类似腰椎间盘突出症的临床表现 5. 类似骨性关节炎的临床表现	1. 肌痉挛可造成关节错位 2. 肌痉挛压缩椎间盘引发下肢疼痛和（或）麻木症状 3. 肌痉挛导致脊柱平衡失调，引发下肢关节痛
脊柱浅层肌	1. 脊柱两旁浅层疼痛、过敏或片状麻木，并伴全肌紧张（被称为背肌痉挛） 2. 向颈部和臀部放射痛或麻木 3. 单侧痉挛可致脊柱侧弯或椎间盘病变症状；双侧痉挛可致骶髂关节错位 4. 可致心血管、呼吸、消化等系统症状	1. 比深层疼痛更深广 2. 小腿比目鱼肌痉挛，也可引发脊柱两侧紧痛
下后锯肌	1. 局部疼痛，易被误认为是肾脏不适 2. 肌肉紧缩，致前屈、旋转受限 3. 可致所谓"闪腰岔气"症状	1. 触发点在第12肋骨周围 2. 起、止点压痛和异常改变是与其他肌肉的鉴别要点
腰方肌	1. 腰侧疼痛，活动和腹压增加时加重 2. 可放射至髋、臀、骶髂关节、腹股沟和大腿下部 3. 可引发坐骨神经痛，和骶髂关节错位	1. 仰卧、提臀时，易触及 2. 易误诊为肾结石、尿道问题和内科疾患

续表

肌肉名称	涉及的症状	备　注
臀大肌	1. 局部，尤其是骶骨和髂骨附着点疼痛 2. 可放射至骶部、臀外侧、尾骨、臀沟和坐骨神经疼痛，坐位较重、活动减轻	易误诊为臀部滑囊炎、腰椎间盘突出症、尾骨损伤、骶髂关节炎和坐骨神经痛
臀中肌	1. 腰、臀部疼痛，腰、髋活动受限，跛行及不能患侧侧卧 2. 可放射至髂嵴后部、骶骨背面 3. 挛缩可致骨盆前倾	1. 单腿站立，可显该肌 2. 易误诊为腰椎间盘突出、腰椎滑脱、骶髂关节炎
臀小肌	同臀中肌，但更深在、严重和持续	双腿交替站立，可显该肌
梨状肌	1. 腰臀部疼痛及放射至下肢疼痛和麻木 2. 可扭曲骶髂关节致骶骨倾斜，出现双下肢不等长、跛行 3. 压迫神经，可致下肢疼痛、麻木、刺痛、烧灼感、过度敏感等感觉异常 4. 压迫或牵拉神经，可致臀部和下肢肿胀感，腹股沟、阴部及直肠疼痛，男、妇科症状以及臀肌萎缩	根据肌体表投影可触到激痛点，肌止点在股骨大转子尖端

第五节　对"束悗"的领悟和应用

"束悗"是最古老的导引治疗方法，在《内经》中已有论述，源远流长至今，却没有被广泛认知和应用，有必要学习、理解和运用。

一、"束悗"的经文和诠释

1."痿厥为四末束悗，乃疾解之。日二，不仁者十日而知。无休，病已止"（《灵枢·杂病第二十六》），本句是说痿与厥病，可将四肢束缚起来，待患者感觉气闷，就立即解开，每天两次。不知痛痒的，治疗十天就可以恢复感觉，但不可中止，需继续至病愈为止。悗：音蛮，《黄帝内经集注》则称音闷，为闷乱、烦满、烦乱之意。

2."四末，四肢也。束悗，挛束悗乱也。当刺四肢之穴，疾速解之，每日取之必二次。甚至有不仁而痛痒无觉者，解之十日，必渐有知。此法行之无休，待其病已而后可止针"(《类经》卷二十二)，四末，就是四肢。束悗，就是用捆住的方法治疗闷乱之证。当针刺四肢的穴位，待患者感觉气闷，就立即解开，每天两次。不知痛痒的，治疗十天就可以逐渐恢复感觉，但不可中止，需继续至病愈为止。

3. "厥，夹脊而痛者，至顶，头沉沉然，腰脊强，取足太阳腘中血络"(《灵枢·杂病》)，厥病的症状，是循脊柱而痛，头顶疼痛沉重，腰背僵硬。取足太阳膀胱经委中穴治之。

4. "此复论阴阳之气，不能分布于四末，而为痿厥也。痿者，手足委弃而不为我所用。厥者，手足清冷也。夫阳明为阖，气不通则阖折，阖折则气无所止息而痿疾起矣。阳受气于四末，阴阳之气不行，故手足厥冷也。阴阳居中土，为水谷之海，海之所以行六气者，天下也。是以上文论阴阳之气，不能升降于上下，此论不得分布于四方。朱永年曰：悗，闷也。为四末束悗者，束缚其手足，使满闷而疾解之，导其气之通达也。夫按之束之，皆导引之法，犹尺蠖之欲伸而先屈也。身半以上为阳，身半以下为阴，昼以前为阳，昼以后为阴，日二者，使上下阴阳之气，表章而交通也。不仁者，荣血不行也。十日者，阴数之周也"(《黄帝内经灵枢集注·卷三·杂病第二十六》)，详细阐发了《灵枢·杂病》经文的内容，相当深入浅出而精辟。阖，音河，做门扇、门板或关闭、封闭等解。尺蠖，音豁，蛾之幼虫。

5. "凡痿病厥病，而手足四肢挛束缚乱，当刺四肢之穴以速解之……为四末束悗者，束缚其手足，使满闷而疾解之，导其气之通达也。夫按之束之，皆导引之法"(《灵枢识·卷四·杂病篇》)，是说痿病与厥病，使手足四肢因阴阳之气不能分布，而烦满闷乱，刺四肢的穴位可以迅速缓解。痿与厥病，可将四肢束缚起来，待患者感觉气闷，就立即解开，目的是引导阴阳之气疏通到达。按压和束缚，都属于导引的方法。

6. "其五，束悗四末。经云：痿厥为四末束悗，乃疾解之。日二，不仁者十日而知。无休，病已止。两足瘫痪，两腿无力，鹤顶（在膝盖骨尖上，灸七次）。脚软无力，行步艰难，太冲，厉兑（补、灸），风市（灸）。又法，太冲（五分、泻八吸、忌灸），中封（五分、泻八吸），三里（一寸、泻八吸）。又法，公孙（灸、半寸），三里，绝骨，申脉（不已取下穴），昆仑，阳辅。痿厥风头重、额痛，髀枢股腨（音专，小腿肚也）外廉骨节痛，瘈疭（音纵，抽搐也），痹不仁，振寒，时有热，四肢不举，跗阳主之。痿厥寒足，腕不收躄（音壁，足不能行也），坐不能起，髀枢脚痛，丘墟主之。足不收痛，不可以行，天泉主之……脾脉缓，缓甚为痿厥"（《医学纲目·卷二十八》），在引述经文后，具体阐述症状、治疗部位和治疗方法，其内容可以表7-17概括。

表7-17 "束悗"的临床症状、治疗部位和方法

症　状	选　　　穴	备　注
两足瘫痪，两腿无力	鹤顶（灸七次）	在髌底的中点上方凹陷处，屈膝取之
脚软无力，行步艰难	1．太冲、厉兑（第2趾末节外甲角，补、灸），风市（灸） 2．太冲（五分、泻八吸、忌灸），中封（内踝前下方，五分、泻八吸），三里（1寸、泻八吸） 3．公孙（第1跖骨基底前下方赤白肉际处，灸、半寸），三里，绝骨（外踝尖上3寸，腓骨前缘稍前），申脉（不已取下穴），昆仑，阳辅（外踝尖上4寸，腓骨前缘稍前）	
痿厥风头重、额痛，髀枢股腨外廉骨节痛，瘈疭，痹不仁，振寒，时有热，四肢不举	跗阳（昆仑上3寸）	痿者，手足痿弃而不为我所用 厥者，手足清冷也
痿厥寒足，腕不收躄，坐不能起，髀枢脚痛	丘墟（外踝前下方）	
足不收痛，不可以行	天泉（臂内侧，腋前纹头下2寸，肱二头肌长、短头之间）	

二、对"束悗"的领悟

1．"束悗"属导引的方法。其原理是"犹尺蠖之欲伸而先屈也"的"欲通先阻"。

2．除束缚外，按压和针刺也都可以用来进行"束悗"。

3. "束悗"的适应证，是痿证与厥证。

4. 痿证和厥证的病机，是阴阳之气不能分布于四肢。痿证与厥证的诊断要点，痿证是，手足痿弃而不为我所用、循脊柱而痛、头顶疼痛沉重和腰背僵硬；厥证是手足清冷。

5. 束缚的部位，应是有动脉通过处；顺序是由近端到远端。

6. 按压与针刺的部位相同，均应是深层有动脉通过的穴位。

三、"束悗"的临床应用

（一）适应证

1. 痿证 表现为手足无力或力不从心，沿着脊椎疼痛、僵硬，以及头顶疼痛沉重。

2. 厥证 手足清冷。

（二）手法治疗

1. 方法

（1）束法，即用软布条系住患肢。

（2）按法，即双手手指各呈弧形，相对握住患肢，重点是按住动脉。

2. 部位

（1）肩关节下方，肱骨三角肌粗隆水平处。

（2）肘关节下方，桡骨头水平处。

（3）髋关节下方，股骨小转子水平处。

（4）膝关节下方，腓骨头稍上方处（注意，不要在腓骨头下方腓骨颈处，以免损伤腓总神经）。

3. 顺序 先远端后近端，即上肢先桡骨头水平处，后肱骨三角肌粗隆水平处；下肢先腓骨头稍上方处，后股骨小转子水平处。

4. 时间 患者感觉气闷，就立即解开。

5. 疗程 每日两次，连续10天。

第六节 对"开血头"的领悟和应用

闭血头和开血头，是少林派伤科特有的技击和治疗方法，源于子午流注针刺法的理念，以指代针更具易于操作的特点。闭血头是适时适穴击打，阻断气血循行，致人以伤；开血头则是适时适穴按揉，疏通气血循行，治人以伤。二者目的不同、选穴有异，而理论同宗。

一、子午流注渊源

子午流注是传统中医学理论之一，是子午流注针法和指法的主要理论依据。

南唐何若愚、阎明广撰注《子午流注针经》三卷，是现存最早的子午流注专著，书中何若愚《流注指微赋》以歌赋的形式，首先论述了经络气血的流注，阎明广则较多地载录了子午流注针法的具体内容和推算方法，据阎氏引录所示，他所介绍的子午流注（纳甲法）针法，为一不知具体名字的贾氏所创。

二、"血头行走穴道"理论（因时取穴论治）渊源

《跌损妙方》一书，在中医气血学说、经络学说、子午流注理论的指导下，结合临床实践经验，提出了少林派的"血头行走穴道"理论，这一理论对后来少林派伤科的形成和发展起到了决定性的作用，成为少林派按时取穴论治的主要理论基础。

少林派作为中医骨伤科的一个重要学术流派，根据"血头行走穴道"理论，以经络、穴位为中心，以活血散瘀为治疗法则，对"遇时遇穴"的伤损，按时辰、穴道的不同施治，是因时施治在骨伤科的具体运用。

至清代，伤科少林派的杰出人物赵廷海尊崇此说，在《救伤秘旨》中载有"十二时气血流注歌"。赵氏提出气血按时辰注入某一经络，而真人则是认为气血按时辰运行到该经络或与之交会的相应的具体穴位。不难看出，赵氏与真人所论一脉相承。

"血头行走穴道"理论的提出，充分说明了针灸经络学说已扩展和渗入到骨伤科领域，并与之有机地结合起来，即子午流注在骨伤科的具体运用。通过将经络流注时辰以及十二经络与血头行走穴道的时辰、穴道所属经络逐一对照，可清楚地看到"血头行走穴道"理论是依据"子午流注"理论而提出的。

《跌损妙方》总结了前人的气血学说，在治法总论中明确指出"夫跌打损伤，气血不流行"，因而对跌打损伤的治疗，主张用行气活血散瘀法，流传民间、素为技击家所秘的少林派"跌打点穴"治法就在中医气血学说、经络学说、子午流注理论指导下，依照"血头行走穴道"的时辰、穴道而实施的治伤方法。"遇时遇穴"受伤，"血头"行走阻滞，"气血不流行"，导致全身气血运行紊乱，出现相应穴道和内脏的临床症状，严重者可导致死亡。因而，某时、某穴的损伤，气血滞于某穴，治伤应在被点之前开启，使所伤之穴道受到震动，气机通畅，气血才能得以疏通。例如，子时心窝穴受伤，需点丑时泉井开启，其他依此类推。可见，它是按十二时辰气血流行至不同穴道的顺序进行的，类似于针灸子午流注"按时取穴"的配穴治病方法。

其最主要理念是，"气血沿经络循环一周，必经行一度，其经行则以时辰为准"，以及"气血之头五枝也，上下两枝、左右两枝、正中前一枝亦称正头或直头，最为要害、其势猛冲"。

三、领悟

1. 子午流注的理论是《内经》"人与天地相应"思想的发展。《灵枢·卫气行》说："谨候其时，病可与期。"《素问·八正神明论》指出："先知日之寒温，月之虚实，以候气之浮沉而调之于身。"即所谓"因天时而调血气"。

2. 子午流注针法是古代择时针灸的一种选穴方法，以肘膝关节以下的六十六个五输、原穴为基础，或以八脉交会八穴为基础，根据人体气血流注、盛衰开阖的道理，配合阴阳、五行、脏腑、经络、天干、地支或九宫、八卦来逐日按时开穴。

3. 流，流动；注，灌注。《灵枢·九针十二原》曰："五脏五腧，五五二十五腧；六腑六腧，六六三十六腧。经脉十二，络脉十五，凡二十七气以上下，所出为井，所溜为荥，所注为输，所行为经，所入为合，二十七气所行皆在五腧也。"这里是将人体内气血的循环比作水流一样的流行灌注，以出井、溜荣、注输、行经、入合来作比喻。

4. 综子午流注之意，乃是将机体的气血循环，出入流注比作水流，随其时间的前后次序，或从子到午，或从午及子。阴阳各经气血的盛衰也有固定时间，气血迎时而至为盛，气血过时而去为衰，泻则乘其盛，补则随其去，逢时为开，过时为阖。按照这一规律把握时机，按时开穴，可以提高针灸治疗效果。

5. 子午，代表时间；流注，指气血运行。《针灸大全·卷五》云："夫子午流注者，刚柔相配，阴阳相合，气血循环，时穴开阖也，何以子午言之？曰：子时一刻，乃一阳之生；至午时一刻，乃一阴之生，故以子午分之而得乎中也，流者，往也；注者，住也。"

6. 据此，人体生理、病理中有诸多时间节律现象，近人多将其归于子午流注的理论范围。

四、临床应用

按子午流注规律，以手法代替针法，是临床应用的核心。至于点按的方法，与一般手法治疗相同，只是强调了点按的不同时间性而已。

子午流注法：狭义的包括子午流注纳甲（干）法和子午流注纳子（支）法；广义的，尚包括灵龟八法和飞腾八法。常用的有纳子法和开血头法。

（一）纳子法

纳子法是一种广义的取穴方法，亦称纳支法、时（地）支子午流注法。是根据每日气血输注十二经的地支时辰，配合五行相生相克穴位，取穴治病的方法。纳子法有三种取穴方法：

1. 时辰—脏腑对应取穴法　一天按十二个时辰，每个时辰配合一经，在这个时辰内，该经自起点至终点的任何穴位都可以应用。如：咳喘、胸闷、心烦等肺经病症，可在寅时（3～5点）内，选中府至少商11穴的任何穴位应用。

2. 24分钟一穴取穴法　每个时辰两个小时配合一经、流注一脏或腑，这两个小时内每24分钟流注一穴。凡此脏或腑的病症，可在此两小时内的相应分钟，点按相应穴位。如：头痛、胁痛、脚痛等胆经病症，可在23～1时内的5个分段内，点按相应穴位（如1～24分钟内点按窍阴穴），见表7-18。

表7-18 24分钟一穴取穴法

脏腑	时辰	小时	1～24分	24～48分	48～72分	72～96分	96～120分
胆	子	23～1	窍阴	侠溪	临泣、丘墟	阳辅	阳陵泉
肝	丑	1～3	大敦	行间	太冲	中封	曲泉
肺	寅	3～5	少商	鱼际	太渊	经渠	尺泽
大肠	卯	5～7	商阳	二间	三间、合谷	阳溪	曲池
胃	辰	7～9	厉兑	内庭	陷谷、冲阳	解溪	足三里
脾	巳	9～11	隐白	大都	太白	商丘	阴陵泉
心	午	11～13	少冲	少府	神门	灵道	少海
小肠	未	13～15	少泽	前谷	后溪、腕骨	阳谷	小海
膀胱	申	15～17	至阴	通谷	京骨、束骨	昆仑	委中
肾	酉	17～19	涌泉	然谷	太溪	复溜	阴谷
心包	戌	19～21	中冲	劳宫	大陵	间使	曲泽
三焦	亥	21～23	关冲	液门	中渚、阳池	支沟	天井

3. 补母泻子取穴法　较复杂，临床上应用困难，故省略。

（二）开血头法

开血头法是按某时血头到某穴的"血头行走穴道"规律，某时点某穴以通郁闭之气的方法。点按的方法与一般手法治疗相同，只是强调了点按的不同时间性。

1. 血头行走穴道歌　周身之血有一头，日夜行走不停留。遇时遇穴若伤损，一七不治命要休。子时走注心窝穴，丑时须向泉井求。井口是寅山根卯，辰到天心巳凤头。午时却与中原会，左右蟾宫分在未。凤尾属申屈井酉，丹肾俱为戌时位。六宫直等亥时来，不教乱缚斯为贵（《跌损妙方》）。

2．十二时气血流注歌　寅时气血注于肺，卯时大肠辰时胃，巳脾午心未小肠，膀胱申注酉肾注，戌时包络亥三焦，子胆丑肝各定位（《救伤秘旨》）。

3．时辰—流注脏腑—血头至穴表（表7-19）

表7-19　时辰—流注脏腑—血头至穴表

时　辰	时间（时）	流注脏腑		定　位
子	23～1	胆	心窝	剑突下方处
丑	1～3	肝	泉井	与第五肋骨相平的胸骨前面处
寅	3～5	肺	井口	鼻下"人中"穴处
卯	5～7	大肠	山根	两眼间鼻梁根部处
辰	7～9	胃	天心	额与督脉相交处
巳	9～11	脾	凤头	后枕正中（枕外隆凸）处
午	11～13	心	中原	第3～4腰椎棘突间处
未	13～15	小肠	蟾宫	第3～4腰椎棘突间旁开两横指处
申	15～17	膀胱	凤尾	尾骨尖处
酉	17～19	肾	屈井	脐"神阙"穴处
戌	19～21	心包络	丹肾	脐下四横指处
亥	21～23	三焦	六宫	耻骨联合处

歌诀：

子时心窝、泉井丑，井口是寅、山根卯，辰到天心、巳凤头；胆、肝、肺、大、胃、脾留。

午时中原、蟾宫未，凤尾属申、屈井酉，丹肾、六宫戌与亥；心、小、膀、肾、包、焦走。

4．具体应用

（1）通本经法：某经病症，在该经时辰内点穴位，打开血头，使气机通畅，气血得以疏通。例如：胆经病症，在子时（23～1时）点心窝穴开启血头。其他依此类推。

（2）通后经法：某经病症，应在其下一时辰内点相应穴位，使血头之后通畅，血头为之开启，气机通畅，气血得以疏通。例如：胆经病症，需在丑时（1～3时）点泉井穴开启血头之后。其他依此类推。

（3）通前经法：某经病症，应在其上一时辰内点相应穴位，使所伤闭之穴，感受震波，渐渐开放，所阻滞之气血亦能缓缓畅达此穴，使其流通。例如：胆经病症，需在亥时（21～23时）点六宫穴开启血头之前。其他依此类推。

（4）通前穴法：若某穴痹阻，则气血必滞于其部之后，治法当在其伤穴之前穴按压，使所伤闭之穴，感受震波，渐渐开放，所阻滞之气血亦能缓缓畅达此穴，使其流通也。其作用机制是，点所闭之穴的前穴，产生震波，使所闭之穴处的气血缓缓畅达，流至其后部之穴，闭塞开而气血通。如丑时的泉井穴受伤，点之前子时的心窝穴产生震波，使泉井处的气血缓缓畅达，流至其后寅时的井口穴，闭塞开而气血通。其他依此类推。

5. 药物配合　必要时配合用药，也是特色之一，多按"用药歌"加减组方应用。

用药歌：

归尾兼生地，槟榔赤芍宜，四味堪为主，加减任迁移。乳香并没药，骨碎以补之；

头上加羌活，防风白芷随；胸中加枳壳，枳实又云皮；脘下用桔梗，菖蒲厚朴治；

背上用乌药，灵仙妙可施；两手要续断，五加连桂枝；两胁柴胡进，胆草紫荆医；

大茴与木香，肚痛不须疑；大便若阻隔，大黄枳实推；小便若闭塞，车前木通提；

假使实见肿，泽兰效最奇；倘然伤一腿，牛膝木瓜知；全身有丹方，饮酒贵满卮；

苎麻烧存性，桃仁何累累；红花少不得，血竭也难离；此方真是好，编成一首诗，庸流不肯传，无乃心有私。（《跌损妙方》）

第七节　对"少林点打"的领悟和应用

少林点穴法，是少林派伤科特色的点穴方法，一直秘不外传，近年来才解密，奉献于社会。

一、原理

通过对伤病部位（或穴位）进行点、叩、揉、打，调和气血、疏通经络、平衡阴阳、消积散瘀、促进局部微循环、加强新陈代谢，使伤病恢复。

二、点打手法

（一）歌诀

少林点穴，理宗"素"、"灵"；

摸、打、揉、划，补、泻、温、清；

摸如雀喙，打撩两边，

揉似旋转，划向四方；

四法不同，对症则应。

（二）点打手法术式表（表7-20）

表7-20　点打手法术式表

名　称	作　用	术　式	操作要领
点摸	补	用食指或并用食、中、无名三指，轻轻点摸，仅触到患者皮肤表层，落指轻、起指滑，形如幼雀啄食；可逐渐加力至中度，以触到患者皮下肉层为度，切勿用力过度。频率为40~45次/分	先轻轻点摸5分钟，再中度点摸3~5分钟。1次/天；7天为第1疗程，休3天开始第二疗程，休5天开始第三疗程；连续3~5个疗程

续表

名　称	作用	术　式	操作要领
点打	泻	用中指对准穴位，先轻揉片刻，然后靠关节的弹屈力连续点打。每一轮分三下：先向下弹滑叩下，崩起；次向左撩滑叩下，崩起；后向右拨滑叩下，崩起。频率为18～21轮/分	适于体壮和急性病者。1次/天；7次为1疗程，不愈可再打2～3个疗程
点揉	温	用中指中等力度点2～3下，再按下，由左向右揉3～5秒钟为一发，连点揉5～10发。频率为50～55发/分	适于兼风湿和慢性病者。2天1次；5次为一疗程，中间休3天再进行下一疗程
点划	清	用中指按住穴位中心，以指感触及患者皮下肉层为度。先上推、再下划，共3～5下；然后向左、右横划共2下，此为1发。力度由轻渐重，速度由慢渐快。频率为35～50发/分	适于局部红、肿、痛和热性病患者。1次/天；7次为1疗程，中间休3天再进行下一疗程

（三）注意事项

1. 始终以"虚则补之，实则泻之，寒则温之，热则清之"为原则。再根据患者不同年龄、体质、疾病性质，选用适宜的穴位和适当的手法。

2. 每次选穴不可太多，一般以2～3穴，最多不超过4穴为准。每次治疗时间不宜过长，一般以3～5分钟，最长不超过15分钟为准。

3. 当患者精神不好、精神受刺激、酒后或天气不好（如大风、大雨、寒流等）时，不宜施术。

4. 施术时，患者尽量卧位，以免术中出现晕厥或其他偏差等不良现象。

第八节　对"腰痛证治"的领悟和应用

《素问·刺腰痛篇》《针灸大成·手足腰腋门》和《标幽赋》等，都对腰痛的针刺治疗作了详尽叙述，对所刺穴位改用手法按压，同样可取得满意疗效，特介绍如下，以借鉴运用。手法按压的方法同前，只是按压的穴位异曲同工而已。

一、《素问·刺腰痛篇》

《素问·刺腰痛篇》综合整理表及相关穴位见表7-21、表7-22。

表7-21 《素问·刺腰痛篇》综合整理表

病 经	临床表现特点	穴位及刺法	备 注
足太阳	1. 痛时牵引颈、项、背、腰、骶、尾，如负重感 2. 痛挟头、颈、项、背，强急不得顾；视物昏花，欲扑 3. 痛如折，不能俯仰举动 4. 伴寒冷感 5. 伴内热而喘促 6. 痛牵少腹，引季胁	委中（本经合穴）刺出恶血。春季勿刺 刺委中出血 下髎（缪刺）	睛明宜按压，明目 攒竹宜按压，治腓肠肌痉挛 背部两行主治：膈俞以上，心肺；气海俞以上，消化；气海俞以下，肾、膀胱、妇科、男科 委中刺血，急性腰痛 膈关，专治呃逆 承山，腰痛、痔疾
足阳明	1. 颈项不能转动回顾，如动则神乱眼花，且易悲伤 2. 伴寒冷感 3. 伴头项强急，寒冷，不得回顾	足三里，上、下巨虚刺出血。秋季勿刺	下关，醒脑保健 天枢灸，治肥胖 水道、归来，治不孕 梁丘，治肠胃 足三里，强身保健 下巨虚，阑尾、疝气 丰隆，化痰祛湿 厉兑，失眠、脏躁
足少阳	痛如针刺于皮肤中，逐渐加重，不能俯仰、旋转	成骨（即膝外侧高骨突起处），刺出血 夏季勿刺出血	风池，眩晕、风寒 先日月后阳陵泉，脏腑病，从阴出阳 京门配太溪或复溜，治肾病 环跳（屈腿取），腿痛 阳陵泉，治胆绞痛 悬钟，治小儿缺钙 窍阴放血，急性耳聋
足太阴	伴上部火热		太白透束骨，治中风、足部不用 公孙，泻实证、急性胃肠炎症 三阴交，治下焦病、妇科病 阴陵泉，治肾病、小便不利或失禁

续表

病 经	临床表现特点	穴位及刺法	备 注
足厥阴	1. 痛而强急，如弓弦一样 2. 伴热感或少腹满胀	蠡沟穴结络不平处抑郁寡言者刺三次	行间、太冲，泻肝阳、降血压（上病下取） 中都，腹痛、肝痛 先章门后三阴交，治脾肿大 先期门后太冲，治肝硬化等肝病
足少阴	1. 痛牵引到脊椎骨的内侧 2. 痛引脊骨内侧，便秘或内热而喘促	复溜（刺三次）出血 刺出血勿多 春季勿刺出血	涌泉按压，治心、肾病，失眠、高血压 太溪，养阴补肾 大钟，治老年性痴呆 复溜，治肾病水肿 照海，咽痛、失音

表7-22　相关穴位表

穴 名	定 位	备 注
委中	腘横纹中点，股二头肌与半腱肌腱之间	深层有胫神经、腘动脉、腓肠动脉
下髎	在骶部，当中髎下内方，适对第4骶后孔	深层有臀下神经，臀上动、静脉
足三里	小腿前外侧，犊鼻下3寸，距胫骨前缘一横指	深层有胫前动、静脉的分支、属支
上巨虚	足三里下3寸	深层有胫前动、静脉和腓深神经
下巨虚	上巨虚下3寸	深层有胫前动、静脉和腓深神经
成骨	膝外侧高骨突起处	
蠡沟	小腿内侧，内踝尖上5寸，胫骨内侧面的中央	浅层有隐神经的小腿内侧皮支及大隐静脉
复溜	小腿内侧，太溪直上2寸，跟腱的前方	深层有胫神经，胫后动、静脉
委阳	在腘横纹外侧端，股二头肌肌腱内侧	深层有腓总神经，腓肠外侧皮神经
阳辅	小腿外侧，外踝尖上4寸，腓骨前缘稍前方	浅层有腓肠外侧皮神经和腓浅神经，深层有腓动、静脉
承山	小腿后面正中，委中与昆仑之间	深层有胫神经，胫后动、静脉
殷门	大腿后面，承扶与委中连线上，承扶下6寸	深层有坐骨神经、动、静脉等

续表

穴　名	定　位	备　注
承筋	小腿后面正中，委中与承山之间，委中下5寸	深层有胫后神经、动、静脉等
飞扬	小腿后面，昆仑上7寸，承山外下方1寸	深层有胫神经，胫后动、静脉

二、《针灸大成·手足腰腋门》

《针灸大成·手足腰腋门》整理表见表7-23。

表7-23　《针灸大成·手足腰腋门》整理表

症　状	选　穴	备　注
腰痛	肩井、环跳、阴市、足三里、委中、承山、阳辅、昆仑、腰俞、肾俞	
闪挫腰痛，胁肋痛	尺泽、曲池、合谷、手三里、阳陵泉、三阴交、行间、足三里	
腰痛难动	风市、委中、行间	
腰脊强痛	腰俞、委中、涌泉、小肠俞、膀胱俞	
腰脚痛	环跳、风市、阴市、委中、承山、昆仑、申脉	
腰如坐水	阳辅	
腰痛不能举	仆参（二穴）	两侧均按
腰痛不能久立	阳辅	
痛甚，转侧不利，冷挛	两腘两纹头共四穴	

三、《标幽赋》取穴规律

1. "阳跷、阳维并督带，主肩背腰腿在表之病"，即阳跷通足太阳之申脉、阳维通手少阳之外关、督脉通手太阳之后溪、带脉通足少阳之足临泣，主治肩背腰腿在表之病。

2. "阴跷、阴维、任、冲脉，去心腹胸胁在里之疑"，即阴跷通足少阴之照海、阴维通手厥阴之内关、督脉通手太阴之列缺、带脉通足太阴之公孙，主去心腹胸胁在里之病。

3. "脏腑病，而求门、海、俞、募之微"，"门海者，如章门、气海之类；俞者，背部五脏六腑之俞也；募者，五脏六腑之募，肺募中府、心募巨阙、肝募期门、脾募章门、肾募京门、胃募中脘、胆募日月、大肠募天枢、小肠募关元、三焦募石门、膀胱募中极；治脏腑病最微妙"。

4. "经络滞，而求原、别、交、会之道"，"原者，十二经之原也，胆原丘墟、肝原太冲、小肠原腕骨、心原神门、胃原冲阳、脾原太白、大肠原合谷、肺原太渊、膀胱原京骨、肾原太溪、三焦原阳池、包络原大陵；别，阳别也；交，阴交也；会，八会也，血会膈俞、气会膻中、脉会太渊、筋会阳陵泉、骨会大杼、髓会绝骨、脏会章门、腑会中脘；经络气血凝结不通者，必取原、别、交、会之穴而刺之"。

5. 各经主治表（表7-24）

表7-24　各经主治表

名　称	主　治	备　注
十二经脉	所属脏腑和（或）相表里脏腑病变	称为"正经"
十二经筋	"所过者支转筋痛"。经筋径路上筋肉牵引、痉挛疼痛或抽筋，甚者导致其所属脏腑和（或）相表里脏腑病变	十二经筋是十二经脉之气结聚于筋肉、关节的体系和外周的连属部分。位于经脉之外（经脉着藏于经筋之中），行于体表，不入内脏，结聚于关节、骨骼部
奇经八脉	阳跷、阳维、督、带脉——主肩、背、腰、腿在表之病，主穴为申脉、外关、后溪、头临泣；阴跷、阴维、任、冲脉——主心、腹、胁、肋在里之碍，主穴为照海、内关、列缺、公孙	生理功能是蓄藏调节十二经脉多余的气血，但不受经脉制约。特点是：无手足经区别，与脏腑无络属关系，除督、任外均无独立腧穴
阳跷	"阳跷为病，阴缓而阳急"。调节肢体的运动和眼睑的开合功能，以及目痛从内眦始，失眠，下肢内侧迟缓、而外侧拘急挛缩	行于人体四肢外侧，申脉为本经主要穴位，睛明为手太阳、足太阳、足阳明、阴跷、阳跷五穴之会（不刺，以按压代之）

续表

名 称	主 治	备 注
阴跷	"阴跷为病，阳缓而阴急"。调节肢体的运动和眼睑的开合功能，以及多眠、癫痫，下肢外侧迟缓、而内侧拘急挛缩	行于人体四肢内侧，照海为本经主要穴位
阳维	"阳维维于阳"，"阳维为病苦寒热"，恶寒发热，身体痿软无力	维于人身的背侧阳面，像罗网一样。外关为本经主要穴位
阴维	"阴维维于阴"，"阴维为病苦心痛"，心痛，忧郁，身体痿软无力	维于人身的前身阴面，像罗网一样。内关为本经主要穴位
督脉	"脊强而厥"，脊柱强痛，角弓反张，男女生殖器病变或生殖功能失调	长强、腰阳关、身柱、百会、脑户为本经主要穴位
任脉	"其内苦结，男子为七疝，女子为瘕聚"，腹中结块，疝气，带下，男女生殖器病变或生殖功能失调	会阴、中极、关元、石门、中脘为本经主要穴位
带脉	"腹满，腰溶溶若坐水中"，腹部胀满、腰部酸冷，男女生殖器病变或生殖功能失调	"起于季胁，围身一周"，约束诸经。从第二腰椎处出来，横绕至第十一肋下
冲脉	"逆气而里急"，主治腹部气逆而拘急，止腹痛，助消化，平气逆，男女生殖器病变或生殖功能失调	起于气冲，并足阳明之经，夹脐上行，至胸中而散也。公孙为本经主要穴位。冲、任、督脉同起于小腹内，再分别而行，故有"一源三歧"之称

6. 八脉治症穴表（《针灸大成》）（表7-25）

表7-25 八脉治症穴表

脉 别	治症穴	主 病	主 客
冲脉	公孙	心腹五脏病	内关
阴维脉	内关	心胆脾胃病	公孙
督脉	后溪	头面项颈病	申脉
阳跷脉	申脉	四肢风邪及痈毒病	后溪
带脉	足临泣	四肢病	外关
阳维脉	外关	风寒经络皮肤病	足临泣

续表

脉　别	治症穴	主　病	主　客
任脉	列缺	心腹胁肋五脏病	照海
阴跷脉	照海	脏腑病	列缺

7. 阳跷脉穴位定位、主治、按压表（表7-26）

表7-26　阳跷脉穴位定位、主治、按压表

穴　名	定位法	主治按法
申脉	外踝尖下凹陷处	头痛、眩晕、腰酸腿痛、失眠
仆参	昆仑下2寸	下肢痿痹、足跟痛
跗阳	昆仑上3寸	腰骶痛、下肢痿痹、外踝肿痛
居髎	髂前上棘与股骨大转子最高点连线中点处	腰痛、下肢痿痹、疝气
臑俞	腋后纹头直上，肩胛冈外端下缘凹陷处	肩臂疼痛 按压方向： 1. 向前上方—肩胛上切迹； 2. 向外方—腋神经； 3. 向内下方—桡神经
肩髃	肩峰前外方凹陷处	肩臂挛痛不遂
巨骨	锁骨肩峰端与肩胛冈之间凹陷处	肩臂挛痛不遂
地仓	口角外侧，上直瞳孔	口眼歪斜、流涎、眼睑眴动
巨髎	瞳孔直下，平鼻翼下缘处，当鼻唇沟外侧	口眼歪斜、流涎、眼睑眴动、唇颊肿痛
承泣	瞳孔直下，当眼球与眶下缘之间	视力及精神状态低下
睛明	目内眦角稍上方凹陷处	视力及精神状态低下 向骨面方向按压
风池	颞骨乳突与第二颈椎棘突之间连线中点，或风府与翳风之间	头痛、眩晕、颈项强痛、耳鸣、感冒 向枕骨下项线方向按压
风府	后正中线上，枕外隆凸直下两侧斜方肌之间凹陷处	头痛、眩晕、项强、咽喉肿痛、失音、中风 向枕骨下项线方向按压

8. 阴跷脉穴位定位、主治、按压表（表7-27）

表7-27　阴跷脉穴位定位、主治、按压表

穴　位	定位法	主治按法
照海	内踝尖下方凹陷处	咽干痛、失眠、便秘、月经不调、癃闭 向下方骨面按压
交信	太溪直上2寸，胫骨内侧缘后方凹陷处	月经不调、便秘、泄泻、疝气 垂直按压
睛明	目内眦角稍上方凹陷处	目眩、目赤肿痛、视物不清、近视、夜盲 向骨面方向按压

第八章 对现代理念和手法的领悟和应用

第一节 对静、动态姿势评估的领悟和应用

姿势（Posture），指人体各部分之间的关联。

评估，是评价、估量的合称。即依据某种标准进行比对、分析、研究和判断。

姿势评估，即依据人体的正确姿势，对患者进行比对、分析、研究和判断。

静态，指人体的静止状态。

静态姿势评估：指人体处于静止状态时的评估。

动态姿势评估：指人体处于运动状态时的评估。

病态姿势，是指因各种病理改变导致人体姿势有别于正确姿势。造成病态姿势的原因有很多，如先天性、习惯性、骨性、医源性等，这里只局限于因肌肉和（或）筋膜痉挛性损伤导致的异常姿势这一范畴。

病态姿势治疗，指通过按压手法、牵拉手法和刃针中医微创技术，矫正因肌肉和（或）筋膜痉挛性损伤导致的异常姿势。

一、保持人体正确姿势的原因

正确姿势，也叫"标准姿势""完美姿势"，是理想中的人体姿势。在这种状态下，体重的压力能够平均分布于每个关节的关节面，软组织不需要增加张

力，肌肉也不需要额外地做功来调整姿势。但是，若当偏离正确姿势，韧带的拉力就会增加，而需要肌肉额外做功去保持平衡，实际情况是不仅偏离的那个关节，以及上下多个关节都会因人体的协调机制而受到影响。所以，肌肉只有在不正确姿势时才会增加能量消耗。

造成不完美的原因，既有病理性的，又有生理代偿性的。病理性的，如因肌肉和（或）筋膜痉挛性损伤导致的不完美姿势，需要通过治疗矫正；生理代偿性的，是指为了让人体保持舒适姿势而代偿形成的不完美姿势，但并不存在疼痛不适等症状，无需治疗，通过医生指导下的针对性活动练习会逐渐接近完美姿势。

病理性不完美姿势和生理代偿性不完美姿势的鉴别见表8-1。

表8-1 病理性不完美姿势和生理代偿性不完美姿势的鉴别

性 别	人体姿势	压痛和软组织异常改变	两个试验
病理性	不完美	在有关肌肉和（或）筋膜上	（＋）
生理代偿性	不完美	无	（－）

注：两个试验，指被动牵拉试验和抗阻力主动收缩试验。

二、人体的正确姿势

人体的正确姿势包括后方姿态、侧方姿态和前方姿态三种：

（一）后方正确姿态（表8-2）

表8-2 后方正确姿态

部 位	与特定线的关系	整体观察	备 注
枕部	后正中线穿过头颅后正中央	头正对正前方，无旋转或侧弯	后正中线为：枕外隆凸—第7颈椎棘突—双侧髂后上棘连线中点—第2骶椎椎体后方—双侧内踝连线中点的连线
项部	后正中线穿过颈椎后正中央	直立无侧弯	

部 位	与特定线的关系	整体观察	备 注
肩部		双侧肩同高 双侧肩峰距胸椎后正中线距离相等	惯用的一侧会稍低
胸腔 肩胛骨	后正中线穿过胸椎后正中线	双侧肩胛骨脊柱缘距胸椎后正中线距离相等 肩胛骨平贴着肋骨 双侧肩胛骨下角等高 双侧肋骨的轮廓相似	肩胛骨脊柱缘约距胸椎后正中线3.8~5cm 没有前倾 没有上抬、下压或旋转
上肢		双侧肘关节同高 双侧腕关节同高	上肢力线为：双侧上肢自然垂下，手心朝前，肱骨头中心—桡骨头—尺骨茎突的连线
腰部	后正中线穿过腰椎后正中线	腰椎呈直线，没有凸向左侧或右侧	
骨盆髋臀	后正中线穿过骨盆正中线	双侧髂后上棘距正中线距离相等 双侧股骨大转子等高 双侧臀裂相似且等高	
膝部小腿	下肢后力线穿过腘横纹中点	双侧小腿直立，小腿轴线距离人体后正中线等距 没有膝内翻或膝外翻 双侧腓肠肌形状及粗细相似	下肢后力线为：坐骨结节—腘横纹中点—跟腱—跟骨后面中点的连线
踝足	下肢后力线穿过内、外踝间中点	双外踝等高 双内踝等高 跟腱直立 跟骨直立 脚掌稍朝外转	

（二）侧方正确姿势（表8-3）

表8-3 侧方正确姿势

部 位	与特定线的关系	整体观察	备 注
头部	侧正中线穿过耳垂	头应对齐胸部（下颌没有前伸或后缩） 目视前方，不低头或仰头	侧正中线为：耳垂—肩峰—股骨大转子最高点—腓骨头—外踝稍前方（2.5cm）的连线
颈椎	侧正中线穿过中段颈椎椎体	颈椎应有生理性前凸，不能平坦或变大 颈、胸椎结合部无异常高起	
肩部	侧正中线穿过肩峰	双侧肩关节无一前一后或一后一前超过侧正中线	多因脊椎在水平面上旋转所致
胸腔肩胛骨	侧正中线穿过胸椎前方	有胸椎生理性后凸，无含胸驼背、肩胛骨后突或过于挺胸	
腰椎	侧正中线穿过腰椎椎体	有腰椎生理性前凸，无过于前凸或平腰	
骨盆大腿	侧正中线穿过股骨大转子最高点	髂前上棘与耻骨位于同一垂直平面 髂前上棘与髂后上棘等高，无骨盆前倾或后倒 双侧臀部及大腿肌肉的形状和体积相近	
膝部小腿	侧正中线穿过腓骨头	膝关节无过于屈曲或过伸	
踝足	侧正中线穿过外踝稍前方（2.5cm）	有踝关节生理性背伸	

（三）前方正确姿势（表8-4）

表8-4 前方正确姿势

部　位	与特定线的关系	整体观察	备　注
面部	前正中线穿过面部正中（前额、鼻尖、下颌）	头面部朝前，无旋转或侧弯	前正中线为：前额正中—鼻尖—下颌中央—脐中—耻骨联合的连线
肩部胸部	前正中线穿过胸骨柄、胸骨中央、剑突	双肩峰等高、与前正中线等距、双锁骨等高	
腹部	前正中线穿过脐中	脐中未偏离前正中线	
骨盆	前正中线穿过耻骨联合	双侧髂前上棘等高，与前正中线等距	
大腿	下肢前力线穿过大腿前面	股骨直立，无内旋或外旋　双侧大腿肌肉的形状和体积相近	下肢前力线为：髂前上棘—髌骨下角中点—内、外踝前面连线中点—第1、2趾近端之间的连线
膝部小腿	下肢前正中线穿过髌骨下角中点	双侧髌骨朝向正前方、等高　胫骨直立，双侧肌肉的形状和体积相近	
踝足	下肢前正中线穿过内、外踝前面连线中点和第1、2趾近端之间的连线	双侧内踝等高、脚掌稍由下肢前正中线外翻	

三、不正确姿势的临床意义

通过静态动诊评估，判断出造成功能受限的紧缩肌肉，以此松解肌肉以及治疗因肌肉紧缩引发的症状。

例如，通过头颈静态姿势评估，发现双耳不等高，判断是冠状面姿势不正，应松解低侧斜角肌、同侧胸锁乳突肌、同侧斜方肌（上部），以达到松解肌肉紧缩恢复正常姿势，以及因肌肉紧缩引发的症状。

头颈不正确姿势的静态评估要点：

（一）头颈不正确姿势

1．后面不正确姿势

（1）冠状面——双耳不等高。

（2）水平面——双耳不等大。

2．侧面不正确姿势

（1）矢状面——下颌内收或前伸。

（2）水平面——双下颌角显露大小不一样。

3．前面不正确姿势

（1）冠状面——面部不对称。

（2）水平面——双耳大小不一。

（二）不正确姿势的临床意义

1．过度前屈松解的主要痉挛肌肉——斜角肌、头长肌、颈长肌、头前直肌。

2．过度后伸松解的主要痉挛肌肉——斜方肌（上部）、头夹肌、颈夹肌、胸锁乳突肌。

3．过度侧屈松解的主要痉挛肌肉——同侧斜角肌、同侧胸锁乳突肌、同侧斜方肌（上部）。

4．过度旋转松解的主要痉挛肌肉——对侧斜方肌（上部）、对侧胸锁乳突肌。

5．主要痉挛肌肉还可以引发的症状见表8-5。

表8-5　主要痉挛肌肉还可引发的症状

肌　肉	还可以引发的症状	备　注
胸锁乳突肌	1．相关疼痛　头顶、头前部、面部、下颌、眼眶后部、吞咽时舌痛、眼上方、耳后、颞下颌关节以及三叉神经痛 2．平衡失调　头晕、恶心、听力下降，甚至失聪，走路不稳甚至意外摔倒 3．视觉障碍　眼花、眼充血、视力模糊、复视、过度流泪伴流涕、眼睑下垂或痉挛，以及阅读时觉字迹跳动 4．系统性症状　鼻塞、流涕、喉内黏痰、持续干热或冷战、持续干咳，以及压抑感	

续表

肌　肉	还可以引发的症状	备　注
斜方肌（上部）	1. 局部疼痛不适、活动不利 2. 头部、枕部、颈部、颞部、眼眶后部、咬肌、下颌和牙齿疼痛 3. 眩晕	斜方肌中、下部痉挛，引发的症状与此不同
斜角肌	1. 颈、胸部疼痛 2. 肩胛骨脊柱缘疼痛 3. 上臂前侧与后侧、前臂桡侧面、食指与拇指疼痛和（或）麻木 4. 气喘及其他呼吸异常	

四、动态姿势评估

动态姿势评估，即在运动中运用静态姿势评估的方法进行评估。属中医望诊范畴。

动态评估一定是在静态评估的基础上，主要从以下三个方面进行：

1. 三维六个自由度评估　如行走时一个肩高、一个肩低的冠状面失衡，评估出紧缩或松弛的肌肉；从行走时"圆背"或"鸡胸"的矢状面失衡，评估出紧缩或松弛的肌肉；从行走时后面观一个耳朵显露多、一个耳朵显露少的水平面失衡，评估出紧缩或松弛的肌肉。

2. 行走时双上肢不协调运动评估　如摆臂幅度、摆臂速律、肩关节屈伸度、肘关节屈伸度不协调等。

3. 行走时双下肢不协调运动评估　如步幅、足触地时间、足掌触地部位、抬起高度、内旋、外旋、内收、外展不协调等。

以行走足旋、收、展异常步态评估为例，内旋为阔筋膜张肌紧缩；外旋为缝匠肌、臀中肌、臀小肌、股方肌紧缩；内收为臀大肌下部紧缩；外展为臀大肌上部紧缩。

第二节　对动诊评估的领悟和应用

动诊评估，是指通过检查各关节活动角度，来评估紧缩、被牵拉的肌肉，并以此评估松弛的拮抗肌、失能的稳定肌的一种检查法。属于中医学切诊范畴。

做动诊评估的前提，是了解各关节的各个活动方向、正常的活动角度，以及相关的主动肌、拮抗肌和稳定肌。当某一角度达不到正常，先评估出紧缩、被牵拉的肌肉，继而再评估出松弛的拮抗肌、失能的稳定肌。

本书只先讨论被牵拉、紧缩的肌肉，以给松解肌肉的手法提示治疗对象。

如颈椎前屈受限，主要是头半棘肌、颈半棘肌、头夹肌、颈夹肌、头最长肌、颈最长肌、头棘肌和颈棘肌的紧缩；次要的是肩胛提肌、斜方肌、菱形肌的紧缩。这些肌肉都是要通过手法治疗松解的肌肉。

一、颈部动诊评估（表8-6）

表8-6　颈部动诊评估

动　作	主要紧缩的肌肉	次要紧缩的肌肉	检查要领
前屈	头半棘肌、颈半棘肌、头夹肌、颈夹肌、头最长肌、颈最长肌、头棘肌、颈棘肌	肩胛提肌、斜方肌、菱形肌	身体要放松
后仰	颈阔肌、胸锁乳突肌	肩胛舌骨肌、胸骨舌骨肌、胸骨甲状肌	嘴不要张开
侧屈	肩胛提肌、斜方肌上部	胸锁乳突肌、前斜角肌、中斜角肌、后斜角肌	双手放在背后
旋转	胸锁乳突肌、头夹肌、头半棘肌、头最长肌	肩胛提肌、斜方肌上部	保持头部挺直 与其他肌肉相反，胸锁乳突肌和斜方肌上部被牵拉的是旋转方向的一侧
前伸	颈半棘肌、颈棘肌、颈最长肌、颈夹肌	肩胛提肌、斜方肌上部、菱形肌	头要抬高 闭嘴下颌前伸

二、肩部动诊评估（表8-7）

表8-7　肩部动诊评估

动　作	主要紧缩的肌肉	次要紧缩的肌肉	检查要领
伸肘内收	斜方肌下部、大菱形肌、背阔肌、三角肌后部	冈上肌、冈下肌、大圆肌、小圆肌	上肢伸展抬起，与肩关节相平
屈肘内收	斜方肌中部、小菱形肌、背阔肌、三角肌后部	冈上肌、冈下肌、大圆肌、小圆肌	上肢屈肘抬起，与肩关节相平
双臂相抱	斜方肌中部、小菱形肌、大菱形肌、背阔肌、三角肌后部	冈上肌、冈下肌、大圆肌、小圆肌	
双臂交叉	斜方肌中下部、大菱形肌、背阔肌	大圆肌、小圆肌	身体前屈、双肩保持与地面平行
反向支撑	三角肌前部、胸大肌、胸小肌	肱二头肌	身体下蹲，双肩后伸，双手支撑背后的小桌，上臂与地面平行

三、胸部动诊评估（表8-8）

表8-8　胸部动诊评估

动　作	主要紧缩的肌肉	次要紧缩的肌肉	检查要领
置头展胸	胸大肌、胸小肌、三角肌前部	前锯肌	双指交叉、手心朝上，置头顶上
展臂后拉	胸大肌、胸小肌、三角肌前部	肱二头肌、肱肌	单侧上肢后伸、与地面平行、前臂旋前，后拉
旋后伸腕	胸大肌、胸小肌、三角肌前部	肱二头肌、肱肌、肱桡肌	外展上肢与地面平行、前臂旋后、伸腕
抗阻侧拉	胸大肌、胸小肌、三角肌前部	前锯肌	肩外展与地面平行、屈肘、前臂旋前，身体抗阻力离开前臂
屈肘展胸	胸大肌中部 胸大肌上部（臂稍下） 胸大肌下部（臂稍上）	前锯肌 胸小肌（臂稍下） 三角肌前部（臂稍下）	屈肘抬肩、上臂与地面平行，向后分开。臂抬的高低不同，牵拉的肌肉也不同

四、上肢和肩胛动诊评估（表8-9）

表8-9　上肢和肩胛动诊评估

动　作	主要紧缩的肌肉	次要紧缩的肌肉	检查要领
后叉上抬	三角肌前部	肱二头肌、肱肌	双手指在腰后正交叉，双上肢伸直上抬。身体不要前倾
上抬摸背	肱三头肌	背阔肌、大圆肌、小圆肌	上肢抬起、屈肘摸背，向后拉
叉腰前拉	冈下肌、大圆肌、小圆肌	冈上肌	拇指朝前叉腰，拉冈上肌；拇指朝后叉腰，拉冈下肌
前叉伸腕	旋前圆肌、掌长肌、桡侧屈腕肌、尺侧屈腕肌	屈指浅肌、屈指深肌、屈拇长肌	双臂向前伸直，双拇指朝下十指交叉，伸腕
旋后伸腕	肱二头肌、肱桡肌、肱肌	旋前圆肌、桡侧屈腕肌、尺侧屈腕肌、掌长肌	双臂向前伸直，前臂旋后，伸腕
旋后伸指	肱肌、肱桡肌、旋前圆肌、桡侧屈腕肌、尺侧屈腕肌、掌长肌	屈指浅肌、屈指深肌、屈拇长肌	双臂向前伸直，前臂旋后，伸腕
十指背伸	屈指浅肌、屈指深肌、屈拇长肌	对掌拇肌	双腕背伸、十指指腹相对、手掌分开，推肘
旋前屈腕	尺侧伸腕肌、桡侧伸腕长肌、桡侧伸腕短肌、伸指肌	伸小指肌、伸食指肌	臂向前伸直，前臂旋前，屈腕
旋后屈腕	肱桡肌、尺侧伸腕肌、旋后肌	伸指肌、伸拇长肌、伸拇短肌	臂向前伸直，前臂旋后，屈腕

五、腹部动诊评估（表8-10）

表8-10　腹部动诊评估

动　作	主要紧缩的肌肉	次要紧缩的肌肉	检查要领
触床后伸	腹横肌、腹直肌	腰大肌、腰小肌	腹部不离开床面后伸目视前方

续表

动　作	主要紧缩的肌肉	次要紧缩的肌肉	检查要领
离床后伸	肋间外肌、肋间内肌、腹外斜肌、腹内斜肌、腹横肌、腹直肌	腰大肌、腰小肌、髂肌	腹部离开床面后伸目视前方
离床旋转	腹外斜肌、腹内斜肌、腹横肌、腹直肌	腰方肌、腰大肌、腰小肌、髂肌	腹部离开床面、髋部接触床面，身体旋转
屈膝后伸	肋间外肌、肋间内肌、腹外斜肌、腹内斜肌、腹横肌、腹直肌	胸大肌、胸小肌	俯卧位、双膝屈曲90°，后伸身体头后仰

六、背部和胁部动诊评估（表8-11）

表8-11　背部和胁部动诊评估

动　作	主要紧缩的肌肉	次要紧缩的肌肉	检查要领
平臂前伸	斜方肌、菱形肌	头半棘肌、颈半棘肌、头棘肌、颈棘肌、头最长肌、颈最长肌、头夹肌、颈夹肌	低头位，双上肢交叉向前平伸
直臂上拉	前锯肌、背阔肌	大圆肌	双臂高举、手心朝前，身体上拉
交叉上拉	背阔肌	大圆肌	双臂高举、手心朝前交叉，身体上拉
坐位前屈	颈半棘肌、胸半棘肌、颈棘肌、胸棘肌、颈最长肌、胸最长肌、颈夹肌、颈髂肋肌、胸髂肋肌	棘突间肌、旋转肌	坐位、双下肢并拢或分开45°，头、颈、背前屈
坐位侧拉	胸半棘肌、胸棘肌、胸最长肌、胸髂肋肌、腰髂肋肌、横突间肌、多裂肌、小指肌、旋转肌	腹外斜肌、腹内斜肌、半腱肌、股二头肌	坐位，一侧下肢屈髋屈膝，另一侧下肢外展，身体向外展侧拉
屈髋探胸	臀大肌	腰髂肋肌	仰卧位，单侧屈髋屈膝接近胸部，头不要离开床面

续表

动　作	主要紧缩的肌肉	次要紧缩的肌肉	检查要领
双髋探胸	臀大肌	腰髂肋肌、胸棘肌、胸最长肌	仰卧位，双侧屈髋屈膝接近胸部，头不要离开床面
殿后前伸	背阔肌	大圆肌、前锯肌	跪位，臀部向后坐，头和上肢向前伸
跪位拱背	颈半棘肌、胸半棘肌、颈棘肌、胸棘肌、颈最长肌、胸最长肌、头夹肌、颈髂肋肌、胸髂肋肌	棘突间肌、旋转肌	掌、膝触地跪位，低头拱起背部（胸椎前屈）
跪位塌背	臀大肌	腹横肌、腹直肌	掌、膝触地跪位，仰头塌起背部（胸椎后伸）
跪位旋转	胸半棘肌、胸棘肌、胸最长肌、胸髂肋肌、腰髂肋肌、多裂肌、旋转肌、横突间肌、棘突间肌	腹外斜肌、腹内斜肌、胸大肌	掌、膝触地跪位，仰头、抬臂旋转（胸椎旋转）
抱胸旋转	胸半棘肌、胸棘肌、胸最长肌、胸髂肋肌、腰髂肋肌、多裂肌、旋转肌、横突间肌、棘突间肌	腰方肌、腹外斜肌、腹内斜肌	站立位，双手抱于胸前，上身旋转
举臂旋转	胸半棘肌、胸棘肌、胸最长肌、胸髂肋肌、腰髂肋肌、多裂肌、旋转肌、横突间肌、棘突间肌	腰方肌、腹外斜肌、腹内斜肌	双臂上举、与肩同宽，上身旋转
仰卧旋转（伸腿）	胸半棘肌、胸棘肌、胸最长肌、胸髂肋肌、腰髂肋肌、多裂肌、旋转肌、横突间肌、棘突间肌	臀大肌、臀中肌、臀小肌、阔筋膜张肌	仰卧、上肢平伸、下肢自然伸直，一腿跨向另一侧，旋转胸腰
仰卧旋转（屈腿）	胸半棘肌、胸棘肌、胸最长肌、胸髂肋肌、腰髂肋肌、多裂肌、旋转肌、横突间肌、棘突间肌	臀大肌、臀中肌、臀小肌	仰卧、上肢平伸、双下肢屈曲，足底触床，双膝并拢，向一侧旋转胸腰
伸手触踝	腰方肌、腹外斜肌、腹内斜肌	腰髂肋肌、横突间肌、旋转肌、多裂肌	掌、膝触地跪位，转头，手触同侧踝背部要保持与床面平行

续表

动 作	主要紧缩的肌肉	次要紧缩的肌肉	检查要领
站立侧屈	腰方肌、腹外斜肌、腹内斜肌	腰髂肋肌、横突间肌、旋转肌、多裂肌	站立位，手贴着大腿外侧下滑，身体侧屈
坐位侧屈	腰方肌、腹外斜肌、腹内斜肌	腰髂肋肌、横突间肌、旋转肌、多裂肌	坐位，身体侧屈
站立打躬	骶棘肌、股二头肌、半腱肌、半膜肌、腓肠肌、比目鱼肌	头后小直肌、头后大直肌、头半棘肌	站立位，低头、弯腰、双手探足

七、腰部动诊评估（表8-12）

表8-12 腰部动诊评估

动 作	正常活动角度	紧缩的肌肉	检查要领
前屈	50° T、L共同80°	骶棘肌、棘上韧带、臀大肌	背部不要前屈
后仰	15° T、L共同35°	腹直肌、腹内斜肌、腹外斜肌、髂腰肌、棘间韧带	背部不要后仰
侧屈	20° T、L共同45°	对侧：腹直肌、腹内斜肌、腹外斜肌、腰方肌、骶棘肌	双腿分开、双手叉腰，胸椎不参与
旋转	5° T、L共同35°	同侧：腹外斜肌 对侧：腹内斜肌、横突棘肌 如向右旋转，牵拉左（对侧）腹内斜肌；右（同侧）腹外斜肌	双腿分开、双手叉腰，胸椎不参与

八、髋关节动诊评估（表8-13）

表8-13 髋关节动诊评估

动 作	正常活动角度	紧缩的肌肉	检查要领
屈	130°～140°	半腱肌、半膜肌、股二头肌（长头）、臀大肌、臀中肌（后）	仰卧位
伸	10°	髂腰肌、缝匠肌、股直肌、耻骨肌	仰卧位

续表

动　作	正常活动角度	紧缩的肌肉	检查要领
内收	2°～30°	臀中肌、臀小肌、梨状肌，阔筋膜张肌、髂胫束、臀大肌上部	仰卧位臀中肌、臀小肌和梨状肌共同收缩，使髋关节外展，故内收使被牵拉
外展	30°～45°	耻骨肌、短收肌、长收肌、大收肌、股薄肌、臀大肌下部	仰卧位
内旋	30°～40°	缝匠肌、臀中肌、臀小肌、髂腰肌、梨状肌、股方肌、闭孔内肌、闭孔外肌	梨状肌收缩，使髋关节外旋，故内旋使被牵拉
外旋	40°～50°	臀中肌、臀小肌（前）、耻骨肌、大收肌、阔筋膜张肌	臀中肌、臀小肌收缩，使髋关节内旋，故外旋使被牵拉

九、膝关节动诊评估（表8-14）

表8-14　膝关节动诊评估

动　作	正常活动角度	紧缩的肌肉	检查要领
屈	30°	股四头肌	以股骨和胫骨形成的夹角计算屈伸角度
伸	180°	缝匠肌、股薄肌、半腱肌、半膜肌、股二头肌、腓肠肌	
外旋		缝匠肌、股薄肌、半腱肌、半膜肌、腓肠肌（内侧头）	膝关节外旋就是足内侧踢键姿势
内旋		股二头肌、髂胫束、腓肠肌（外侧头）对侧：腹内斜肌、横突棘肌	膝关节内旋就是足外侧踢键姿势

第三节　对肌筋膜激痛点的领悟和应用

肌筋膜激痛点治疗学的理论基础，主要是基于肌肉损伤的激痛点、关联痛和功能异常学说。

某一个部位出现疼痛，可以考虑为局部病变引起、支配这一区域的周围神经病变引起、支配这一区域的中枢神经病变引起、该部位所属的同一肌肉损伤引起、该部位所属的同一经络不通引起，等等。这一学说的特点在于，某一个部位出现疼痛不是因为上述病变，而是另外一个部位的肌肉损伤引起，治疗了另外一个部位的肌肉损伤，某一部位的疼痛即可消失。这一学说无疑给诊疗思路增添了新的选项。

这一学说对现代手法治疗术最大的指导是，根据"激痛点"和"关联痛"的规律找到和治疗"激痛点"，避免误将"关联痛"当作病灶进行治疗。

一、定义

位于肌肉组织内可被触知的紧带区中的小节，一个高度容易激发、极端敏感的触痛点，称"激痛点"，同时可以引起"关联痛"和"功能异常"。有关的阐释如下：

1. "激痛点"　肌肉损伤后，在肌肉损伤的地方出现疼痛和硬结。

2. "关联痛"　在"激痛点"以外的地方也出现疼痛。

3. "功能异常"　与疼痛同时出现的神经、血管、交感神经、运动系统和精神等的功能性症状。主要包括：

（1）神经症状：感觉异常，如麻木、刺痛感、烧灼感等。

（2）血管症状：眩晕、肢端温度偏低，上、下肢肿胀等。

（3）交感神经症状：眼充血、易流泪、视力模糊、眼睑下垂、多涎、流涕，以及皮肤起鸡皮疙瘩、乳头隆起或敏感、心律不规则等。

（4）运动系统症状：肌肉短缩、肌力失衡、平衡失调、活动范围受限、活动时关节研磨感或弹响、严重者关节微小错位等。

（5）精神症状：疲劳感、失眠、情绪不稳定，甚至抑郁等。

（6）其他症状：诵读困难、头痛、耳痛、单侧失聪、视力模糊、复视、平衡协调差、语言没条理、记忆力差、写字杂乱、注意力不集中、功能亢进，以及时间和方向感混乱等。

4. 紧带区　紧是指收缩，带是指肌肉组织中一束硬度中等的肌纤维，就像一条绳索或电缆，容易与肌腱混淆。牵拉肌肉的紧带区会引起局部的痉挛反应，表现为短暂的自主收缩。紧带区还可通过限制肌肉的伸展来限制肌肉的活动范围，如果没有触发点，即便在肌肉内能够触到紧带区，也不会引发疼痛。

二、病因

1. 可以避免的肌肉滥用　持续处于一种不良的姿势过久，习惯性的肌肉紧张，不正确的工作姿势，超重体型，背负超重的背包，裤后兜里放过大的皮夹，车子的座椅不合适等。

2. 难以避免的肌肉滥用　扭伤、挫伤所致的骨折、肌肉撕裂和错位等。

3. 不为人知的肌肉滥用　多种医疗手段都是未被认识到的引发触发点的原因（背带、吊带、护具、石膏和夹板所致的机体不活动，臀部肌肉注射，止痛药、激素和降压药的副作用等）。

三、生理学

肌肉收缩和舒张的最基本单位称为肌小节，即便是最小的运动，也需要有亿万个肌小节的收缩。当刺激过度的肌小节不能自收缩状态中恢复时，就会产生激痛点。

四、病理学

正常情况下，肌小节就像一个小小的泵，收缩时通过毛细血管向循环内释放，提供代谢所需要的物质。当一个触发点内的肌小节停止收缩时，邻近区域的血流也必然会停止。结果，供氧的耗尽及代谢产物的积聚会激活触发点。而激痛点发出疼痛信号，直到大脑发出信号让肌肉休息为止。当不使用肌肉时，肌肉就开始缩短变紧。

五、诊断

由于病史多不显著，诊断主要靠以下方法：

1. 用指尖在肌肉内触到像针尖、豌豆至面条样的"小节"，这些"小节"就是激痛点（即收缩小节），用指尖沿肌纤维走向快速小范围来回滚动，会产生局部抽动反应。

2. 竖毛反应（即局部皮肤有过度反应及"鹅丘"样变）。

3. 营养性肿胀（按压时周边呈"橙皮"样变）。

4. 柴梗试验（用火柴棍按压呈"橙皮"样变，且不短时间恢复）。

六、治疗

使肌纤维内肌小节的长度均等，舒展短缩的肌肉。治疗方法：

1. 局部注射（中度剂量的普鲁卡因注射，用以干扰触发点所在的肌纤维收缩）。

2. 喷射与牵引（喷射冷冻剂、手法牵引及湿热敷）。

3. 深部推抚按摩。

4. 激痛点干针法（用一细有弹性的针，徒手重复地扎入肌肉的触发点，来引起局部抽动反应，造成肌肉放松）。

5. 套管针治疗法（将针放入特制的导管，用手轻拍刺入，多次刺入）。

6. 中医疗法，"激痛点"按压、按拨、按颤、叩击、捏提、抻筋、中药外用等。

这一学说对现代手法治疗术最大的指导是，根据"激痛点"和"关联痛"的规律找到和治疗"激痛点"，避免误将"关联痛"当作病灶进行治疗。

七、头部疼痛损害的肌肉（表8-15）

表8-15 头部疼痛损害的肌肉

疼痛部位	损害的肌肉	备 注
前额	胸锁乳突肌、头半棘肌、颧肌、提唇肌、额肌	1. 疼痛多来自颈部、下颌及上背部肌肉的触发点 2. 胸锁乳突肌、斜方肌是主要的损害肌肉
头顶	胸锁乳突肌、头夹肌	同上
枕部	斜方肌、胸锁乳突肌、头半棘肌、颈夹脊、枕下肌群、二腹肌、颧肌	同上
颞部	斜方肌、胸锁乳突肌、颞肌、颈夹脊、枕下肌群、头半棘肌	同上

八、颈部疼痛损害的肌肉（表8-16）

表8-16 颈部疼痛损害的肌肉

疼痛部位	损害的肌肉	备注
颈侧	翼内肌、胸锁乳突肌、肩胛提肌、二腹肌	1. 疼痛多来自上背部、项部、肌肉的触发点 2. 肩胛提肌、胸锁乳突肌和斜方肌是主要的损害肌肉
颈后（项部）	斜方肌、多裂肌、回旋肌、肩胛提肌、颈夹肌、冈下肌	同上

九、五官及喉部疼痛损害的肌肉（表8-17）

表8-17 五官及喉部疼痛损害的肌肉

疼痛部位	损害的肌肉	备注
眼痛	胸锁乳突肌、颞肌、颈夹肌、咬肌、枕下肌群、枕肌、眼轮匝肌、斜方肌	1. 疼痛多来自上面部、颈侧和枕下肌肉的触发点 2. 肩胛提肌、胸锁乳突肌和咬肌是主要的损害肌肉
耳、下颌痛	翼外肌、翼内肌、咬肌、胸锁乳突肌、斜方肌	同上
鼻痛	胸锁乳突肌、咬肌、翼外肌、眼轮匝肌、颧肌、提唇肌	同上
咽痛	胸锁乳突肌、翼内肌、二腹肌、颈长肌、颊肌、颈阔肌	同上
舌痛	胸锁乳突肌、翼内肌、下颌舌骨肌	同上
牙痛	颞肌、咬肌、二腹肌、颊肌	同上

十、背、腰、臀、髋疼痛损害的肌肉（表8-18）

表8-18 背、腰、臀、髋疼痛损害的肌肉

疼痛部位	损害的肌肉	备注
背部	骶棘肌、横突棘肌、前锯肌、下后锯肌、腹直肌、肋间肌、背阔肌、冈下肌	
腰部	臀中肌、髂腰肌、骶棘肌、横突棘肌、腰方肌、臀大肌、腹直肌、比目鱼肌	

续表

疼痛部位	损害的肌肉	备 注
臀部	臀小肌、臀中肌、臀大肌、腰方肌、骶棘肌、横突棘肌、半膜肌、梨状肌、比目鱼肌	
髋部	股外侧肌、臀小肌、梨状肌、腰方肌、阔筋膜张肌、臀大肌	

十一、肩部疼痛损害的肌肉（表8-19）

表8-19　肩部疼痛损害的肌肉

疼痛部位	损害的肌肉	备注
肩前部	冈下肌、三角肌（前）、斜角肌、冈上肌、胸大肌、胸小肌、肱二头肌、背阔肌、喙肱肌	斜角肌虽然是颈侧的肌肉，但可引起肩部、上背部、上臂、前臂和手部的疼痛，以及麻木、针刺感、烧灼感、无力、失眠，甚至精神障碍等症状
肩侧面	冈下肌、斜角肌、三角肌（中）、冈上肌	同上
肩后部	斜角肌、肩胛提肌、三角肌（后）、冈上肌、大圆肌、小圆肌、肩胛下肌、上后锯肌、背阔肌、肱三头肌、斜方肌、骶棘肌	同上
上背部	斜角肌、肩胛提肌、冈上肌、斜方肌、菱形肌、背阔肌、横突棘肌、骶棘肌、上后锯肌、冈下肌、前锯肌	同上

十二、上臂部疼痛损害的肌肉（表8-20）

表8-20　上臂部疼痛损害的肌肉

疼痛部位	损害的肌肉	备 注
上臂掌侧	斜角肌、冈下肌、肱二头肌、肱肌、肱三头肌、冈上肌、锁骨下肌	斜角肌虽然是颈侧的肌肉，但可引起肩部、上背部、上臂、前臂和手部的疼痛，以及麻木、针刺感、烧灼感、无力、失眠，甚至精神障碍等症状
上臂背侧	斜角肌、肱三头肌、三角肌（后）、肩胛下肌、冈上肌、大圆肌、小圆肌、背阔肌、上后锯肌、喙肱肌	同上

第四节　对筋膜学的领悟和应用

膜原，也称募原，首见于《内经》中《疟论》、《岁露论》、《举痛论》和《百病始生论》等四篇文献。古人认为，膜与原是两类物质，"膜"是一种联络薄筋的组织，遍及全身和脏腑；"原"则指膜间空隙，亦遍及全身和脏腑，因而膜原连用，应指遍及全身的膜类组织及其缝隙。后人又把膜原分为广义与狭义，胃上口的横膈膜或肠胃附近的脂膜，是三焦的门户，为狭义膜原；全身五脏六腑肉理之间所有的膜性组织和空隙为广义膜原。

现代研究认为，人体筋膜支架，是经络的解剖学基础，其中"穴位"是富含能产生较强生物信息的神经感受器和活性细胞的结缔组织聚集处；"经脉"则为"穴位"间解剖相连或神经传入接近的筋膜结构。由于筋膜遍布人体的各个部位，所以，我们认为，古代医书所记载的穴位与非穴位之间，只有产生生物信息量的差异而无质的区别。而经筋与膜原尽管存在差异，但都同属于全身性组织，并与其他多种系统的功能联系紧密。

筋膜属于结缔组织，结缔组织（connective tissue）是人体四大基本组织之一，在人体内分布广泛，行使着连结、支持、营养、保护等多种生理功能，维系着人类的生命。

从结构角度看，广义的结缔组织包括液状的血液、淋巴、松软的固有结缔组织和较坚固的软骨与骨；而狭义的结缔组织仅指其中的固有结缔组织。从发育角度看，结缔组织则可分为未分化的结缔组织和特化的结缔组织两类，前者一般称为非特异性结缔组织，即所谓的筋膜（fascia）。筋膜包括浅筋膜和深筋膜，作为各种器官和组织的被膜和支架，人体筋膜组织遍布于躯体、内脏，并连绵、延续形成庞大的网络。

现代筋膜学认为，筋膜（fascia）有狭义和广义之分。

一、狭义的筋膜

狭义的筋膜包括浅筋膜和深筋膜。

1．浅筋膜（superficial fascia）　又称皮下筋膜，位于真皮下，即组织学上的皮下组织，包被全身各处，大部分由富含脂肪组织（adipose tissues）的疏松结缔组织（loose connective tissue）构成。由于部位不同，脂肪组织的多少存在差异，而有些部位如下腹部和会阴处的浅筋膜分两层，浅层脂肪组织多，深层则含较多的纤维组织。浅筋膜内分布有丰富的神经末梢、皮神经、浅动脉、皮下静脉、毛细血管和淋巴管等。

2．深筋膜（deep fascia）　又称固有筋膜，由致密结缔组织（dense connective tissue）构成，含脂肪组织（adipose tissue）较少，位于浅筋膜深面，包被体壁、四肢的肌组织、血管和神经等。骨骼肌的周围包裹着结缔组织，其中包裹在整块肌肉外面的结缔组织为肌外膜，一层致密的结缔组织膜，含有血管和神经，解剖学称为深筋膜。肌外膜的结缔组织及血管和神经的分支深入肌内，分割和包围大小不等的肌束，形成肌束膜，包裹在每条肌纤维周围的少量结缔组织为肌内膜。肌内膜含有丰富的毛细血管。各层结缔组织膜除有支持、传输营养和保护肌组织的作用外，对单条肌纤维的活动，乃至对肌束和整块肌肉的肌纤维群体活动也起着调整作用。

二、广义的筋膜

广义的筋膜可以理解为组织学意义上的结缔组织，形态较狭义筋膜更为多样化，分布更为广泛，包括固有结缔组织和特殊结缔组织两大类。固有结缔组织，包括疏松结缔组织、致密结缔组织、脂肪组织和网状组织；而特殊结缔组织，包括骨组织，软骨组织、血液及淋巴等。

筋膜的生物学功能之一，就是机械支持功能。细胞外基质是构成基膜和结缔组织，如骨、软骨、韧带、真皮、头发，以及各种器官被膜的主要成分，在维持机体结构的完整性，为机体提供支架结构上，具有十分重要的功能。如肺中由纤维粘连蛋白以及层粘连蛋白等组成的基膜结构，是肺上皮细胞与内皮细胞附着的支架结构，便于气体交换。肺泡隔中的弹性纤维赋予肺泡高度的弹性回缩功能。

三、什么是筋膜学

人体是由已分化的功能细胞所组成的功能系统，与尚未分化的全身非特异性结缔组织所组成的支持储备系统所构成的。根据这一分科方法，进一步提出一个新的学术研究领域——筋膜学，即从两系统理论的角度研究两系统相互关系的学术领域。

四、筋膜学的意义

筋膜学的意义，在于将中医理论和实践纳入现代生物医学研究的范畴，使中医的发展不仅得以进入生物医学的轨道，而且能够搭上现代生物医学发展的快速列车，进入生物医学研究的新时代。

五、筋膜学的基本内容

在人体进化的过程中，人体全身的结缔组织构成人体的软性支架，其他器官系统的功能细胞以该支架为基础发挥正常功能，功能细胞的功能活动和生命活动（细胞更新）由支持系统提供支持（营养）和储备（干细胞）。人体全身的结缔组织构成机体的软性支架，形成有别于现有功能系统的新的功能系统——人体支持与储备系统。

六、筋膜学对中医"经络"和"穴位"的观点

1. 全身的结缔组织支架是中医经络的基础。

2. 穴位，是信息聚集和传递的中心，是在人体结缔组织聚集处进行行针操作（旋转、提插）时，能够产生较强生物学信息（感觉神经信息、对局部细胞组织的牵拉刺激和损伤刺激信息）的部位。

3. "穴位"与"非穴位"之间只有产生的信息量的不同（多少），而没有质的区别。换句话说，人体各部结缔组织都是穴位，只不过"穴位"部位在进行行针操作时，产生的生物学信息较强；而"非穴位"部位在进行行针操作时，产生的生物学信息较弱。

4. 刺激穴位与患病部位存在不同层面解剖学的相关性（局部结构、脊髓节段、神经通路、中枢分布等）。

5. 针灸的作用机制，是通过机械刺激结缔组织，产生的生物学效应，以起到对人体的功能调节（组织细胞的活性）和生命调节（组织细胞的修复和再生）。

6. 从筋膜学分析经络的概念　经络是运行气血的通道，联系全身的网络。经络内连脏腑，外络肢节，沟通内外，贯穿上下。这个概念有两个方面的含义：

（1）经络联系着全身上下：经络的分布与筋膜结缔组织的形态分布高度一致，全身结缔组织广泛分布在人体的各个部位，外至皮肤，内至脏器，形成一个完整的结缔组织支架，不但包绕器官的表面，还深入到所有器官的内部，形成器官的被膜、间隔和内膜。《灵枢·经脉》指出："经脉十二者，伏行分肉之间，深而不见。"张介宾注："分肉，言肉中之分理也。""大肉深处，各有分理，是谓分肉间也。"这也是解剖学对疏松结缔组织，即肌肉外膜、束膜和内膜的描述。

（2）经络运行气血：现代医学对结缔组织的研究已经明确，所有营养功能细胞的血管、神经、淋巴管均位于结缔组织内。结缔组织有着分隔、固定、支撑和监测体内环境的变化，促进组织细胞的修复和再生，调节组织细胞的代谢，清除损伤老化的组织细胞，提供营养成分以稳定细胞活动的内环境等功能。这些功能概括起来，具备了中医学中气血的功能特点。中医学认为"气"具有推动、温煦、防御、固摄、气化和营养作用；"血"则能够濡养滋润全身脏腑组织，是神志活动的主要物质基础。筋膜结缔组织的功能描述与"气""血"的功能描述非常类似。"运行"这个概念，可理解成向一定方向转化。那么，筋膜结缔组织系统促进成体干细胞向定向干细胞分化、定向干细胞向功能细胞分化，这也就是一个定向的转化。这个联系或许有些牵强，但其宗旨在于提出思路，进行启发。

（3）经络由经脉和络脉组成，经脉又进一步分为十二经脉和奇经八脉，以及附属于十二经脉的十二经别、十二经筋、十二皮部，而络脉又分为十五络脉和孙络、浮络。这也就是说，经络由主要的"干道"（经脉）和"分支"（络脉）组成，即经络系统有着大小、粗细、深浅等不同的"形态"。这和结缔组织的形态结构高度相关，结缔组织也同样有着大小不同的形态分布。经络系统存在着相对的"形态"和功能类别，有重运行气血的，有重网络全身的；有主要分布在皮肤的，有主要集聚于筋肉关节的，有主要深入体腔与脏腑发生联系的，等等。这些性质与筋膜结缔组织的形态和分布高度相关。结缔组织分为真皮层致密结缔组织、皮下疏松结缔组织层、肌间隔疏松结缔组织、神经血管束周围结缔组织，以及器官门和被膜结缔组织。初步假设，十二皮部、孙络、浮络与真皮层致密结缔组织、皮下疏松结缔组织层相对相关；十二经脉、十五络脉与肌间隔疏松结缔组织、神经血管束周围结缔组织相对相关；奇经八脉、十二经别与肌间隔疏松结缔组织、器官门和被膜结缔组织相对相关（表8-21）。

表8-21 结缔组织与经络相对相关表

结缔组织	经 络
真皮层致密结缔组织	十二皮部、孙络、浮络
皮下疏松结缔组织层	十二皮部、孙络、浮络
肌间隔疏松结缔组织	十二经脉、十五络脉
神经血管束周围结缔组织	十二经脉、十五络脉
器官门	奇经八脉、十二经别
被膜结缔组织	奇经八脉、十二经别

七、从筋膜学分析腧穴的概念

腧穴是人体脏腑经络之气输注于体表的部位。人体的腧穴，既是疾病的反应点，又是针灸的施术部位。把经络实质和筋膜学进行比较联系，发现有以下共通之处。《素问·气穴论》中用"溪谷"描述穴位的所在，"肉之大会为谷"，"肉之小会为溪"。近年来的研究也发现，经穴的分布与筋膜结缔组织高度相关：四肢和躯干经穴大多数定位于肌间隔疏松结缔组织聚集处（少数定位于神经血管束结缔组织和器官门结缔组织）；头颅部经穴多数定位于神经末梢分布的真皮层致密结缔组织层和皮下疏松结缔组织层；颈根部和面部经穴定位于肌间隔疏松结缔组织聚集处（表8-22）。

表8-22 经穴的分布与筋膜结缔组织的关系表

经 穴	筋膜结缔组织主要分布	筋膜结缔组织次要分布
头颅部经穴	神经末梢分布的真皮层致密结缔组织层皮下疏松结缔组织层肌间隔	
颈根部和面部经穴	肌间隔疏松结缔组织聚集处	
四肢和躯干经穴	肌间隔疏松结缔组织聚集处	神经血管束结缔组织器官门结缔组织

因而可以认为，穴位的物质基础为筋膜结缔组织，以及其中的血管、神经和离子富集区。

腧穴中有一类特定穴，比如，描述经脉之气血流注状态的井、荥、输、经、合五输穴，在手、足、肘、膝以下从远心端向近心端排列。我们推想它和结缔组织的由小到大、由下到上的不断分割、包绕有关。又如，气、血、筋、脉、骨、髓、脏、腑之气所聚会的——八会穴，脏腑原气输注、经过和留止的原穴，各经经气深聚的郄穴，六腑之气下合于足三阳经的下合穴，脏腑之气输注、会聚于背腰部的背俞穴和胸腹部的募穴，均与结缔组织所支持、联系的不同脏器、血管、神经相关。筋膜理论对腧穴的诠释是：信息聚集和传递的中心。筋膜结缔组织遍布全身，并不是说穴位遍布全身。腧穴要发生作用，与该腧穴（即该腧穴所处之筋膜结缔组织）所受到的刺激（比如针刺）量有关系。透过筋膜学理论，可以认为腧穴的数量不定，其多少与刺激量呈正相关。某三个点，刺激量小，就没有相应的腧穴效应。当刺激量足够大时，就会产生相应的效应。基于此，对于穴与非穴的界定也是基于刺激量的大小。

八、从筋膜学角度看疼痛

疼痛是机体受到伤害性刺激时所产生的一种复杂的感觉，络脉是人体经络中循环末端的微小络体。中医认为疼痛与经络有着内在的联系，经络为痛觉传导的通路，古有"痛则不通，通则不痛"的理论。经络由经脉和络脉组成。经脉有一定的循行路线，而络脉则纵横交错，网络全身。经络系统把人体所有的脏腑、器官、孔窍，以及皮肉筋骨等组织联结成一个统一的有机整体。经络之所以是痛觉传导的通路，是因为经络系统有感应传导功能。这种感应传导功能就是针刺中所说的"得气"与"行气"现象。临床上经络疼痛不同于神经痛及其他组织器官病变造成的疼痛，经络有其自身特有的症状、体征和发病规律。因此，可以遵循它的规律进行经络辨证诊断，并进行针灸治疗。

经络实质的现代研究表明，循经感传现象的特征是：

1. 感传路线 感传线与《灵枢·经脉》所述的经脉路线基本一致，但亦有偏离、变异、串经现象。

2. 感传速度 经络感传速度较神经传导速度明显为慢。

3. 宽度和深度 多数的感传宽度为线状、绳索状（粗细在 2 ~ 5mm 之间），部分为横径 1 ~ 3cm 的带状。一般四肢远端部较窄，近端和躯干部较宽。感传的深度：一般肌肉瘦薄处较浅，肌肉丰富处较深。躯干部，有的深行于体腔内，有的浅行于皮下体壁层。

经络的这种感传功能与感传路线的特征，虽然不等同于现代医学所指的神经传导和神经传导路线。但可以这样讲，中医所称的经络系统是痛觉的传导通路。

痛觉感受器为孙络和浮络，痛觉感受器的分布与十二经筋和十二皮部相似。痛觉就是通过身体各个部位的疼痛感受器感受的。现代医学认为，痛觉感受器是游离的神经末梢，即皮肤的痛觉感受器在皮肤的内层，深部痛觉感受器乃是游离神经末梢，内脏痛觉感受器也是无髓鞘的游离神经末梢。现代医学还认为，分布于体表的痛觉感受器是呈点状分布的，称为痛感觉点。

中医学认为，在经络系统中，从别络分出的孙络、浮络，从小到大，遍布全身，呈网状扩散，同周身组织的接触面甚广。中医所描述的孙络、浮络以及血络，与现代医学所指的神经末梢有相似之处。疼痛感受器的分布，现代医学认为在皮肤、黏膜、关节、骨膜及内脏，与中医十二经筋的分布（多结聚于关节和骨骼附近）、十二皮部的分布（全身皮肤）有相似之处，而中医的阿是穴与此亦有相似之处（表8-23）。

表8-23 中医名称与近似的解剖结构表

中医名称	近似的解剖结构	备　注
孙络、浮络、血络	神经末梢	从别络分出，遍布全身，呈网状扩散，与周身组织的接触面甚广
十二经筋 十二皮部	皮肤、黏膜、关节、骨膜及内脏的疼痛感受器	十二经筋多结聚于关节和骨骼附近 十二皮部分布于全身皮肤
阿是穴	分布于体表的痛觉感受器	呈点状分布，称"痛感觉点"

从络脉的网络层次看，孙络和浮络是人体的痛觉感觉器，经络是人体的痛觉传导通路，大脑为疼痛感受调控中枢。经脉是运行气血的主干，经脉支横别出后又逐层细分，形成别络、系络、缠络、孙络等不同分支。孙络之间有缠绊

构成网络的循环通路。这一通路，不仅是运行气血、渗灌濡养、经血互换的场所，也是信息交换、感觉传导通路。中医认为，从别络系统分支出的孙络和浮络遍布全身，呈网状扩散，面性弥漫，与周围组织接触面广。据此结构分布特点看，皮肤的痛觉感受器是浮络，而深部和内脏的痛觉感觉器则为孙络，经络是人体的痛觉传导通路，脑为疼痛的感受调控中枢。正因为有经络的不同分布，才构成了疼痛的感觉、传导、感受调控系统（表8-24）。

表8-24 中医名称与解剖组织对照表

解剖组织	中医名称	备 注
皮肤的痛觉感受器	浮络	遍布全身，呈网状扩散，面性弥漫，与周围组织接触面广
深部和内脏的痛觉感觉器	孙络	遍布全身，呈网状扩散，面性弥漫，与周围组织接触面广 孙络之间有缠绊构成网络的循环通路，是信息交换、感觉传导的通路
人体的痛觉传导通路	经络	
疼痛的感受调控中枢	心	"心主神明"，故有脑的功能

从络脉的空间结构看，外、中、内的空间分布规律是疼痛性质和形式产生的基础。由经脉别出的络脉，循行于体表部位的是阳络、浮络，如皮肤之络称肤络，黏膜之络称膜络；循行于体内的阴络为深层之络，分布于各个脏腑，随其分布区域不同而称脏络（如心络、肝络、肾络等）、腑络（如胆络、胃络、小肠络、大肠络、膀胱络）、奇恒之腑络（如脑络、骨络、髓络、胞宫络）；循行于体内中层的络体（如肌肉、关节、韧带、骨膜、脉管等）为络体层次之中的中层之络，可称为肌络、筋络、骨络、脉络。以此形成外（体表：浮络、阳络）—中（肌肉之间：络体）—内（脏腑之络：阴络）的3层分布规律。这一分布规律的发现，为研究疼痛发生的性质和表现形式奠定了基础（表8-25）。

表8-25 络脉的外—中—内分布规律

层 别	名 称	备 注
外（体表）	浮络、阳络	皮肤之络称肤络，黏膜之络称膜络

续表

层　别	名　称	备　注
中（肌肉之间）	络体	络体（如肌肉、关节、韧带、骨膜、脉管等）又可称为肌络、筋络、骨络、脉络
内（脏腑之络）	阴络	随其分布区域不同而分为： 脏络（如心络、肝络、肾络等） 腑络（如胆络、胃络、小肠络、大肠络、膀胱络） 奇恒之腑络（如脑络、骨络、髓络、胞宫络）

现代医学研究表明，疼痛产生在3个层面：表层疼痛的痛觉产生在皮肤和躯体黏膜，其特点是定位明确，分辨清楚，属于快痛、锐痛，其中以角膜和牙髓最明显。中层疼痛为皮内疼痛，其特点是范围弥散，定位不确切，以钝痛为主。深层疼痛疼在内脏，其特点是范围弥散，定位不确切，对锐痛烧灼及触压均不敏感，而对牵拉、膨胀、缺血、痉挛、炎症、化学性刺激可致剧痛。以上3种疼痛的性质和形式是由不同层次络体的感觉传导功能和大脑的感受调控功能所决定的（表8-26）。

表8-26　疼痛产生的三个层面

疼痛的层别	产生的部位	疼痛特点	备　注
表层	皮肤和躯体黏膜	定位明确，分辨清楚，属于快痛、锐痛	其中以角膜和牙髓最明显
中层	皮内疼痛	范围弥散，定位不确切，以钝痛为主	
深层	内脏	范围弥散，定位不确切，对锐痛烧灼及触压均不敏感，而对牵拉、膨胀、缺血、痉挛、炎症、化学性刺激可致剧痛	

从络脉的生理功能看，络脉通畅是预防疼痛产生的主要环节。中医认为，津血同源而异流，津在脉外，血在脉内。津血渗入脉内成为血液中的组成部分，血液渗出脉外则为津液。这种津血互换的过程是在络脉系统及其循环通路缠绊之间完成的。这与西医认识到的动脉系统与静脉系统在微血管和微循环处发生连接，组织液及淋巴液与血液通过微循环中的迂回通路、直接通路，或

动、静脉短路直接流通基本相同。

中医对疼痛解剖学的认识，主要涉及脑、髓、经络及孙络、浮络和十二经筋、十二皮部，其贡献在于为认识疼痛的生理（经络与神经的关系，经络与中枢部位的关系）奠定了基础，同时与现代医学对疼痛的神经解剖学认识有相近之处。

九、中医外治机制的筋膜学阐释

中医外治法，是通过刺激经络、穴位、皮肤、黏膜、肌肉、筋骨等达到防病治病目的的医疗技法，是几乎对口服药物以外各种传统疗法的泛称。中医外治机制研究，总体上分为两大类，一类是从中医经典理论角度开展的理论探讨，以经络气血理论为重点；另一类是从现代医学角度开展的研究，其内容非常广泛，几乎涉及现代医学的所有学科。但是，这两类研究很难找到一个理论的结合点，因为在两种研究之间有一条难以逾越的理论鸿沟，即经络实质问题。筋膜学的提出，为中医外治机制研究提供了生物学依据，也为这两类研究提供了结合的平台。

（一）各种外治疗法的刺激组织与各类型结缔组织的对应关系

刮痧、梅花针、膏药以及现代常用的各种皮肤刺激疗法的刺激组织为真皮层致密结缔组织层；浮针疗法、皮下针疗法的刺激组织为皮下疏松结缔组织层；针灸经穴疗法的刺激组织为肌间隔结缔组织、神经血管周围结缔组织、器官门以及被膜结缔组织，经穴的定位在四肢大多数定位于肌间隔疏松结缔组织聚集处，少数定位于神经血管束结缔组织，在躯干经穴多数定位于肌间隔疏松结缔组织聚集处，少数定位于器官门结缔组织；在头的脑颅部经穴多定位于神经末梢分布密集的真皮层致密结缔组织层和皮下疏松结缔组织层；颈根部和面部经穴定位于肌间隔疏松结缔组织聚集处（表8-27）。

表8-27　外治疗法与刺激的结缔组织

疗　法	刺激的结缔组织	备　注
刮痧、梅花针、膏药以及现代常用的各种皮肤刺激疗法	真皮层致密结缔组织层	

续表

疗 法	刺激的结缔组织	备 注
浮针、皮下针疗法	皮下疏松结缔组织层	
针灸经穴疗法	四肢经穴：大多数定位于肌间隔疏松结缔组织聚集处，少数定位于神经血管束结缔组织 躯干经穴：多数定位于肌间隔疏松结缔组织聚集处，少数定位于器官门结缔组织 脑颅部经穴：定位于神经末梢分布密集的真皮层致密结缔组织层和皮下疏松结缔组织层 颈根部和面部经穴：定位于肌间隔疏松结缔组织聚集处	针灸经穴疗法的作用：针灸刺激—感觉神经冲动—神经反射调控—镇痛加解痉—神经内分泌调控—起到镇痛加调节内脏活动加调节机体代谢、淋巴回流—激活特异免疫反应加通过体液细胞免疫反应清除坏死细胞

（二）外治机制的筋膜学原理

1. 产生损伤因子　局部产生各种致炎因子，组织间液改变，引起局部调控或全身反应，以及局部筋膜中干细胞受到诱导、增生、活化，参与修复。

2. 机械牵拉效应　细胞膜张力改变，细胞膜钙离子通道改变，促进干细胞增殖。

3. 神经反射效应　局部神经网络受刺激后，局部进行调节；在脊髓层面，传入神经冲动改变，在相应的脊髓节段对内源性神经信息产生屏蔽作用，以及经脊髓反射对肌肉张力产生反射性松弛；在脑干层面，网状脊髓束下行调节肌张力、外侧核群调节内脏反射、脑干发出下行纤维抑制痛觉传导；在皮质及皮质下核团，通过自主神经系统调节内脏运动和腺体分泌、通过下丘脑将神经调节和体液调节融为一体，调节各种内分泌激素水平。

4. 局部损伤修复效应　通过给予机体的病变部位某种可以承受的刺激，以激发机体自身的修复机制，以达到医治疾病的目的。

5. 机体应激效应　强刺激引起的机体防御反应，作用机制复杂，涉及神经反射和内分泌改变等，引起整个机体高效率活动、防御力增强和对抗疼痛能力增强；以及筋膜损伤后细胞碎片及高分子物质激活机体免疫反应，通过体液和细胞免疫清除坏死细胞。

6. 局部筋膜结缔组织的牵拉效应　刺激腧穴，就是刺激筋膜。在这个假说前提下，其生物学效应包括：一是神经牵拉刺激，使位于结缔组织内的众多感觉神经的末梢和感受器，产生较强的神经信息；二是牵拉扭转筋膜可促进淋巴回流；三是产生交感神经兴奋、局部血管反应和细胞反应。

（三）针刺的信息源强弱规律

针刺的信息源，从强到弱的排列顺序为：骨膜，乳头层，周围韧带，肌肉内膜，脂肪。

骨膜信息源最强的原因有两个，一是骨膜含有大量的感觉神经末梢；二是骨膜神经末梢均为暴露神经末梢，没有环层小体的包膜层和神经纤维的鞘膜等副器保护。

使骨膜、乳头层、周围韧带、肌肉内膜、脂肪等组织产生信息的针刺部位是疏松结缔组织，因为疏松结缔组织具有强劲的机械传输能力，疏松结缔组织被牵拉时能够大范围地牵动上述信息源组织，产生较强的信息量。也就是说，不一定要刺激到骨膜等组织的局部，只要切刺疏松结缔组织即可产生同样治疗效果。

十、筋膜学对手法、针灸等刺激效应的描述

针刺或按摩等方法刺激腧穴时，对局部结缔组织产生一定的牵拉作用，表皮、骨膜、韧带、肌肉、关节等穴区局部都会产生牵拉效应。后者进一步扭动，挤压毛细淋巴管、毛细血管，促进淋巴液、血液回流；也可通过皮神经兴奋启动神经信号的传送，产生神经冲动。针刺或按摩等方法刺激腧穴的治疗原理可用以下简释：

1. 促进淋巴液、血液回流作用　手法或针刺等方法刺激腧穴—牵拉局部筋膜结缔组织—产生对表皮、肌肉、韧带、关节、骨膜等的牵拉效应—扭动，挤压毛细淋巴管、毛细血管—促进淋巴液、血液回流—改善局部微循环—起到"活血化瘀"的治疗作用。

2. 产生神经冲动作用　手法或针刺等方法刺激腧穴—牵拉局部筋膜结缔组织—兴奋皮神经—启动神经信号的传送—产生神经冲动—起到"以通止痛"的治疗作用。

十一、筋膜学的前瞻

1. 研发新的针灸针，在经络腧穴与筋膜高度相关的假说前提下，临床运用的针灸针，将倾向于针对筋膜的刺激，以牵拉局部筋膜为重要环节。因此可以研制出一种特别的、能够最大限度牵拉局部筋膜的针灸针，并投入临床运用。

2. 创立新的针灸疗法，根据筋膜理论和发育生物学理论，可以专门刺激"脏器门"结缔组织结构，对脏器功能进行干预。比如刺激睾丸门筋膜治疗男性不育、刺激胰腺门筋膜治疗糖尿病等，为穴位疗法治疗疑难杂症提供新的思路。

十二、筋膜学对现代手法治疗术的指导意义

1. 使现代手法治疗术从原有的基础理论层面，提升到"通过机械刺激结缔组织，产生生物学效应，以起到对人体组织细胞活性功能的调节，以及组织细胞修复和再生的生命调节"作用的生物医学层面。也就是说，刃针微创治疗术从原有的基础理论基础上，又增加了生物医学的基础理论。

2. 使现代手法治疗术从临床治疗中总结出的浅层切刺筋膜，有了以筋膜学阐释的"穴位的物质基础，为筋膜结缔组织以及其中的血管、神经和离子富集区"的依据，也就是说切刺筋膜就是切刺穴位。

3. 使现代手法治疗术的治疗作用，有了生物医学层面的"刺激腧穴，就是刺激筋膜。在这个假说前提下，其生物学效应包括：一是神经牵拉刺激，使位于结缔组织内的众多感觉神经的末梢和感受器，产生较强的神经信息；二是牵拉扭转筋膜可促进淋巴回流；三是产生交感神经兴奋、局部血管反应和细胞反应"的支持。也就是说"临床运用的针灸针，将倾向于针对筋膜的刺激，以牵拉局部筋膜为重要环节"。

4. 使现代手法治疗术强调的"靶点"治疗，有了生物医学层面的"穴位与非穴位之间，只有产生的信息量的不同（多少），而没有质的区别"的支持，也就是说人体各部结缔组织都是穴位，只不过"穴位"部位在进行行针操作时，产生的生物学信息较强，即所谓的"靶点"。

5. 给现代手法治疗术治疗内科病的临床实践，又增加了生物医学层面"专门刺激脏器门结缔组织结构，对脏器功能进行干预"的支持。也就是说，

可以刺激脏器门结缔组织结构，对脏器功能进行干预，来治疗内科疾病，如刺激睾丸门筋膜治疗男性不育、刺激胰腺门筋膜治疗糖尿病等。

6. 给现代手法治疗术按压的层面（深度），提供了生物医学层面的思路，即：

（1）四肢经穴：大多数定位于肌间隔疏松结缔组织聚集处，少数定位于神经血管束结缔组织。

（2）躯干经穴：多数定位于肌间隔疏松结缔组织聚集处，少数定位于器官门结缔组织。

（3）脑颅部经穴：定位于神经末梢分布密集的真皮层致密结缔组织层和皮下疏松结缔组织层。

（4）颈根部和面部经穴：定位于肌间隔疏松结缔组织聚集处。

十三、按压手法可以触到的结缔组织

1. 皮肤　皮肤可分为表皮和真皮两部分，真皮位于表皮之下，由致密结缔组织构成，分为乳头层和网织层两层。

（1）乳头层位于真皮上层紧邻表皮的基底层，由疏松结缔组织构成。

（2）网织层是真皮的主要组成部分，与乳头层无明确分界，由致密结缔组织构成。

2. 皮下组织　皮肤下方各结缔组织构成皮下组织，皮下组织由疏松结缔组织和脂肪组织组成，皮下组织将皮肤和深部的组织连接在一起，使皮肤具有一定的可动性。分布到皮肤的血管、淋巴管和神经均从皮下组织中通过。毛囊和汗腺常延伸至此层。皮下组织可保持体温，缓冲机械压力。

3. 骨骼肌　骨骼肌由肌原纤维、肌丝、肌小节、肌浆膜组成肌纤维（每条肌纤维直径为 $50 \sim 10 \mu m$，长 $2 \sim 6 cm$，包含了 $1000 \sim 2000$ 多条肌原纤维），再由若干肌纤维组成肌束（每个肌束包含了近 100 条肌纤维），又由若干肌束组成肌肉，通过肌腱附着于骨骼上。肌肉被结缔组织所包覆，结缔组织同样包覆在每个肌纤维、肌腱、骨、神经及血管。

骨骼肌的周围包裹着结缔组织膜，各层结缔组织膜除有支持、传输营养和保护肌组织的作用外，对单条肌纤维的活动，乃至对肌束和整块肌肉的肌纤维群体活动也起着调整作用。

（1）肌外膜：解剖学称为深筋膜，是包裹在整块肌肉外面的结缔组织，由一层致密的结缔组织膜构成，含有血管和神经。

（2）肌束膜：肌外膜的结缔组织、血管和神经的分支深入肌内，分割和包围大小不等的肌束，形成肌束膜。

（3）肌内膜：包裹在每条肌纤维周围的少量结缔组织为肌内膜，肌内膜含有丰富的毛细血管。

第五节　对肌筋膜经线的领悟和应用

筋膜：是指整个身体的胶状结缔组织网络或它的其他任何部分。

肌筋膜：是指束在一起的肌肉组织，以及与之无法分离的伴随的结缔组织。可以理解为，把无法分离的肌肉和筋膜称为肌筋膜。

肌筋膜经线（myofascial meridians）：是指沿着身体结缔组织方向行进的薄膜及区域，形成有迹可循的路线（"不是一维的线条，而是以二维的平面呈现影响的区域"）。

肌筋膜经线，提供纵向的解剖，将整体视为一条在肌肉内长而具伸展性的皮带吊索，此系统性的观点为肌肉活动的标准分析作了一些补充。

肌筋膜经线学，是研究肌肉与伴随它的结缔组织网（筋膜）在生理、病理上无法分离特性的一门新兴学科。深入、准确阐释了运动的生理和病理，给运动系统疾患的治疗提供了新的思路和方法。比起解剖学单一研究肌肉、筋膜学单一研究筋膜、运动学单一研究运动的肌肉、生物力学单一研究软组织和骨关节运动时的力学特性，更凸显它全面和实用的特点。

肌筋膜经线学认为，肌肉与筋膜的结构与橙子内部结构极为相似，并可用双手及纸棍放入塑料袋中形象的模拟。

一、肌筋膜经线的作用

1. 人体结构的稳定性、形变、张力、固定、弹性以及姿势代偿，均顺着这些路线分布进行。

2. 使肌肉骨骼解剖更具立体感，对于进行功能活动时全身性代偿的模式也能有进一步的了解。

3. 肌筋膜经线，是要超脱"单一肌肉"的思维，来探讨系统性的效应。必须强调的是，肌筋膜经线不是否定"单一肌肉"的思维，而是以肌筋膜经线的轮廓组合相连的筋膜结构，来补充标准分析的不足。比如，对肌肉和筋膜群间纵向的连结和其功能的分析，解剖学证实髂肌和大腿的内侧肌间隔之间有大片的附着。

4. 当前需要的并非新的治疗技术，而是能够实际应用的新策略。有用的新策略比起看似崭新的技术能为我们带来更多益处。肌筋膜经线，在临床上可以使医生更容易理解，身体某处的疼痛如何与痛点之外毫无症状的区域相联系，衍生出与传统治疗思路不同的"连接性解剖"治疗策略。

二、肌筋膜经线与经络的对应关系

经络，可能是沿着肌肉间或肌肉内的筋膜平面分别走行，穴位可能是位于被有裂隙的结缔组织分隔的筋膜平面处，对此，Langevin发现，在手臂有80%的对应性。针刺或手法按压刺激，可能起到细胞外基质（ECM）与筋膜平面间的"机械换能"作用。

肌筋膜经线与经络的对应关系为：

1. 浅背线（SBL）与膀胱经；

2. 浅前线（SFL）与胃经；

3. 侧线（LL）与胆经；

4. 浅前臂线（SFAL）与心包经；

5. 深前臂线（DFAL）与肺经；

6. 浅背臂线（SBAL）与三焦经；

7. 深背臂线（DBAL）与小肠经；

8. 深前线（DFL）与肝经；

9. 旋线（SL）与胃经和膀胱经。

三、肌筋膜经线学在手法按压中的运用

肌筋膜经线学，综合解剖学、运动学、肌动学、生物力学等多学科，创立

12条肌筋膜经线，强调这些连续性的解剖基础，深入、准确阐释了运动的生理和病理。

中医学有关经筋的探索由来已久，把狭义的筋（骨骼肌）分成12条经筋（相关肌肉分布的路线）。古老的中医学与现代的肌筋膜经线学，异途的研究得出相同的结果，正是"既然我们都是研究同样的人体，那么即使我们发现两条不同的上坡路径都会达到几乎一样的顶端，也就不令人感到意外了"（肌筋膜经线与东方医学），Dosher博士更加明确地指出："浅前线（SFL）、浅背线（SBL），以及侧线（LL）肌筋膜的连续性，明显地分别与代表胃经、膀胱经、胆经的能量连续性重叠，四条臂线由浅前到浅背，则非常接近心包、肺、小肠及三焦经，深前线仅偶尔在身体表面容易接近，对应肝经，同时行经并绕过腹侧内脏，但在某些区域会往横越腿部内侧线的肾经去。"

肌筋膜经线学在手法按压的运用，主要有：

1. "针灸经线可能沿着肌肉间或肌肉内的筋膜平面分布"——手法按压的主要层次，应是沿着肌肉间或肌肉内的筋膜。

2. "传统针灸点和这些有裂隙结缔组织分隔的筋膜平面，在手臂有80%的对应性"——手法按压的主要部位是，有裂隙结缔组织分隔的筋膜。

3. 肌肉之间有"筋膜相缠绕"处，是引发疼痛和功能障碍的常见部位——手法按压时，可选相邻穴位之间的筋膜相缠绕处。

4. "虽然小，但位在中央的枕下肌群是浅背线的功能核心"——头后小直肌、头后大直肌、头上斜肌和头下斜肌，是脊椎在矢状面上活动的重要部位，也是治疗前屈或后仰疼痛和（或）活动受限的重要部位。

5. "头下斜肌分布在第二颈椎棘突和第一颈椎横突之间，是脊椎旋转的基础调节器"——头下斜肌在脊柱旋转中起重要作用，是治疗脊柱旋转疼痛和（或）活动受限的重要部位。

四、以浅背线（SBL线）为例，介绍此新理念在手法按压中的应用

浅背线是在矢状面上一条传递姿势与动作的主要路线。

从身体解剖出来的浅背线，以整体呈现，由不同的区块组成。如果用解剖学的"部位"进行单独思考，会受很多限制。而利用肌筋膜经线理论将其视为

一个功能性的"整体"来综合思考，就比较更接近人体真实的运动。

浅背线的骨性连接及肌筋膜轨迹有13个解剖结构，①趾骨跖面；②跖腱膜/趾短屈肌；③跟骨；④腓肠肌/跟腱；⑤股骨髁；⑥腘旁肌腱（肱二头肌/半腱肌、半膜肌）；⑦坐骨结节；⑧骶结节韧带；⑨骶骨；⑩腰骶部筋膜/竖脊肌；⑪枕嵴（上项线、下项线）；⑫帽状腱膜/颅顶筋膜；⑬额骨。

浅背线的骨性连接及肌筋膜轨迹，有膀胱经、肾经、三焦经、胆经、督脉和经外奇穴6经和各经上的81个腧穴。

浅背线与膀胱经路线高度吻合，功能相同。（Dosher博士）

1. 路线及骨性连接和肌筋膜轨迹

骨性连接	路　线	肌筋膜轨迹
额骨、眶上嵴	13	
	12	帽状腱膜/颅顶筋膜
枕嵴（上项线、下项线）	11	
	10	腰骶部筋膜/竖脊肌
骶骨	9	
	8	骶结节韧带
坐骨结节	7	
	6	腘旁肌腱（肱二头肌/半腱肌、半膜肌）
股骨髁	5	
	4	腓肠肌/跟腱
跟骨	3	
	2	跖腱膜/趾短屈肌
趾骨跖面	1	

2. 各部位的有关腧穴（表8-28）

表8-28　涉及膀胱经、肾经、三焦经、胆经、督脉和经外奇穴6经共81穴

解剖部位	相关腧穴	备　注
趾骨跖面	足通谷	小趾近节趾骨底的跖侧面
跖腱膜 趾短屈肌	涌泉	足底腱膜
	束骨	小趾短屈肌
跟骨	照海	胫骨后肌腱
	大钟	跟骨内侧面
	水泉	跟骨内侧面
	申脉	距跟外侧韧带
	仆参	跟骨外侧面

续表

解剖部位	相关腧穴	备　注
腓肠肌	委中	腓肠肌内、外侧头之间
	合阳	腓肠肌、跖肌
	承筋	腓肠肌、比目鱼肌
	承山	腓肠肌、比目鱼肌
	昆仑	跟腱前方的疏松结缔组织
跟腱	跗阳	腓骨短肌—长屈肌
	飞扬	腓肠肌、比目鱼肌
	太溪	胫骨后肌腱、趾长屈肌腱与跟腱、跖肌腱之间
	复溜	跖肌腱和跟腱前方
	交信	胫骨后肌后方、踇长屈肌
	筑宾	腓肠肌、比目鱼肌
股骨髁	浮郄	腓肠肌外侧头
	委阳	腘肌起始腱和腘肌
	阴谷	腓肠肌内侧头
腘旁肌腱	殷门	股二头肌长头及半腱肌
坐骨结节	承扶	股二头肌长头及半腱肌
骶结节韧带	中膂俞	骶结节韧带
	白环俞	骶结节韧带
骶骨	腰俞	骶尾背侧韧带—骶管裂孔
腰骶筋膜骶棘肌	定喘	经外奇穴
	大杼、风门、肺俞、厥阴俞、心俞、督俞、膈俞、胃脘下俞、肝俞、胆俞、脾俞、胃俞	骶棘肌，胸椎膀胱经内侧线
	三焦俞、肾俞、气海俞、大肠俞、关元俞	骶棘肌，腰椎膀胱经内侧线
	上髎、次髎、中髎、下髎	骶棘肌，骶椎旁
	附分、魄户、膏肓、神堂、譩譆、膈关、魂门、阳纲、意舍、痞根	骶棘肌，胸腰椎膀胱经外侧线及经外奇穴
骶棘肌肌腱	小肠俞、膀胱俞	骶棘肌腱，骶椎旁膀胱经内侧线

续表

解剖部位	相关腧穴	备　注
枕崤	风府	左、右头后大、小直肌之间
	天柱	头半棘肌
	风池	头后大直肌与头上斜肌之间
	完骨	头夹肌、头最长肌
	翳风	深筋膜、腮腺
	脑户	腱膜下疏松组织
	玉枕	枕额肌枕腹
	脑空	枕额肌枕腹
	头窍阴	帽状腱膜
	瘈脉	耳后肌
帽状腱膜 颅顶筋膜	络却、通天、承光、四神聪、当阳 五处、曲差、眉冲	帽状腱膜 枕额肌额腹
眶上崤	攒竹	眼轮匝肌

3．功能

（1）维持直立姿势的平衡曲线（生理曲度）。

（2）完成过度伸直（后仰）。

（3）限制向前动作（前屈）。

4．临床意义

单侧或双侧不平衡，会导致以下问题。松解短缩、强化收缩恢复平衡后可消除。

（1）踝关节背伸受限。

（2）膝关节过度伸直。

（3）腘旁肌腱短缩（膝关节伸直受限）。

（4）骨盆向前移动。

（5）骶椎屈垂。

（6）胸椎前屈下伸直肌扩大。

（7）枕骨下受限，导致上颈段过度伸直。

（8）枕骨在寰椎上向前移位或旋转。

（9）眼睛—脊椎运动不连续。

（10）膀胱经和督脉的主治。

5. 膀胱经与督脉主治表 由于浅背线（SBL线）的分布区域与膀胱经、督脉联系密切，所以浅背线（SBL线）也与膀胱经和督脉的主治相同。临床上单纯以浅背线（SBL线）思路治疗，不如结合相关经筋治疗，既能扩大治疗范围，又能加强疗效。如第三腰椎横突处的骶棘肌，单纯以浅背线（SBL线）思路治疗，可解决不少问题，但此处属膀胱经的肾俞穴，加上肾俞穴功能考虑，则又有补肾，壮腰，利水功效，能治疗肾炎，遗尿，泌尿系感染，阳痿，早泄，遗精，精液缺失，肾下垂，痔疮，月经不调，腰痛，糖尿病等病症。具体见表8-29。

表8-29 膀胱经和督脉主治的病症（在浅背线上治疗也有效）

经 别	主 治
膀胱经	泌尿生殖系统病症（男科、妇科、二便） 精神系统病症（失眠、惊悸、健忘、神经衰弱、忧郁症、癔病） 神经系统病症（外周神经卡压、挤压综合征） 呼吸系统病症（感冒、咳、喘、气管炎、肺炎） 循环系统病症（心律失常、冠状动脉硬化、心绞痛、原发性高血压） 消化系统病症（食管、胃、肠、肝、胆、胰腺） 本经所经过的病症（头、目、鼻、遗尿、小便不利、C、T、L下肢后侧痛麻）
督脉	头面五官病症（头、眼、耳、鼻、咽喉） 精神系统病症（失眠、惊悸、健忘、神经衰弱、忧郁症、癔病） 泌尿生殖系统病症（男科、妇科、二便） 所过路线疼痛不适（颈、背、腰、腿痛）

第六节　国际常用软组织损伤治疗手法

1. 关节松动术（Joint mobilization） 治疗者在关节活动可动范围内完成的一种针对性很强的手法操作技术，属被动运动范畴，其操作速度比推拿速度慢，在应用时常选择关节的生理运动和附属运动作为治疗手段。

2. 腰椎机动分离法（Leader法） 利用机动牵引床协助增进腰椎牵引的效果。

3. 徒手颈椎牵引（Freehand cervical traction） 徒手颈椎牵引通常在患者

仰卧位下完成。术者坐或立于整脊床头侧，双手按压颈椎后侧面。按压枕部将有助于颈椎被轻柔地屈曲，产生更大程度的分离，并拉紧后侧组织（椎体小平面和脊柱旁肌肉）。可用毛巾代替双手接触。

4. 颈椎机动牵引法（Cervical motorized traction method）　利用机动牵引床协助增进颈椎牵引的效果。

5. McKenzie操作法　根据McKenzie评估法，将机械性疼痛分为体位性、功能障碍、功能紊乱三种症候群。根据三种症候群所得到的关于患者在负重下的症状反应和机械性反应的信息，术者可以决定在临床治疗计划中应当采取哪些具体的运动、体位和动作。

6. 矢状缝扩展法（Sagittal suture expansion method）　患者坐位或仰卧位，用双手除拇指外其余手指按于矢状缝两侧。以轻柔外力牵引使骨缝分离。同样手法可以用于头部其他任何骨缝。

7. 颅骨旋转法（Skull rotation method）　患者俯卧位，一只手拇指及中指按住头部两侧乳状突。另一手的手指按住其枕骨。双手同向旋转，以轻柔压力重复4~5次。

8. 顶骨上提法（The reference to the parietal）　患者仰卧位，双手除拇指外其余手指按于鳞缝一侧顶骨的前侧面，双手拇指按住顶骨骨缝，通过手指按压产生柔和的提升力并重复4~5次。

9. 轻抚法（Effleurage）　这种手法是一种慢节奏的按抚，术者以双手轻按患者皮肤，全掌按压可施于较大面积皮肤，拇指或余指施于较小范围。

10. 揉捏法（Pinching）　指在应用交叉纤维轻抚或拉伸动作于皮下软组织的过程中，抓住皮肤及其下的肌肉组织的操作。

11. 捏皮法（Pinch skin）　其操作是上提皮肤以脱离皮下筋膜层；遇到粘连部分时，对局部皮肤施以拉起的动作，可使皮肤脱离粘连，适用于长的肌肉，被认为是揉捏法的变异。

12. 轻叩法（Tap）　它是一种应用于软组织的快速轻叩或振动的动作，操作是双手合掌进行一连串快速的击打动作。

13. 摩擦法或横向摩擦法（Friction）　该法多是指用掌面或拇指的边缘在较小范围施行的缓慢的、压力稳定的操作手法。该法主要目的是松解粘连，促进渗出物吸收，引发穿过肌筋膜或韧带组织的快速的横向运动。

14．结缔组织调整法（Connective tissue adjustment method）　是用中指和无名指指向外牵拉皮肤和皮下组织，使之与皮下筋膜分离。运用此法可通过皮肤、皮下组织和其他对应脑反射区的结缔组织的紧张，鉴定椎体节段病变。

15．拉伸–抗拉伸（Tensile-Tensile）　移动患肢或关节至舒适体位远离疼痛来抑制扳机点。

16．体位释放治疗法（PRT）　保持肌肉和关节最大程度松弛下，保持压力和体位不变约90秒，再使关节缓慢被动回复中立位。异常的神经反射活动借助体位改变而释放，从而使肌肉长度恢复正常。

17．肌筋膜释放技术（Barnes法）　掌、拳或前臂施以深透的、持久的、滑动的按抚，并达到深层筋膜，以对其进行伸展和延长。

18．肌肉能量技术（MET技术）　患者在术者的阻力下进行肌肉收缩，随后肌肉松弛，并进行被动拉伸。

19．后等容放松法（PIR）　患者在术者柔和的阻抗力下沿活动受限方向主动增加运动。

20．本体感受器神经肌肉简易治疗法（PNF）　通过握住–放松–牵张的操作模式来改善关节活动度，并使关节周围的肌肉功能恢复正常。

21．感受器–肌强直技术（Nimmo疗法）　即在进行手法治疗时，使用"介质"的一种疗法。

22．扳机点治疗（Tripper point therapy）　手法按压扳机点进行治疗。

23．指压点刺激法（Press the point by finger）　由手指旋转、横推或下压等方式来缓解局部疼痛的方法。

24．Chapman（神经淋巴）反射点技术　中指按压将要进行操作的反射点位置，用旋转按揉法将力度从手臂到手再到手指进行传递，使淋巴液流动至周围组织。

25．Bennett（神经血管）反射　指施加轻度压力，轻微地伸展或牵拉皮肤。只需要几秒钟的接触就可确认其为轻微的脉动。如果没有脉动产生，则需改变皮肤的伸展方向。保持手法不变，直到组织能够以变化的、松弛的和脉动的形式出现。

26．Logan基本技术　通过熟练地运用轻中力度手法，准确地沿骶结节韧带和骶棘韧带进行按压，能达到恢复正常的腰骶脊椎排列。

27．脊柱推拿疗法（Spinal manipulative therapy，SMT） 推拿者用手来对患者的脊柱进行扳动、调整、操作，或采用牵引、按摩、刺激及其他方法，来影响脊柱或椎旁组织，起到改善患者疾病状况，增进患者健康的目的。

28．罗尔夫按摩法（Rolfing） 通过对深部软组织结构的按摩达到放松肌肉的效果。

29．悬吊训练法（S-E-T） 是一种用于康复以及运动员体能训练的方法。其特点是使用绳索，把人体一定部位悬吊起来，在失稳的情况下进行治疗和训练。

30．头颈部推拿疗法（Head and neck massage therapy） SMT中专门针对头颈部治疗的疗法。

31．反射疗法（Reflexo therapy） SMT中强调通过调整肌肉骨骼系统来影响神经系统的疗法。

32．对抗疗法（Allopathic） 以拉伸和扭转为主要方法的脊柱调整疗法，其中针对椎体微小移位的调整手法，非常符合生物力学原理。

33．整骨术（Osteopathy） 整骨术与按摩疗法一样，是整骨师用手来按摩调节骨、关节、肌肉、韧带及结缔组织，使它们恢复功能的一种疗法。

34．按脊疗法（Chiropractic） 是治疗者使用双手调整纠正发生病变的脊椎节段的一种自然疗法，它既是疗法，又有哲学、生物力学、疼痛学、诊断学和治疗学等多重内涵。

35．矫形按摩（orthopedic massage，OM）旨在恢复神经、肌肉、骨骼组织的解剖结构，使其达到正常功能的疗法。

36．Golgi腱器牵拉术 对Golgi腱器进行不同术式的牵拉，使肌肉松弛或收缩的一种手法治疗。

37．Muscle spindle牵拉术 即肌梭牵拉术，对肌梭进行不同术式的牵拉，使肌肉松弛或收缩的一种手法治疗。

38．骨盆纠正压揉法（Pelvic correction press） 日本西圆寺正幸医师创立，是一种旨在纠正移位的骨盆，使脊柱变直，消除症状的疗法。

39．Tggle（塔逊手法） 称快速推拉手法，此法不拉伸肌肉和筋膜，而是直接作用于病灶使其松解，结合Nimmo手法时，也使用一些外用药物。

参 考 文 献

［1］顾德明. 运动解剖学图谱. 北京：人民体育出版社，1992.

［2］SergaTixa. 触诊解剖学图谱. 郑州：河南科学技术出版社，2001.

［3］严振国. 实用骨伤外科解剖学. 上海：上海科学技术文献出版社，1993.

［4］郭世绂. 临床骨科解剖学. 天津：天津科学技术出版社，1997.

［5］宣蛰人. 软组织外科理论与实践. 北京：人民军医出版社，1994.

［6］宋一同. 骨伤科文献研究. 北京：北京科学技术出版社，2005.

［7］克莱尔，戴维斯. 无痛一身轻. 北京：群言出版社，2007.

［8］董福慧，郭振芳，张春美，等. 皮神经卡压综合征. 北京：北京科学技术出版社，
   2002.

［9］孙树椿，孙之镐. 临床骨伤科学. 北京：人民卫生出版社，2006.

［10］谢华. 黄帝内经. 北京：中医古籍出版社，2006.

［11］苟亚博. 脊椎手疗法大全. 北京：中国科学技术出版社，1998.

［12］魏征. 脊椎病因治疗学. 香港：商务印书馆，1995.

［13］薛立功，张海荣. 经筋理论与临床头痛治疗学. 北京：中国中医药出版社，2002.

［14］颜质灿. 慢性疼痛症的颜氏治疗法. 北京：学苑出版社，2002.

［15］德虔. 少林点穴疗法. 北京：北京体育学院出版社，1990.

［16］郑怀贤. 伤科诊疗. 北京：人民体育出版社，1975.

［17］宋一同. 当代各家手法治疗软组织损伤荟萃. 北京：人民卫生出版社，1996.

［18］郭宽逊. 实用点穴疗法. 福州：福建科学技术出版社，1992.

［19］塞尔日，蒂克萨. 触诊解剖学图谱. 第2版. 郑州：河南科学技术出版社，2016.

［20］Thomas W. Myers. 解剖列车. 第2版. 台北：台湾爱思唯尔有限公司，2012.

［21］JaneJohnson. 姿势评估. 新北：台湾合记图书出版社，2014.

［22］原林. 筋膜学. 北京：清华大学出版社，2011.

［23］Dimitrios kostopoulos. 肌筋膜激痛点与筋膜治疗学手册. 台北：台湾合记图书出版社，
   2004.

后 记

丁继华教授主编的《现代中医骨伤科流派菁华》一书中，对1911年以来在我国中医骨伤科界影响较大的30家流派（另外收录了15个中医骨伤科名家）进行了全面、系统地整理和总结。前卫生部钱信忠部长在序中深情地说："这30家流派的创始人我几乎都熟识，有的曾有交往，彼此很了解。他们为新中国的建设，为我国骨伤科作了不少贡献，为我国卫生事业发展，推动骨伤科中西医结合工作，也给予了很大的支持。他们当中多数人已离开了我们，为了怀念他们，特借此书出版之际，表达人民和医界同道对他们永恒的纪念。"

继承他们崇高的医德、融百家的气度、超前的学术思想、精妙绝伦的手法，是我们肩负的历史责任。我写这一系列手法治疗的书，只是做一点微不足道的承前启后的工作，以此寄托我对前辈们崇高的敬意和深切的怀念。

在本书编写过程中，弟子董正强、陈磊、肖峰、金鑫、董正宝及崔槟川等参与了部分章节的写作，传承工作室于红亮等同仁对文字、图片、影像的制作做了大量工作，付出了辛勤的劳动，在此付梓之际，特向他们表示衷心的感谢！

田纪钧

2017-8-28

53检